Physique

au concours d'entrée Masseur-kinésithérapeute

Physique

au concours d'entrée Masseur-kinésithérapeute

Salah Belazreg
Docteur en physique,
Professeur au lycée Camille Guérin
et conseiller pédagogique à l'IUFM de Poitiers

EdiScience

ISBN 978-2-10-053179-0

Table des matières

Avant-Propos

Le présent ouvrage est le fruit de nombreuses années d'enseignement de la physique dans le secondaire et le supérieur, notamment au cours de la préparation des étudiants aux concours de Kinésithérapeute, Sages femmes et Manipulateurs en électroradiologie médicale.

Il s'adresse aux candidats au concours d'entrée en école de Masseur-Kinésithérapeute.

Son but est de présenter de façon claire et progressive l'ensemble des notions à connaître des programmes de Première et Terminale scientifiques pour réussir le concours d'entrée en institut de formation en masso-kinésithérapie. Il présente de nombreux sujets d'adaptation progressive aux programmes et aux exigences de ces concours difficiles, issus en grande partie des extraits d'annales de concours.

Chaque chapitre propose :

- **Un cours,** exposé de façon détaillée ; il présente les résultats fondamentaux, des remarques ainsi que des compléments sur des notions plus délicates.
- **Des QCM,** véritables exercices de réflexion. Ainsi, avant de proposer des solutions rapides et sans démarches rigoureuses, il importe de bien connaître la totalité du cours, et pas seulement les formules. Une résolution approfondie vous permettra de vous entraîner à ce type d'épreuve afin de gagner compétence et rapidité.
- **Des exercices**, classés par niveau de difficultés, tous suivis de leur solution détaillée. Ils permettront ainsi aux étudiants de tester leurs connaissances et tirer le maximum de profit de chaque mise en situation.
- **Des annales**, sujets intégraux de concours, avec leur corrigé détaillé pour se mettre véritablement en situation. Les annales sont disponibles sur le site internet des éditions Dunod : www.dunod.com. Pour y accéder, il vous suffit d'inscrire le nom de l'auteur dans le moteur de recherche du site. Vous obtiendrez la fiche du livre avec son onglet « complément en ligne ».

J'espère que cet ouvrage constituera pour les étudiants un outil précieux pour la préparation de ces concours et leur souhaite bon courage.

Pour bien utiliser

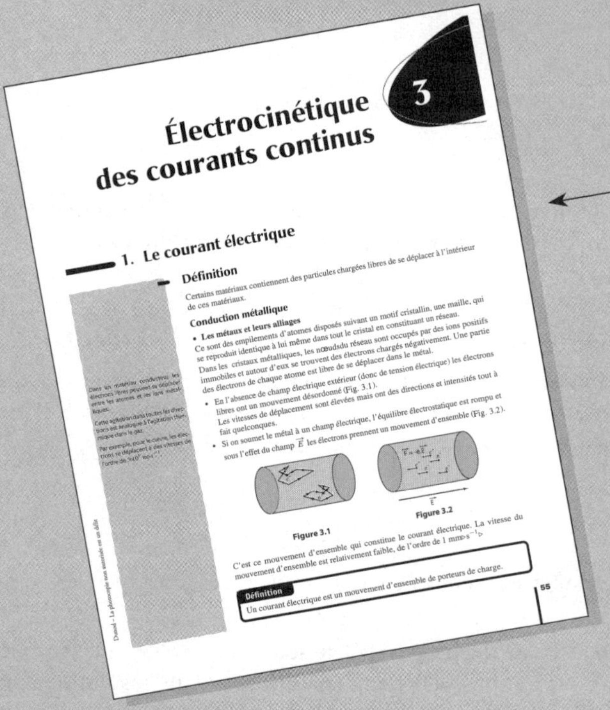

Électrocinétique des courants continus

3

1. Le courant électrique

Définition

Certains matériaux contiennent des particules chargées libres de se déplacer à l'intérieur de ces matériaux.

Conduction métallique

• Les métaux et leurs alliages

Ce sont des empilements d'atomes disposés suivant un motif cristallin, une maille, qui se reproduit identique à lui même dans tout le cristal en constituant un réseau.

Dans les cristaux métalliques, les nœuds du réseau sont occupés par des ions positifs immobiles et autour d'eux se trouvent des électrons chargés négativement. Une partie des électrons de chaque atome est libre de se déplacer dans le métal.

• En l'absence de champ électrique extérieur (donc de tension électrique) les électrons libres ont un mouvement désordonné (Fig. 3.1).

Les vitesses de déplacement sont élevées mais ont des directions et intensités tout à fait quelconques.

• Si on soumet le métal à un champ électrique, l'équilibre électrostatique est rompu et sous l'effet du champ $\vec{E}$ les électrons prennent un mouvement d'ensemble (Fig. 3.2).

Figure 3.1

Figure 3.2

C'est ce mouvement d'ensemble qui constitue le courant électrique. La vitesse du mouvement d'ensemble est relativement faible, de l'ordre de 1 mm·s⁻¹.

Définition

Un courant électrique est un mouvement d'ensemble de porteurs de charge.

55

Le cours

Le cours, complet, présente les notions de physique au programme du concours. Il est illustré par de nombreux schémas.

Des commentaires pédagogiques situés dans la marge indiquent les notions essentielles à retenir où les erreurs à éviter.

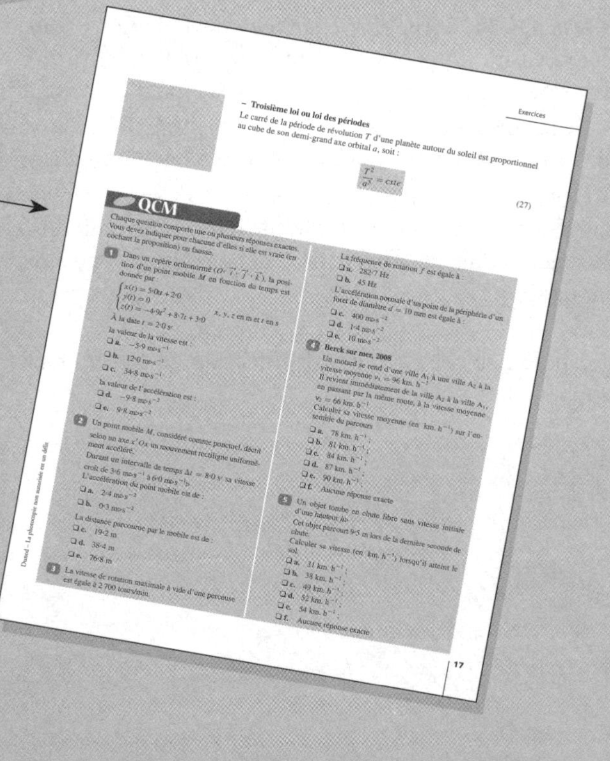

– Troisième loi ou loi des périodes

Le carré de la période de révolution T d'une planète autour du soleil est proportionnel au cube de son demi-grand axe orbital a, soit :

$$\frac{T^2}{a^3} = cste$$

QCM

17

Les QCM

Chaque chapitre propose de nombreux QCM extraits d'annales pour vous familiariser à ce format d'épreuves répandu au concours d'entrée masseur-kinésithérapeute.

cet ouvrage

Les exercices

Chaque chapitre propose des exercices en partie extraits d'annales et classés par niveaux de difficulté (sur une échelle de trois). De l'application immédiate des connaissances de Terminale, ils vous porteront jusqu'aux exercices-type du concours.

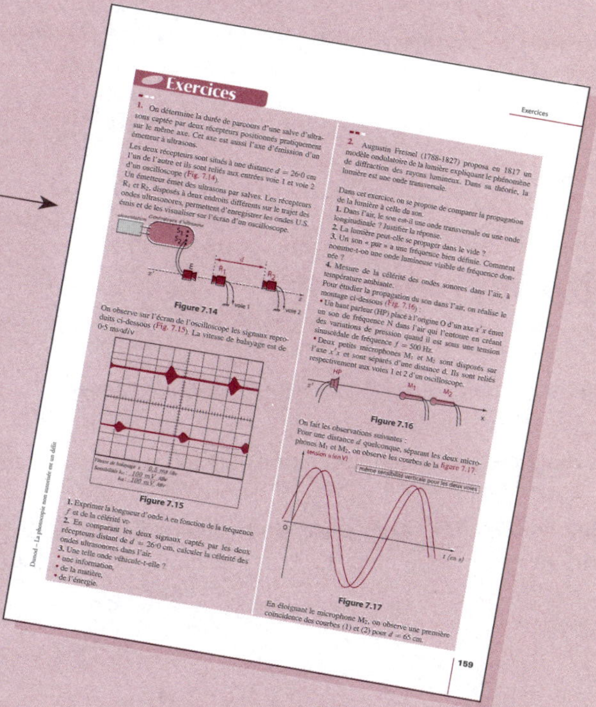

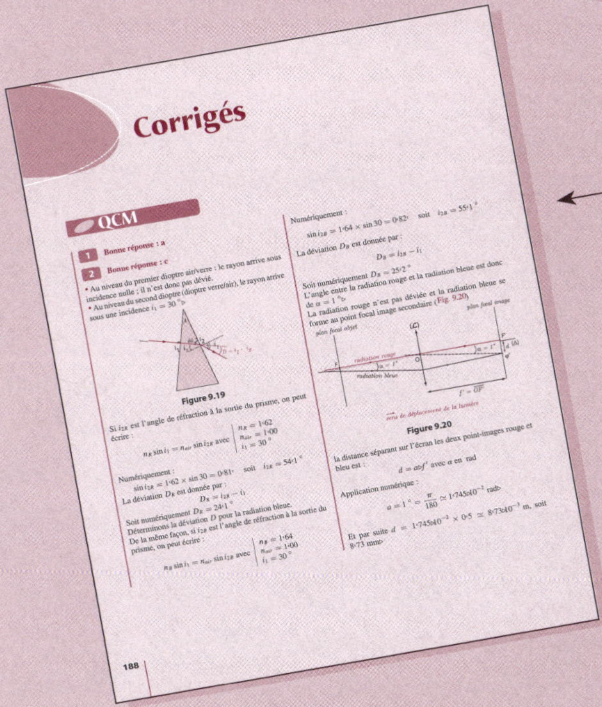

Corrigés

Les QCM et exercices sont tous intégralement corrigés. Des commentaires pédagogiques vous guident pas à pas.

Remerciements

Merci à mon épouse, le Docteur Frédérique Belazreg, et à mes enfants pour leur patience et compréhension.

Je remercie également les éditions Dunod pour le soin et la présentation apportés à la réalisation de cet ouvrage.

Que les lecteurs, collègues enseignants et étudiants, qui voudront bien me formuler leurs remarques constructives et critiques ou me présenter leurs suggestions succeptibles d'améliorer cet ouvrage en soient par avance remerciés.

Salah Belazreg

Les bases de la mécanique

1

1. La cinématique

Toute étude du mouvement d'un point ou de son immobilité s'effectue par rapport à un référentiel donné.

La relativité du mouvement

Un objet est en mouvement par rapport à un autre objet (celui qui sert de référence) si sa position change au cours du temps par rapport à cet objet de référence.

Pour repérer la position d'un point mobile M, il est donc nécessaire de préciser le référentiel.

Dans toute la suite, le référentiel sera supposé fixe et non déformable au cours du temps.

Lorsque le référentiel est choisi, on doit définir un repère d'espace, lié au référentiel, pour déterminer chaque position du mobile.

De même, il faut définir une chronologie et un repère de temps.

Un référentiel est constitué :

- d'un solide de référence ;
- d'un répère d'espace fixe par rapport au solide ;
- d'une horloge qui définit la chronologie et le repère de temps.

Repèrage d'un point - Le paramètre position

Une fois le référentiel choisi, on lui associe un repère. Le repère sera fixe par rapport au référentiel.

– En coordonnées cartésiennes

Soit $(\overrightarrow{i}, \overrightarrow{j}, \overrightarrow{k})$ une base orthonormale directe liée au référentiel $(\mathcal{R})$.

Tout point M peut être repéré par ses coordonnées cartésiennes (x, y, z) (Fig.1.1). Si O est l'origine du repère, le vecteur position s'écrit :

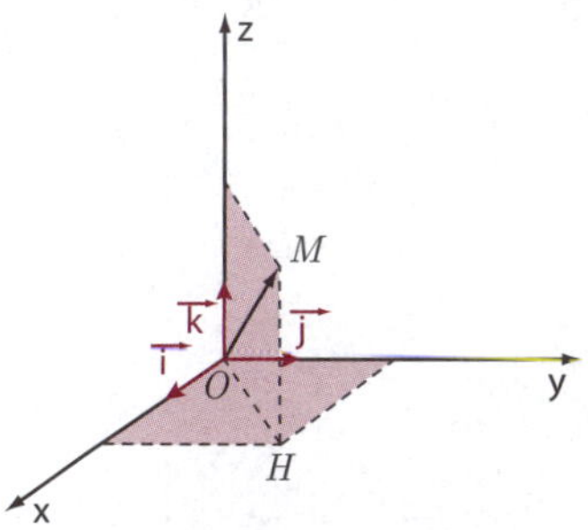

Figure 1.1

$\overrightarrow{OM} = \overrightarrow{r} = x\overrightarrow{i} + y\overrightarrow{j} + z\overrightarrow{k}$	x, y et z en m $r = OM = \sqrt{x^2 + y^2 + z^2}$ $(\overrightarrow{i}, \overrightarrow{j}, \overrightarrow{k})$: base orthonormale directe liée au référentiel (1)

– **En coordonnées curvilignes**

Si la trajectoire du mobile est connue, on peut l'orienter arbitrairement et choisir une origine A également arbitraire (Fig.1.2). L'abscisse curviligne s représente l'arc orienté $\overset{\frown}{AM}$, soit :

$$s = \overset{\frown}{AM}$$

A est un point origine fixe de la trajectoire

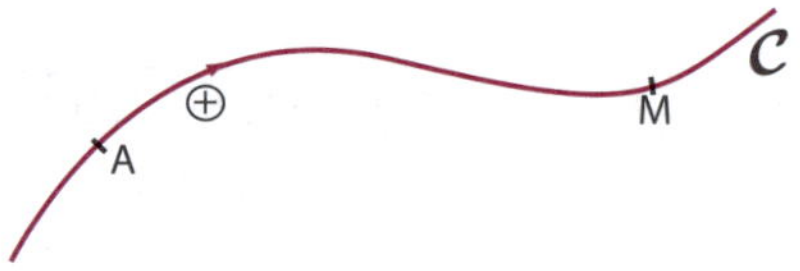

Figure 1.2

Les grandeurs d'évolution

La vitesse

Dénition

Soit un point M mobile dont la position dans un référentiel $(\mathcal{R})$ est repérée par les coordonnées cartésiennes (x, y, z).

La trajectoire du mobile M relativement à (R) est l'ensemble des points de l'espace occupés successivement par le mobile M au cours du temps.

Soient deux points M et M', les positions occupées par le mobile aux instants t et t'.

La vitesse moyenne du mobile entre les dates t et t' est le vecteur $\overrightarrow{v_m} = \dfrac{\overrightarrow{MM'}}{t' - t}$ (Fig.1.3)

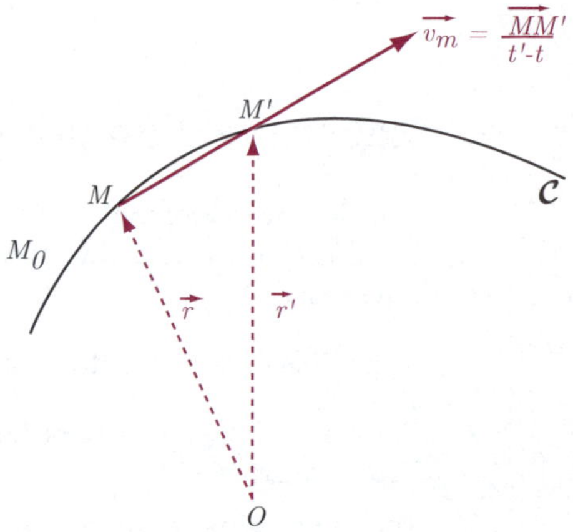

Figure 1.3

La vitesse instantanée du mobile, à l'instant t, est un vecteur $\vec{v}$ porté par la tangente à la trajectoire au point M (Fig.1.4), dirigé suivant le sens du mouvement, et qui s'écrit :

$$\vec{v} = \frac{d\overrightarrow{OM}}{dt}$$

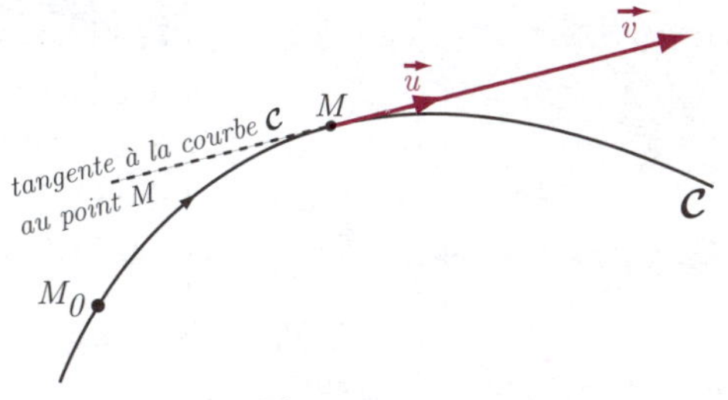

Figure 1.4

- **Expression du vecteur vitesse dans différents systèmes de coordonnées**

– En coordonnées cartésiennes

Soit $(\vec{i}, \vec{j}, \vec{k})$ une base orthonormale directe liée au référentiel $(\mathcal{R})$.

Son vecteur vitesse ; dérivée du vecteur position $\overrightarrow{OM}$ par rapport au temps :

v_x, v_y et v_z sont les valeurs des projections de $\vec{v}$ sur chacun des axes ; ce sont des nombres algébriques.

Les vecteurs $\vec{i}$, $\vec{j}$ et $\vec{k}$ étant des vecteurs constants, leurs dérivées par rapport au temps sont donc nulles.

$$\vec{v} = \frac{d\overrightarrow{OM}}{dt} = \dot{x}\,\vec{i} + \dot{y}\,\vec{j} + \dot{z}\,\vec{k}\ ;\quad \begin{cases} \dot{x} = v_x = \dfrac{dx}{dt} \\ \dot{y} = v_y = \dfrac{dy}{dt} \\ \dot{z} = v_z = \dfrac{dz}{dt} \end{cases}$$

$\dot{x}$, $\dot{y}$ et $\dot{z}$ en m. s^{-1}

$$v = \sqrt{\dot{x}^2 + \dot{y}^2 + \dot{z}^2} \qquad (2)$$

– Dans le repère de Frenet (cas d'une trajectoire plane)

À chaque instant , on peut définir un repère mobile $(\vec{\tau}, \vec{n})$ lié au point M, tel que :

son origine est la position du centre d'inertie G à l'instant t ;
$\vec{\tau}$: vecteur unitaire porté par la tangente à la courbe et orienté dans le sens du mouvement ;
$\vec{n}$: vecteur unitaire orthogonal à $\vec{\tau}$ et dirigé vers la concavité de la trajectoire.

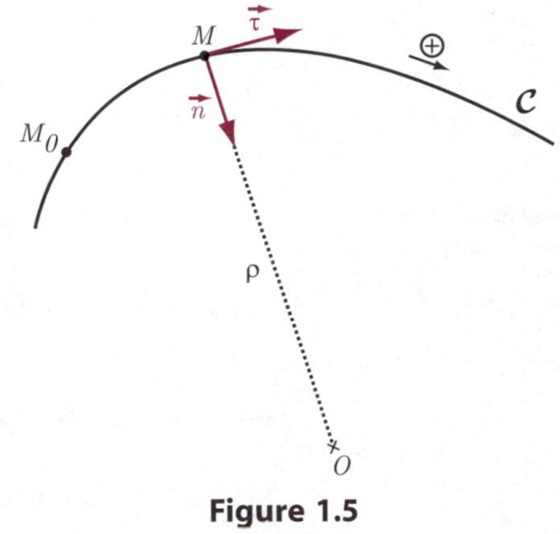

Figure 1.5

ρ représente le rayon de courbure de la trajectoire : c'est le rayon du cercle tangent à la trajectoire sur une petite portion autour du point M.

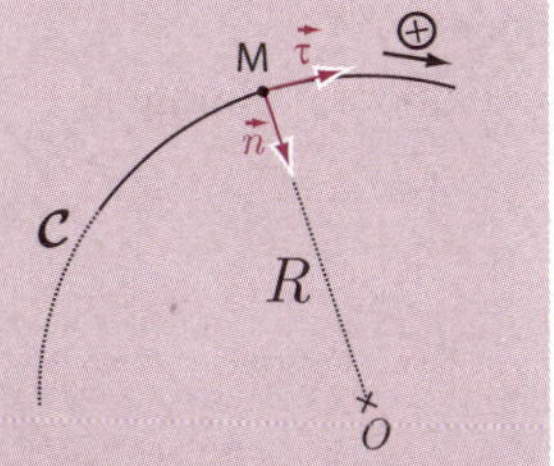

- Si la trajectoire est un cercle de rayon R, $\rho = R$.
- Si la trajectroire est une droite, le rayon de courbure ρ tend vers l'infini.

Dans cette base mobile, le vecteur vitesse s'écrit :

$$\vec{v} = v\,\vec{\tau}$$

Accélération

Définition

L'accélération du mobile, à l'instant t, est la dérivée dans $(\mathcal{R})$ par rapport au temps du vecteur vitesse.
Soit :

$$\overrightarrow{a} = \frac{d\overrightarrow{v}}{dt} = \frac{d^2\overrightarrow{OM}}{dt^2} \qquad (3)$$

- **Expression du vecteur accélération dans différents systèmes de coordonnées**

– **En coordonnées cartésiennes**

Comme $\overrightarrow{v} = \frac{dx}{dt}\overrightarrow{i} + \frac{dy}{dt}\overrightarrow{j} + \frac{dz}{dt}\overrightarrow{k}$, alors le vecteur accélération ; dérivée du vecteur vitesse par rapport au temps s'écrit :

$$\overrightarrow{a} = \frac{d\overrightarrow{v}}{dt} = \ddot{x}\,\overrightarrow{i} + \ddot{y}\,\overrightarrow{j} + \ddot{z}\,\overrightarrow{k} \;; \quad \begin{cases} \ddot{x} = a_x = \dfrac{d^2x}{dt^2} \\ \ddot{y} = a_y = \dfrac{d^2y}{dt^2} \\ \ddot{z} = a_z = \dfrac{d^2z}{dt^2} \end{cases}$$

$\ddot{x}$, $\ddot{y}$ et $\ddot{z}$ en m.s^{-2}

$$a = \sqrt{\ddot{x}^2 + \ddot{y}^2 + \ddot{z}^2} \qquad (4)$$

– **Dans le repère de Frenet**

Dans la base de Frenet, le vecteur accélération $\overrightarrow{a}$ s'écrit :

$$\overrightarrow{a} = \overrightarrow{a_\tau} + \overrightarrow{a_n} = a_\tau\,\overrightarrow{\tau} + a_n\,\overrightarrow{n} \quad \text{avec} \quad \begin{cases} a_\tau = \dfrac{dv}{dt} \\ a_n = \dfrac{v^2}{\rho} \end{cases} \qquad (5)$$

Le vecteur $\overrightarrow{a_\tau} = a_\tau\,\overrightarrow{\tau}$ représente la composante tangentielle. Il permet de déterminer si la norme de la vitesse augmente ou si elle diminue :

- si $\overrightarrow{a_\tau}$ a même direction et même sens que $\overrightarrow{v}$ alors v augmente ;
- si $\overrightarrow{a_\tau}$ a même direction que $\overrightarrow{v}$, mais un sens contraire de $\overrightarrow{v}$ alors v diminue.

a_τ existe quand la valeur de v varie au cours du temps.
a_n existe quand le vecteur vitesse $\overrightarrow{v}$ change de direction.

Les différents référentiels

Les référentiels d'usage courants sont :

- **Le référentiel de Copernic**

Il est constitué d'un repère d'origine le point O, centre d'inertie du système solaire, et de trois axes dirigés vers trois étoiles considérées comme fixes, ainsi que d'un repère de temps.

- **Le référentiel héliocentrique (ou de Kepler)**

Il est constitué d'un repère en mouvement de translation par rapport à celui de Copernic, d'origine le point S, centre d'inertie du soleil, et d'un repère de temps

- **Le référentiel géocentrique**

Le référentiel géocentrique a un mouvement de translation circulaire par rapport au référentiel héliocentrique : ses axes ne tournent pas dans le référentiel héliocentrique.

Il est constitué d'un repère en mouvement de translation par rapport au référentiel héliocentrique, d'origine le centre d'inertie de la Terre, et d'un repère de temps.

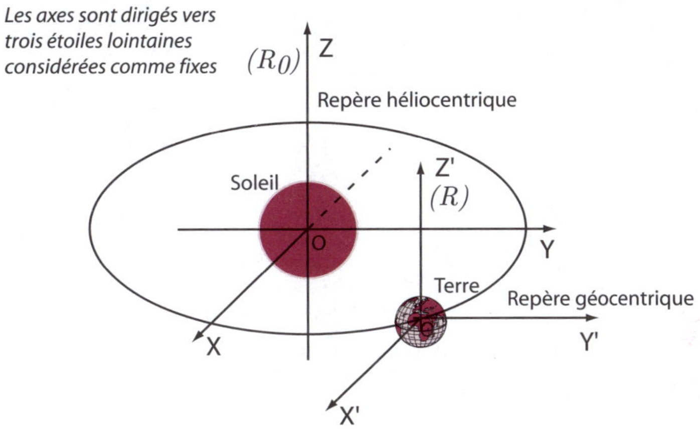

Figure 1.6

- **Le référentiel terrestre**

Le référentiel terrestre est en rotation dans le référentiel géocentrique : il est donc à la fois en rotation et en translation dans le référentiel héliocentrique.

Il est constitué d'un repère dont l'origine est un point de la Terre, les trois axes sont liés à la Terre, et d'un repère de temps (Fig.1.7).

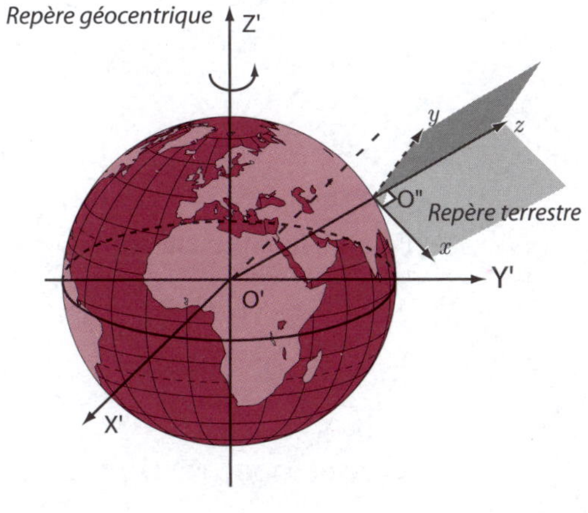

Figure 1.7

Étude de quelques mouvements usuels

Mouvement rectiligne

Définition

Un point mobile M a un mouvement rectiligne si sa trajectoire est une droite.

• Le mobile M se déplace le long d'une droite sur laquelle sera choisi un vecteur unitaire $\overrightarrow{i}$ (Fig.1.8).

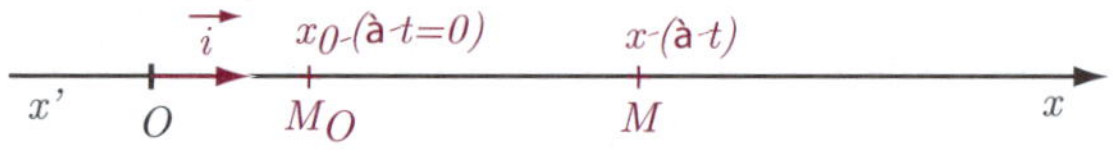

Figure 1.8

Suivant un axe $x'Ox$, le vecteur position s'écrit donc $\overrightarrow{OM} = x\,\overrightarrow{i}$.
On déduit donc :

$$\overrightarrow{v} = \dot{x}\,\overrightarrow{i} \text{ et } \overrightarrow{a} = \ddot{x}\,\overrightarrow{i} \qquad (6)$$

Mouvement rectiligne uniforme

Définition

Un point mobile M a un mouvement rectiligne uniforme si sa trajectoire est une droite et la norme de sa vitesse est constante.

Suivant un axe $x'Ox$ la vitesse instantanée est $\overrightarrow{v} = \overrightarrow{v_0} = v_0\,\overrightarrow{i} = \overrightarrow{cste}$.

Comme $\overrightarrow{v} = \overrightarrow{cste}$ alors $\overrightarrow{a} = \dfrac{d\overrightarrow{v}}{dt} = \overrightarrow{0}$.

De plus, comme $v = \dfrac{dx}{dt} = v_0$ alors x est une primitive de v_0, soit $x = v_0 t + x_0$ où x_0 est l'abscisse du point M à la date $t = 0$.
Pour un mouvement rectiligne uniforme, on a donc :

$$\begin{cases} v = v_0 = cste \\ x = v_0 t + x_0 \end{cases} \qquad (7)$$

Dans l'écriture $v = \dfrac{dx}{dt}$, v ne représente pas la norme de la vitesse.

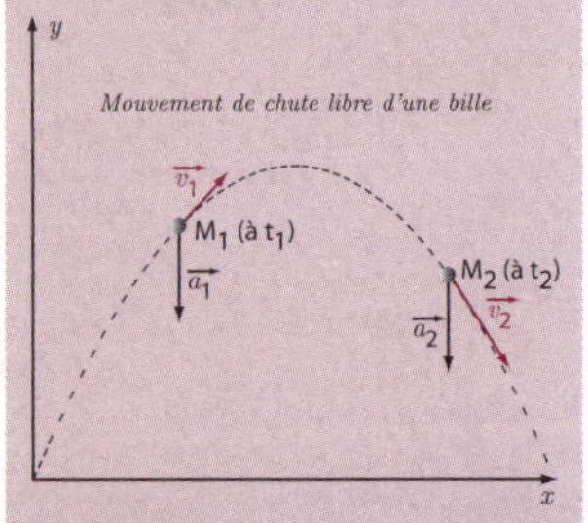

À la date t_1, $\overrightarrow{a_1}.\overrightarrow{v_1} < 0$: le mouvement est décéléré.
À la date t_2, $\overrightarrow{a_2}.\overrightarrow{v_2} > 0$: le mouvement est accéléré.

Mouvement rectiligne uniformément varié

Définition

Un point mobile M a un mouvement rectiligne uniformément varié si $\overrightarrow{a} = \overrightarrow{a_0} = a_0\,\overrightarrow{i} = \overrightarrow{cste}$.

- **Équations horaires**

Comme $\overrightarrow{a} = \dfrac{d\overrightarrow{v}}{dt}$ alors v est une primitive de a, soit $v = a_0 t + v_0$ où v_0 est la vitesse du mobile à $t = 0$.

Ainsi $x = \dfrac{1}{2}a_0 t^2 + v_0 t + x_0$ (x_0 abscisse du mobile à $t = 0$).

Pour un mouvement rectiligne uniformément varié, on a donc :

$$\begin{cases} (1)\ a = a_0 = cste \\ (2)\ v = a_0 t + v_0 \\ (3)\ x = \dfrac{1}{2}a_0 t^2 + v_0 t + x_0 \end{cases} \tag{8}$$

En éliminant t entre les équations (2) et (3), on obtient :

$$v^2 - v_0^2 = 2a_0(x - x_0)$$

Mouvement rectiligne sinusoïdal

Le mobile M se déplace entre deux positions extrêmes M_1 et M_2 d'abscisses respectives $-x_m$ et $+x_m$.

Définition

Un mobile est animé d'un mouvement rectiligne sinusoïdal si sa trajectoire est une droite et sa loi horaire est une fonction sinusoïdale du temps, soit :

$$x = x_m \sin(\omega t + \phi) \tag{9}$$

x_m : amplitude du mouvement
ω : pulsation en rad. s^{-1}
ϕ : phase à l'origine (en rad)
$(\omega t + \phi)$: phase à la date t (en rad)

- **La vitesse du mobile**

Comme $v = \dfrac{dx}{dt}$ alors $v = \dot{x} = \omega x_m \cos(\omega t + \phi)$.

- **L'accélération du mobile**

Le vecteur accélération $\overrightarrow{a}$ est toujours dirigé vers le centre O des oscillations.

Comme $a = \dfrac{dv}{dt}$, alors $a = \ddot{x} = -\omega^2 \underbrace{x_m \sin(\omega t + \phi)}_{x(t)} = -\omega^2 x$,

soit,

$$\ddot{x} + \omega^2 x = 0 \tag{10}$$

On retrouve l'équation différentielle de l'oscillateur harmonique.

Mouvement circulaire

Définition

Un point mobile M a un mouvement circulaire lorsqu'il se déplace sur un cercle fixe par rapport au repère d'espace choisi.

- **Repérage de la position du mobile (Fig.1.9) :**

– **En coordonnées cartésiennes**

On choisit une origine O, centre du cercle de rayon R.

– **En coordonnées curvilignes**

On prendra comme origine le point A, le point de coordonnées ($x = R$, $y = 0$) et comme sens positif le sens direct.

– **Dans le repère mobile de Frenet**

Si s représente l'abscisse curviligne, on a donc $s = R\theta$.

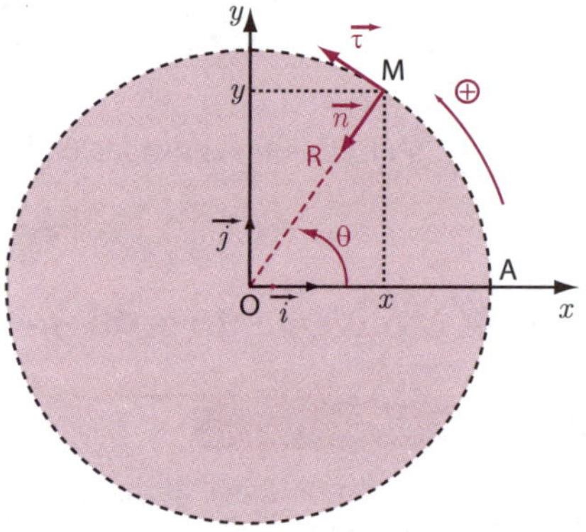

Figure 1.9

- **Vitesse et accélération du mobile**

– **Vitesse $\vec{v}$**

$$v = \frac{ds}{dt} = \frac{d}{dt}(R\theta) = R\frac{d\theta}{dt} = R\dot{\theta} = R\omega$$

Le vecteur vitesse s'écrit donc :

$\omega = \dot{\theta}$ représente la vitesse angulaire.

$$\vec{v} = R\dot{\theta}\vec{\tau} = R\omega\vec{\tau} \qquad (11)$$

– **Accélération $\vec{a}$**

$$\vec{a} = \frac{d\vec{v}}{dt} \text{ et } \vec{v} = R\dot{\theta}\vec{\tau} = R\omega\vec{\tau}$$

On montre que :

$$\vec{a} = \frac{dv}{dt}\vec{\tau} + \frac{v^2}{R}\vec{n} \qquad (12)$$

- **Cas particulier du mouvement circulaire uniforme**

Dans ce cas, on a : $\omega = \dot{\theta} = \omega_0 = cste$ et $v = v_0 = cste$.

Ainsi $\vec{v} = R\omega_0\vec{\tau}$ et $\vec{a} = \dfrac{v^2}{R}\vec{n} = R\omega_0^2\vec{n}$.

L'accélération $\vec{a}$ est centripète et le mouvement est périodique de période $T = \dfrac{2\pi}{\omega_0}$.

2. Dynamique d'un point matériel

Les différentes actions auxquelles peut être soumis un système mécanique

Il existe différentes actions (ou forces). Rappelons les expressions de quelques forces courantes.

Les interactions à distance - Leur description par un vecteur champ

La force gravitationnelle $\overrightarrow{F_{A/B}}$ exercée par un objet ponctuel A sur un objet ponctuel B est attractive, et dirigé selon la droite joignant les deux points A et B.

- **L'interaction gravitationnelle – Loi de l'attraction universelle**

Deux points matériels A et B de masses respectives m_A et m_B exercent l'un sur l'autre des forces attractives $\overrightarrow{F_{A/B}}$ et $\overrightarrow{F_{B/A}}$ telles que :

$$\overrightarrow{F_{A/B}} = -\overrightarrow{F_{B/A}} = -G\frac{m_A m_B}{r_{AB}^2}\overrightarrow{u_{AB}}$$

m_A : masse du point matériel A en kg
m_B : masse du point matériel B en kg
G : constante de gravitation universelle en N. m^2. kg^{-2}
r_{AB} : distance entre A et B en m
$\overrightarrow{u_{AB}}$: vecteur unitaire dirigé de A vers B

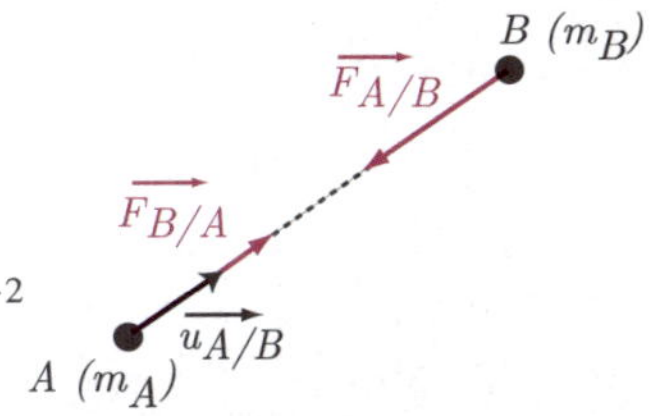

Figure 1.10

- **Poids**

Le poids d'un objet ponctuel de masse m situé en un point M est tel que :

$$\overrightarrow{P} = m\overrightarrow{g_T}(M)$$

$\overrightarrow{P}$: poids de l'objet de masse m en N
m : masse du point matériel en kg
$\overrightarrow{g_T}(M)$: champ de pesanteur terrestre au point M considéré en N. kg^{-1} ou m. s^{-2}

Au voisinage de la surface de la terre, le poids d'un corps s'identifie à la force gravitationnelle exercée par la Terre, astre de centre O et de masse M_T, sur le corps de masse m et de centre d'inertie S, soit :

Dans un référentiel galiléen soumis à la gravitation, le champ de pesanteur s'identifie au champ de gravitation.

$$\overrightarrow{P} = \overrightarrow{F_g} \text{ avec } \overrightarrow{P} = m\overrightarrow{g_T} \text{ et } \overrightarrow{F}_{g(terre/objet)} = -G\frac{mM_T}{R_T^2}\overrightarrow{u_{SO}}$$

Ainsi :

$$\overrightarrow{g}_T = -G\frac{M_T}{R_T^2}\overrightarrow{u_{SO}} \qquad (13)$$

Au voisinage de la Terre, $g_T \simeq 9{,}81$ N. kg^{-1}.

• L'interaction électrostatique – Loi de Coulomb

Deux charges électriques immobiles, de charge respective q_A et q_B, exercent l'une sur l'autre les forces $\overrightarrow{F_{A/B}}$ et $\overrightarrow{F_{B/A}}$ telles que (Fig.1.11) :

$$\overrightarrow{F_{A/B}} = -\overrightarrow{F_{B/A}} = \frac{1}{4\pi\epsilon_0}\frac{q_A q_B}{r_{AB}^2}\overrightarrow{u_{AB}}$$

q_A : charge du point matériel A en C
q_B : charge du point matériel B en C
ϵ_0 : permittivité du vide en m. F^{-1}
r_{AB} : distance entre A et B en m
$\overrightarrow{u_{AB}}$: vecteur unitaire dirigé de A vers B

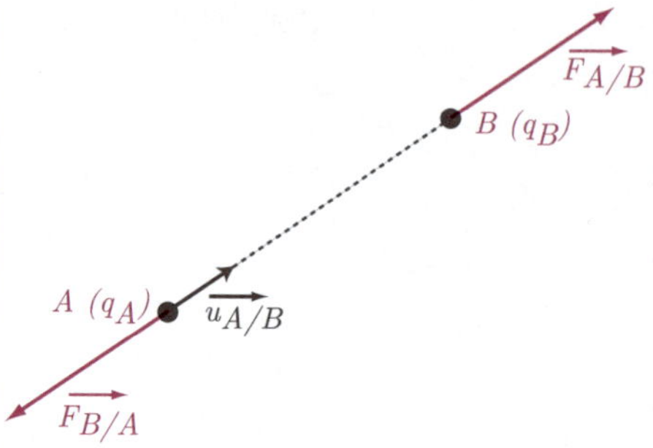

Figure 1.11

Dans le cas représenté ci-contre, les charges q_A et q_B sont de même signe, soit $q_A.q_B > 0$.

• Action d'un champ magnétique sur un élément de circuit parcouru par un courant

– Champ magnétique

Autour des sources magnétiques, les propriétés de l'espace sont modifiées : il y règne un champ magnétique $\overrightarrow{B}$.

– Champ magnétique créé par un aimant droit

Un ensemble de boussoles disposées autour d'un aimant droit s'oriente selon les lignes de champ.

Les lignes de champ sont orientées selon le sens S $\longrightarrow$ N des boussoles (Fig.1.12).

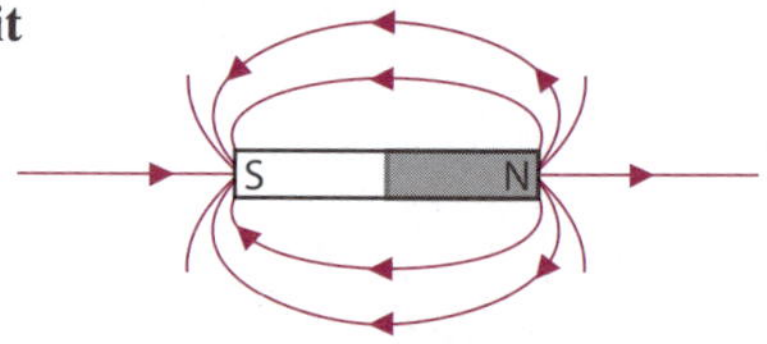

Figure 1.12

Dans un fil conducteur parcouru par un courant circulent des électrons selon un mouvement ordonné. Si le conducteur est placé dans un champ magnétique $\overrightarrow{B}$, chaque porteur de charge est soumis à l'action d'une force de Lorentz :

$$\overrightarrow{F_L} = q\overrightarrow{v} \wedge \overrightarrow{B}$$

– Interaction courant-aimant

Un conducteur, parcouru par un courant électrique, est soumis à l'action de forces magnétiques lorsqu'il est placé dans une région où règne un champ magnétique $\overrightarrow{B}$.

Règle des trois doigts de la main droite

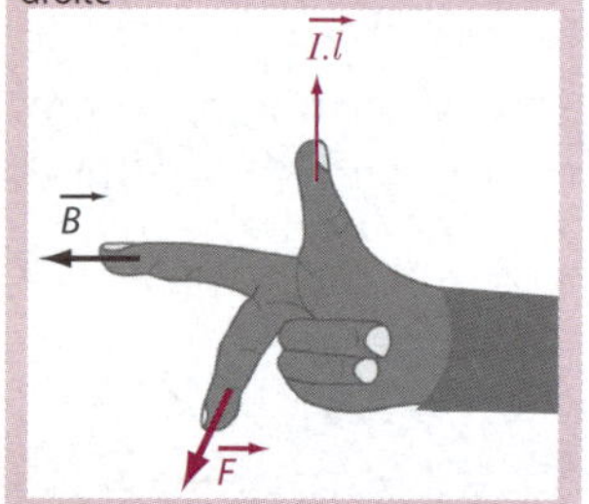

– Expression de la force de Laplace

Une portion rectiligne de conducteur de longueur l, parcourue par un courant d'intensité I et placée dans un champ magnétique uniforme $\overrightarrow{B}$ est soumise à des actions réparties d'origine électromagnétique équivalente à une force $\overrightarrow{F}$ donnée par la loi de Laplace :

$\overrightarrow{F} = I.\overrightarrow{l} \wedge \overrightarrow{B}$ (le vecteur $\overrightarrow{l}$ a le sens du courant)

Cette force s'exprimant par un produit vectoriel, a pour caractéristiques :

- Direction : c'est la perpendiculaire au plan défini par les vecteur $I.\overrightarrow{l}$ et $\overrightarrow{B}$
- sens : trièdre $(I.\overrightarrow{l}, \overrightarrow{B}, \overrightarrow{F})$ est un trièdre direct
- valeur : $F = |I.l.B.\sin\alpha|$; α : angle entre $\overrightarrow{l}$ et $\overrightarrow{B}$

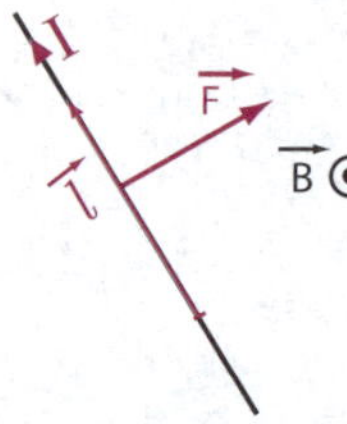

Figure 1.13

Dans un conducteur électrique comportant n_V porteurs de charge par unité de volume, se déplaçant à la vitesse d'ensemble v, l'intensité du courant électrique est donnée par $I = n_V Sve$.

Les actions de contact

- **Action exercée par un ressort**

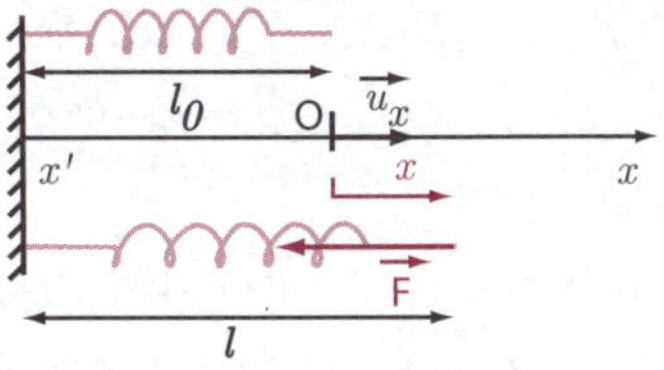

Figure 1.14

$$\vec{F} = -kx\vec{u_x}$$

$\vec{F}$: tension du ressort
x : allongement en m
k : constante de raideur du ressort en N. m^{-1}

- **Actions exercées par un fluide sur un solide**

Pour les vitesses « faibles », f est proportionnelle à v_G et dépend de la viscosité η du fluide.

La poussée d'Archimède

$$\vec{F_A} = -m_{\text{f.d}}\vec{g}$$

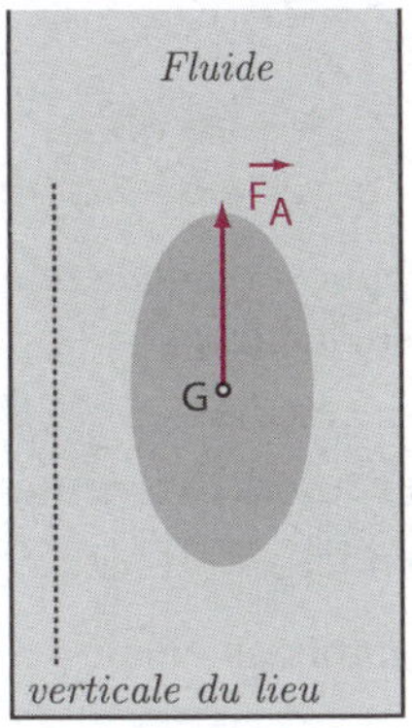

Figure 1.15

$\vec{F_A}$: poussée d'Archimède
$m_{\text{f.d}}$: masse du fluide déplacé
$\vec{g}$: champ de pesanteur

La force de frottement fluide

$$\vec{f} = -k\vec{v_G}$$

(cas des faibles vitesses)

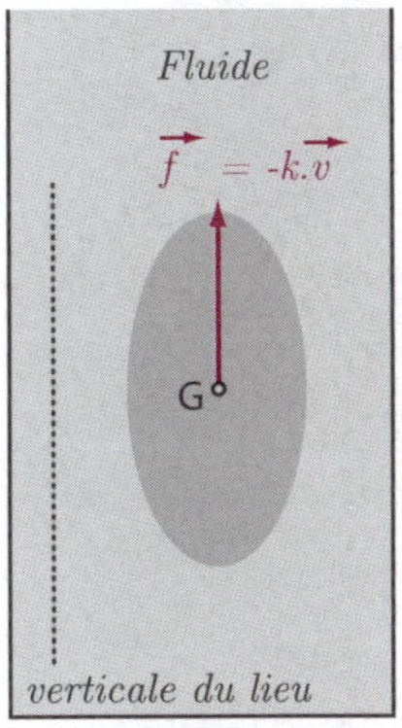

Figure 1.16

$\vec{f}$: vecteur force de frottement
$\vec{v_G}$: vecteur vitesse du centre d'inertie
k : constante de frottement fluide

Dans le cas d'un solide sphérique, la force de frottement fluide est donnée par :

$$\vec{f} = -6\pi\eta r\vec{v_G}$$

(loi de Stokes)

η : coefficient de viscosité du fluide en Pa. s
r : rayon de la sphère
$\vec{v_G}$: vecteur vitesse du centre d'inertie du solide

Les lois de Newton

Principe d'inertie (1re loi de Newton)

Le centre d'inertie d'un solide (pseudo) isolé est tel que :

- s'il est au repos, il reste au repos ;

• s'il est en mouvement, son mouvement est rectiligne uniforme.

$$\sum \overrightarrow{f_{ext}} = \overrightarrow{0} \Longrightarrow \begin{array}{c}\text{système isolé}\\ \text{ou}\\ \text{pseudo-isolé}\end{array} \Longrightarrow \overrightarrow{v_G} = \overrightarrow{cste} \quad (14)$$

Relation fondamentale de la dynamique (2e loi de Newton)

Dans un référentiel galiléen, la somme des forces extérieures appliquées à un système est telle que :

$$m\overrightarrow{a_G} = \sum \overrightarrow{f_{ext}} \quad (15)$$

m : masse du solide
$\overrightarrow{a_G}$: vecteur accélération du centre d'inertie
$\sum \overrightarrow{f_{ext}}$: ensemble des forces s'exerçant sur le solide

Pour une bonne application de la relation fondamentale de la dynamique, il faut suivre les étapes suivantes :

- définir le système étudié,
- faire le bilan des forces extérieures appliquées au système,
- choisir le référentiel,
- écrire la relation fondamentale de la dynamique : $m\overrightarrow{a_G} = \sum \overrightarrow{f_{ext}}$,
- choisir un repère de projection,
- Projeter les deux membres de la relation $m\overrightarrow{a_G} = \sum \overrightarrow{f_{ext}}$ sur les axes du repère de projection.

Principe des actions réciproques (3e loi de Newton)

Quel que soit l'état de mouvement de A par rapport à B, on a toujours l'égalité vectorielle : $\overrightarrow{F_{A/B}} = -\overrightarrow{F_{B/A}}$.

Si un système (A) exerce sur un système (B) une force $\overrightarrow{F_{A/B}}$ alors (B) exerce sur (A) une force $\overrightarrow{F_{B/A}}$ telle que :

$$\overrightarrow{F_{A/B}} = -\overrightarrow{F_{B/A}} \quad (16)$$

Existe-t-il un référentiel galiléen ?

Le caractère galiléen ou non attribué à un référentiel donné dépend de la précision des observations effectuées.

Un référentiel est galiléen si le principe d'inertie est vérifié.

On peut tester le caractère galiléen d'un référentiel à l'aide de la 1re loi de Newton (principe d'inertie) : tout corps soumis à des forces qui se compensent persévère dans son état de repos ou de mouvement rectiligne uniforme.

Les référentiels qui peuvent être considérés comme galiléens

Tout référentiel en mouvement de translation rectiligne et uniforme par rapport à un référentiel galiléen est lui-même galiléen.

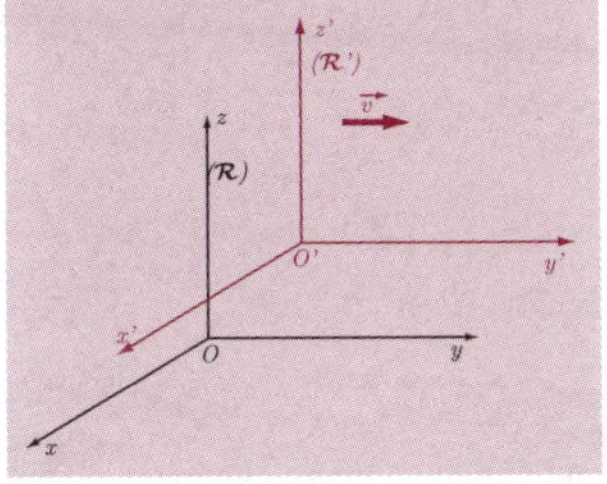

En mécanique, on peut classer les référentiels usuels dans l'ordre suivant, du plus galiléen au moins galiléen :

- référentiel de Copernic,
- le référentiel héliocentrique (ou de Kepler),
- le référentiel géocentrique,
- le référentiel terrestre.

3. Étude des mouvements plans

Mouvements des projectiles

Tout corps lancé au voisinage de la terre avec une vitesse initiale $\overrightarrow{v_0}$ est appelé projectile.

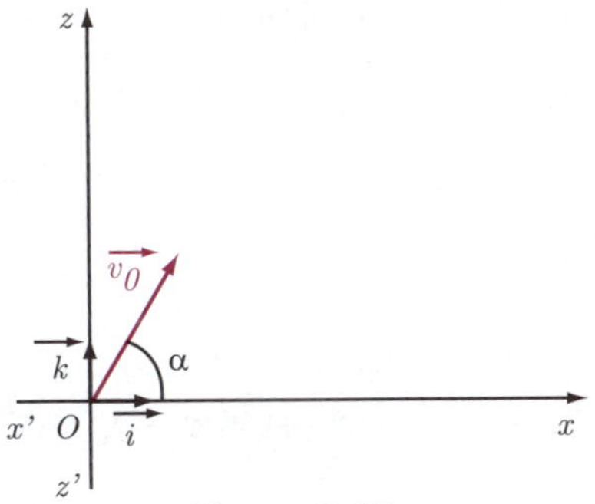

Figure 1.17

- **Équations différentielles du mouvement**

Le référentiel d'étude est le référentiel terrestre supposé galiléen.

Si on néglige la force de frottement fluide et la poussée d'Archimède, la seule force appliquée au projectile est son poids $\overrightarrow{P} = m\overrightarrow{g}$.

La 2e loi de Newton appliquée au projectile donne :

$$m\overrightarrow{a} = m\overrightarrow{g}\text{, soit } \overrightarrow{a} = \overrightarrow{g}$$

Le vecteur accélération du centre d'inertie du projectile est égal au champ de pesanteur.

Dans le repère $(O, \overrightarrow{i}, \overrightarrow{k})$, le vecteur $\overrightarrow{g}$ a pour coordonnées $\begin{cases} 0 \\ -g \end{cases}$.

Puisque la coordonnée $a_z = -g = cste$, le mouvement de la projection du centre d'inertie suivant Oz est uniformément varié.

Les coordonnées du vecteur accélération dans ce repère sont donc :

$$\overrightarrow{a}\begin{cases} a_x = \ddot{x} = 0 \\ a_z = \ddot{z} = -g \end{cases} \quad (17)$$

Les conditions initiales sont :

$$\overrightarrow{v_0}\begin{cases} v_0 \cos\alpha \\ v_0 \sin\alpha \end{cases} \quad \text{et } \overrightarrow{OM_0}\begin{cases} 0 \\ 0 \end{cases}$$

Le vecteur vitesse $\overrightarrow{v}$ est une primitive du vecteur accélération, donc :

$$\overrightarrow{v}\begin{cases} \dot{x} = v_0 \cos\alpha \\ \dot{z} = -gt + v_0 \sin\alpha \end{cases} \quad \text{(en tenant compte des conditions initiales)} \quad (18)$$

Puisque $v_x = v_0 \cos\alpha = cste$, le mouvement de la projection du centre d'inertie suivant l'axe horizontal Ox est uniforme.

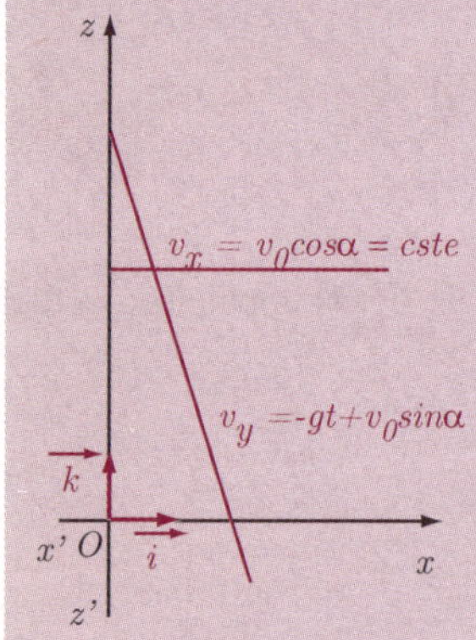

Comme $\overrightarrow{v} = \dfrac{d\overrightarrow{OM}}{dt}$, alors :

$$\overrightarrow{OM}\begin{cases} x = (v_0 \cos\alpha).t & (19.1) \\ z = -\dfrac{1}{2}gt^2 + (v_0 \sin\alpha).t & (19.2) \end{cases} \quad \text{(en tenant compte des conditions initiales)}$$

• **Équation cartésienne de la trajectoire** ($\alpha \neq \pm\dfrac{\pi}{2}$)

De l'équation (19.1), on tire $t = \dfrac{x}{v_0 \cos\alpha}$.

En remplaçant t par sa valeur dans l'équation (19.2), il vient :

$$z(x) = -\frac{1}{2}\frac{g}{v_0^2 \cos^2\alpha}x^2 + \tan\alpha.x \quad (20)$$

Le mouvement est donc un mouvement parabolique.

• **Importance des conditions initiales**

– **Flèche et portée**

Lorsque $z_{\max}$ est atteint, on a $\dot{z} = 0$ (le vecteur vitesse n'a pas de composante horizontale).

Soit :

$$-gt_S + v_0 \sin\alpha = 0 \quad (21)$$

Et donc $t_S = \dfrac{v_0 \sin\alpha}{g}$.

L'abscisse x_S du point S est donc :

$$x_S = (v_0 \cos\alpha).\frac{v_0 \sin\alpha}{g} = \frac{v_0^2 \cos\alpha.\sin\alpha}{g} = \frac{v_0^2.\sin 2\alpha}{2g}$$

Comme $d = 2x_S$, alors

La portée est maximale pour $\sin 2\alpha = 1$, soit $\alpha = 45°$

$$d = 2x_S = \frac{v_0^2.\sin 2\alpha}{g} \quad (22)$$

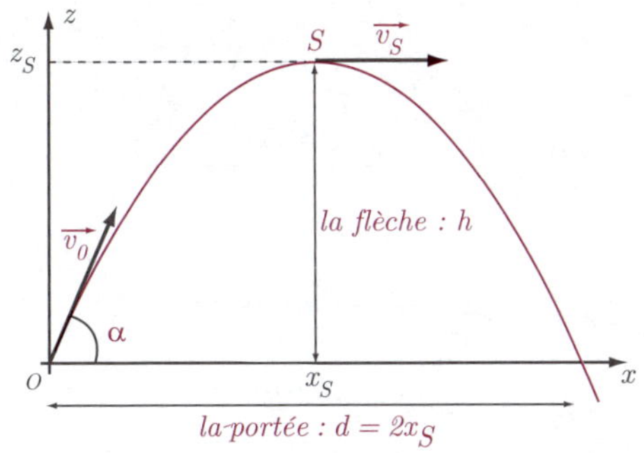

Figure 1.18

De $z = -\frac{1}{2}gt^2 + (v_0 \sin\alpha).t$, il en résulte pour $t = t_S$:

$$h = z_S = \frac{v_0^2 \sin^2\alpha}{2g} \quad (23)$$

Mouvements des satellites et des planètes

On considère comme système, un satellite de masse m en rotation autour d'une planète (la Terre) de masse M_T.

Le référentiel d'étude galiléen est le référentiel géocentrique.

Le satellite n'est soumis qu'à une seule force : la force graviationnelle $\overrightarrow{F_{\text{Terre/S}}}$ exercée par la Terre sur le satellite S telle que :

Le satellite de masse m est soumis à la force centripète $\overrightarrow{F_{\text{Terre/S}}}$ exercée par la terre de masse M_T.

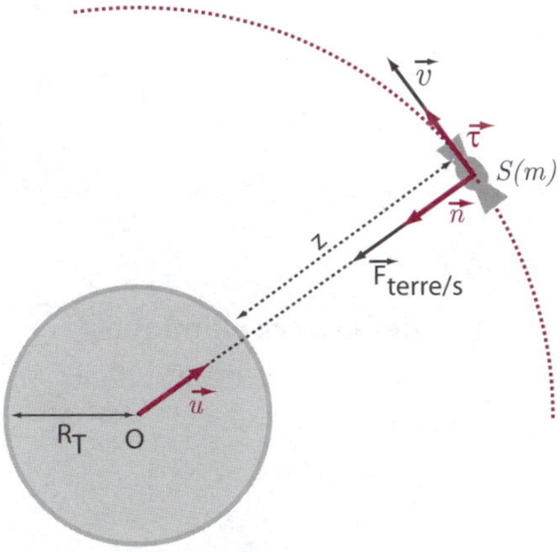

$$\overrightarrow{F_{\text{Terre/S}}} = -G\frac{M_T m}{(R_T + z)^2}\vec{u} = G\frac{M_T m}{(R_T + z)^2}\vec{n}$$

Figure 1.19

- **Vitesse du satellite**

D'après la deuxième loi de Newton, on peut écrire :

$$m\overrightarrow{a_G} = \overrightarrow{F_{\text{Terre/S}}}, \text{ soit } m\overrightarrow{a_G} = G\frac{M_T m}{r^2}\vec{n}$$

Le mouvement du satellite étant un mouvement circulaire, l'accélération $\overrightarrow{a_G}$ a donc dans le repère mobile de Frenet les coordonnées :

$$\overrightarrow{a}\left\{\begin{array}{l} a_\tau = \dfrac{dv}{dt} \\ a_n = \dfrac{v^2}{r} \end{array}\right. \quad \text{avec } r = R_T + z \qquad (24)$$

Dans le référentiel géocentrique, le mouvement du centre d'inertie d'un satellite en orbite circulaire est uniforme, $v = cste$.

Comme $\overrightarrow{F_{\text{Terre/S}}} = G\dfrac{M_T m}{(R_T + z)^2}\overrightarrow{n}$ n'a pas de composante selon $\overrightarrow{\tau}$ alors $a_\tau = 0$, soit $\dfrac{dv}{dt} = 0$, c'est-à-dire $v = cste$.

Ainsi $ma_n = m\dfrac{v^2}{R_T + z} = G\dfrac{M_T m}{(R_T + z)^2}$, soit $v^2 = G\dfrac{M_T}{R_T + z}$.

Conclusion :

La vitesse v d'un satellite en rotation circulaire sur une orbite de rayon $r = R_T + z$ est donnée par :

$$v = \sqrt{G\frac{M_T}{R_T + z}} \qquad (25)$$

La vitesse du satellite n'est fonction que de son altitude z. Elle est indépendante de sa masse.

• **Période du satellite**

La période correspond à la durée que met le satellite pour effectuer un tour complet, donc :

$$2\pi(R_T + z) = v.T$$

Soit,

$$2\pi(R_T + z) = \sqrt{G\frac{M_T}{R_T + z}}.T$$

D'où :

$$T = \frac{2\pi(R_T + z)}{v} = 2\pi\sqrt{\frac{(R_T + z)^3}{GM_T}} \qquad (26)$$

La période du satellite augmente avec son altitude.

• **Lois empiriques de Kepler**

– **Première loi ou loi des orbites elliptiques**

L'orbite de chaque planète est une ellipse dont l'un des foyers est occupé par le soleil.

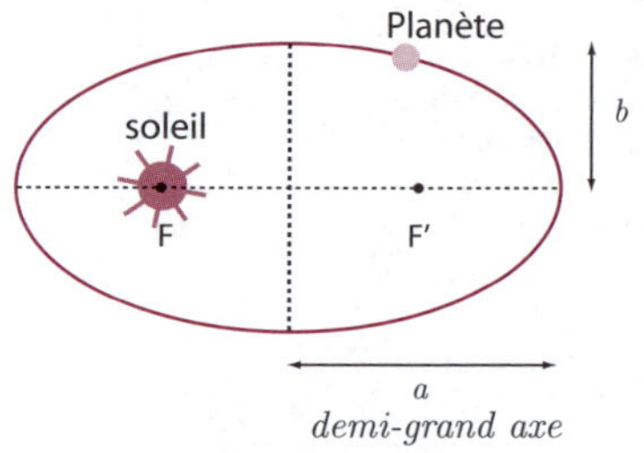

Figure 1.20

– **Seconde loi ou loi des aires**

Les rayons vecteurs, repéront les positions des planètes dans leur mouvement autour du soleil, balayent des aires égales pendant des temps égaux.

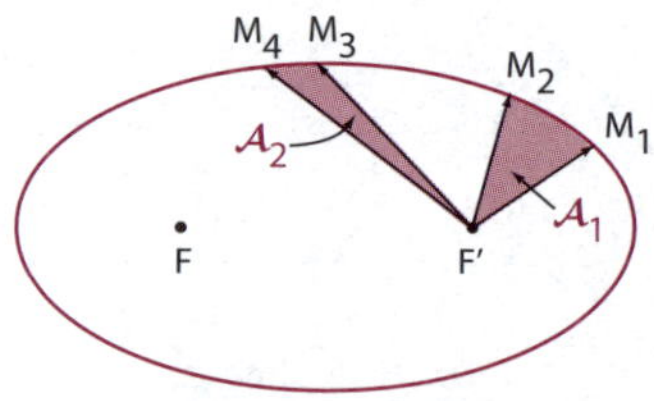

Figure 1.21

– Troisième loi ou loi des périodes

Le carré de la période de révolution T d'une planète autour du soleil est proportionnel au cube de son demi-grand axe orbital a, soit :

$$\frac{T^2}{a^3} = cste \qquad (27)$$

QCM

Chaque question comporte une ou plusieurs réponses exactes. Vous devez indiquer pour chacune d'elles si elle est vraie (en cochant la proposition) ou fausse.

1 Dans un repère orthonormé $(O, \vec{i}, \vec{j}, \vec{k})$, la position d'un point mobile M en fonction du temps est donnée par :

$$\begin{cases} x(t) = 5{,}0.t + 2{,}0 \\ y(t) = 0 \\ z(t) = -4{,}9t^2 + 8{,}7t + 3{,}0 \end{cases} \qquad x, y, z \text{ en m et } t \text{ en s}$$

À la date $t = 2{,}0$ s,

la valeur de la vitesse est :

- ❑ **a.** $-5{,}9$ m. s^{-1}
- ❑ **b.** 12,0 m. s^{-1}
- ❑ **c.** 34,8 m. s^{-1}

la valeur de l'accélération est :

- ❑ **d.** $-9{,}8$ m. s^{-2}
- ❑ **e.** 9,8 m. s^{-2}

2 Un point mobile M, considéré comme ponctuel, décrit selon un axe $x'Ox$ un mouvement rectiligne uniformément accéléré.
Durant un intervalle de temps $\Delta t = 8{,}0$ s, sa vitesse croît de 3,6 m. s^{-1} à 6,0 m. s^{-1}.
L'accélération du point mobile est de :

- ❑ **a.** 2,4 m. s^{-2}
- ❑ **b.** 0,3 m. s^{-2}

La distance parcourue par le mobile est de :

- ❑ **c.** 19,2 m
- ❑ **d.** 38,4 m
- ❑ **e.** 76,8 m

3 La vitesse de rotation maximale à vide d'une perceuse est égale à 2 700 tours/min.
La fréquence de rotation f est égale à :

- ❑ **a.** 282,7 Hz
- ❑ **b.** 45 Hz

L'accélération normale d'un point de la périphérie d'un foret de diamètre $d = 10$ mm est égale à :

- ❑ **c.** 400 m. s^{-2}
- ❑ **d.** 1,4 m. s^{-2}
- ❑ **e.** 10 m. s^{-2}

4 **Berck sur mer, 2008**

Un motard se rend d'une ville A_1 à une ville A_2 à la vitesse moyenne $v_1 = 96$ km. h^{-1}
Il revient immédiatement de la ville A_2 à la ville A_1, en passant par la même route, à la vitesse moyenne $v_2 = 66$ km. h^{-1}
Calculer sa vitesse moyenne (en km. h^{-1}) sur l'ensemble du parcours

- ❑ **a.** 78 km. h^{-1} ;
- ❑ **b.** 81 km. h^{-1} ;
- ❑ **c.** 84 km. h^{-1} ;
- ❑ **d.** 87 km. h^{-1} ;
- ❑ **e.** 90 km. h^{-1} ;
- ❑ **f.** Aucune réponse exacte

5 Un objet tombe en chute libre sans vitesse initiale d'une hauteur h.
Cet objet parcourt 9,5 m lors de la dernière seconde de chute.
Calculer sa vitesse (en km. h^{-1}) lorsqu'il atteint le sol.

- ❑ **a.** 31 km. h^{-1} ;
- ❑ **b.** 38 km. h^{-1} ;
- ❑ **c.** 49 km. h^{-1} ;
- ❑ **d.** 52 km. h^{-1} ;
- ❑ **e.** 54 km. h^{-1} ;
- ❑ **f.** Aucune réponse exacte

Saint Michel, 2007

L'énoncé suivant est commun aux questions 6 et 7.

À un instant donné, on lance depuis le sol verticalement vers le haut un mobile A, de masse 100 g, avec une vitesse de 10 m. s^{-1}, dans un champ de pesanteur $g = 10$ m. s^{-2}.

Au même moment, on lâche depuis une hauteur h un deuxième mobile B, de masse 200 g, sans vitesse initiale.

6 Les deux mobiles touchent le sol au même instant lorsque la hauteur h est :

- ❑ **a.** 10 m ;
- ❑ **b.** 15 m ;
- ❑ **c.** 20 m ;
- ❑ **d.** 25 m ;
- ❑ **e.** 30 m.

7

- ❑ **a.** Le mobile A heurte le sol avec une vitesse supérieure à celle du mobile B.
- ❑ **b.** Le mobile A heurte le sol avec une vitesse inférieure à celle du mobile B.
- ❑ **c.** Le deux mobiles heurtent le sol avec la même vitesse, car arrivant au même instant.

L'énoncé suivant est commun aux questions 8 et 9.

Un court de tennis a pour longueur $2l$, et le filet a pour hauteur h.

Une balle, dont la trajectoire est située dans un plan vertical perpendiculaire au filet, part depuis le sol d'une extrémité du court, rase le filet et retombe sur l'autre extrémité du court. Son vecteur vitesse initiale $\overrightarrow{v_0}$ fait un angle θ avec l'horizontale.

8 L'expression de la tangente de l'angle θ en fonction de h et l est :

- ❑ **a.** $\tan\theta = \dfrac{h}{2l}$
- ❑ **b.** $\tan\theta = \dfrac{2h}{l}$
- ❑ **c.** $\tan\theta = \dfrac{h}{l}$
- ❑ **d.** $\tan\theta = \sqrt{\dfrac{h}{l}}$
- ❑ **e.** $\tan\theta = \sqrt{\dfrac{2h}{l}}$

9 L'expression de la vitesse initiale de la balle est :

- ❑ **a.** $\dfrac{2gl}{\sin 2\theta}$
- ❑ **b.** $\dfrac{gl}{2\sin 2\theta}$
- ❑ **c.** $\sqrt{\dfrac{2gh}{\sin 2\theta}}$
- ❑ **d.** $\dfrac{gh}{2\sin 2\theta}$
- ❑ **e.** $\sqrt{\dfrac{2gl}{\sin 2\theta}}$

10 On admettra qu'un satellite géostationnaire tourne sur une orbite distante de la Terre 6 fois le rayon de la Terre R_0.

Si la terre tournait sur elle même 2 fois plus vite, l'orbite géostationnaire serait à une distance, de :

- ❑ **a.** $3.(2)^{1/3}R_0$
- ❑ **b.** $2.(3)^{1/3}R_0$
- ❑ **c.** $(6)^{1/3}R_0$
- ❑ **d.** $2R_0$
- ❑ **e.** $3R_0$.

L'énoncé suivant est commun aux questions 11 et 12.

Un rapace, après avoir attrapé entre ses serres un petit lapin, remonte à 100 m d'altitude et entame un vol horizontal à 30 km. h^{-1}.

Un moment d'inattention, le petit lapin lui échappe.

11 En négligeant tous les frottements, parmi les propositions suivantes donner la (les) réponse(s) fausse(s).

- ❑ **a.** Le rapace qui poursuit son vol horizontal, voit sa proie chuter à la verticale.
- ❑ **b.** Le rapace voit sa proie chuter en traçant un arc de parabole.
- ❑ **c.** Un chasseur à l'affût voit la proie tomber à la verticale (le regard du chasseur étant perpendiculaire à la trajectoire du rapace).
- ❑ **d.** Le chasseur voit la proie tracer un arc de parabole.
- ❑ **e.** Le lapin se sent tomber en état d'apesanteur (son poids apparent étant nul).

12 Parmi les propositions suivantes, donner la (les) proposition(s) exacte(s).

- ❑ **a.** Le rapace est un observateur galiléen.
- ❑ **b.** Le chasseur est un observateur galiléen.
- ❑ **c.** Le lapin est un observateur galiléen.
- ❑ **d.** Dans le monde « réel », aucun des trois n'est galiléen.

Exercices

Conseils

Pour faire une étude cinématique, il faut :

- *choisir un repère d'espace et de temps adapté au problème posé ;*
- *préciser la position et la vitesse du mobile à l'instant* t = 0 *(conditions initiales) ;*
- *à partir des coordonnées du vecteur accélération, exprimer les coordonnées du vecteur vitesse puis celles du centre d'inertie du mobile à l'instant* t.

1. Viscosité

Des particules de formes sphériques et de rayon $r = 1{,}0$ cm sont placées en suspension dans un fluide visqueux (une colonne d'huile). Ces particules, insolubles dans le fluide, ont une masse volumique ρ_0. Elles tombent avec un mouvement rectiligne uniforme vertical.

En plus de leur poids , ces particules sont soumises à la poussée d'Archimède.

1. Énoncer le principe d'inertie.

2. Évaluer l'intensité du poids $\overrightarrow{P}$ puis celle de la poussée d'Archimède $\overrightarrow{F_A}$.

3. Montrer que chaque particule est soumise à des forces de frottement dont la résultante est $\overrightarrow{f}$. Calculer l'intensité de $\overrightarrow{f}$.

4. Sachant que $f = kv$, où v représente la vitesse de la particule, en déduire la vitesse de la particule puis le temps de chute si la longueur de la colonne est $l = 33$ cm.

Données :

- Masse volumique du fluide : $\rho = 950$ kg. m^{-3}
- Masse volumique des particules : $\rho_0 = 1\,500$ kg. m^{-3}
- Intensité du champ de pesanteur : $g = 10$ N. kg^{-1}
- $k = 1{,}0$ N. s. m^{-1}

2. Essai de freinage d'une voiture

On réalise un essai de freinage sur une piste horizontale rectiligne d'une voiture de masse $m = 900\ kg$. Lors d'un parcours AB, on enregistre en A une vitesse $v_A = 108\ km/h$ et en B une vitesse $v_B = 90\ km/h$.

L'ensemble des forces résistantes est équivalent à une force de freinage unique $\overrightarrow{f}$ constante de valeur $f = 2\,700\ N$.

1. Faire un bilan des forces appliquées à la voiture de masse m et de centre d'inertie G.

Représenter ces forces sur un schéma clair.

2. En appliquant la deuxième loi de Newton, calculer l'accélération a de la voiture. Quelle est la nature de son mouvement ?

3. On choisit comme origine des espaces le point A et comme origine des dates l'instant de passage en A.

Montrer que l'expression de la vitesse v de la voiture est $v(t) = 30 - 3t$.

En déduire la date de passage en B puis la durée nécessaire pour obtenir l'arrêt de la voiture.

4. Établir l'équation horaire $x(t)$ du mouvement de la voiture, puis en déduire la distance AC nécessaire à l'arrêt de la voiture.

3. Mouvements de chute

A) Chute verticale d'une particule

On lâche, sans vitesse initiale, une particule de masse m, d'une hauteur h.

I. Chute libre sans vitesse initiale

Dans cette partie, on négligera toute influence de l'air.

1. À partir d'un enregistrement des positions successives du centre d'inertie G, donner une méthode permettant d'obtenir la valeur de la vitesse v de ce point, à la date t.

2. À partir du théorème du centre d'inertie, établir l'expression de la valeur de la vitesse v en fonction du temps puis en déduire l'équation horaire $z(t)$. À quelle date t_1 la particule touche le sol ?

On donne $h = 5{,}0$ m, $m = 5{,}0$ g et $g = 10$ m. s^{-2}

II. Chute dans un liquide

Dans cette partie, des particules solides, de forme sphérique sont placées en suspension au voisinage de la surface d'un liquide où elles sont insolubles. Le liquide, de masse volumique ρ_0 , de viscosité η est immobile.

On désigne par g l'accélération de la pesanteur, par ρ la masse volumique des particules ($\rho > \rho_0$) et par r leur rayon (variable d'une particule à l'autre).

Le liquide exerce sur les particules animées d'une vitesse $\overrightarrow{v}$ une force de frottement visqueux : $\overrightarrow{f} = -6\pi\eta r\overrightarrow{v}$ (et bien entendu la poussée d'Archimède).

1. Écrire le théorème du centre d'inertie pour une particule animée de la vitesse $\overrightarrow{v}$.

– Montrer que, si les vitesses initiales sont nulles, alors les particules se déplacent parallèlement à la verticale du lieu.

– Montrer que l'équation différentielle régissant l'évolution de la vitesse v en fonction du temps est de la forme :

$$\frac{dv}{dt} + Av = B$$

2. Montrer qu'au cours du temps l'expression de la vitesse est de la forme :

$$v(t) = \lambda(1 - e^{-\frac{t}{\tau}})$$

Par analyse dimensionnelle, montrer que τ a la dimension d'un temps.

3. Montrer que v tend rapidement, pour chacune des particules, vers une valeur limite v_{lim}. Représenter graphiquement les variations de $v = f(t)$.

4. À partir de l'expression de v_{lim}, préciser dans quel ordre sédimentent des particules sphériques de rayons différents.

B) Mouvement parabolique d'un projectile

Dans cette partie la particule de masse m est envoyée avec un vecteur vitesse qui fait un angle θ avec l'horizontale (Fig.1.22). Les frottements sont négligeables.

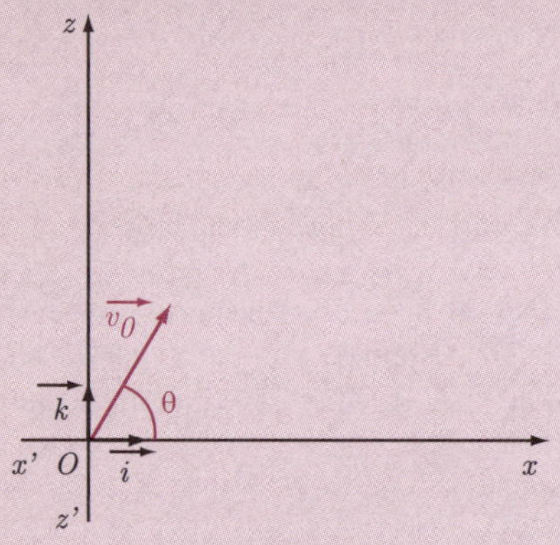

Figure 1.22

1. Donner les caractéristiques du vecteur accélération de la bille. Quelles sont ses coordonnées dans le repère $(O, \vec{i}, \vec{k})$.

2. Donner les coordonnées du vecteur vitesse et du vecteur position de la bille dans le repère $(O, \vec{i}, \vec{k})$.

3. Établir l'équation cartésienne de la trajectoire de la bille.

4. Donner l'expression de la portée d en fonction de v_0, θ et g.

Application numérique : Calculer la portée d si $v_0 = 5$ m. s^{-1}, $\theta = 60\,°$ et $g = 10$ m. s^{-2}.

4. Masses et poulies mobiles – *AP-HP 2008*

On considère le système schématisé sur la figure 1.23. Ce système comporte deux masses m_1 et m_2 reliées par un fil inextensible de masse négligeable et sans frottements. La poulie est suspendue au plafond par un fil inextensible. Les positions des centres d'inertie des deux masses sont repérées à l'aide de deux axes : un axe Ox horizontal et un axe Oy vertical.

1. Effectuer un bilan de forces pour chacune des masses m_1 et m_2.

2. Que peut-on dire des valeurs T_1 et T_2 des tensions exercées par le fil sur, respectivement les masses m_1 et m_2 ?

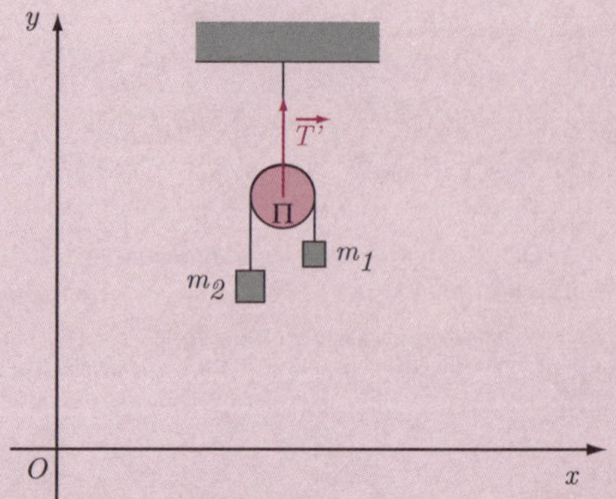

Figure 1.23

3. En appliquant la deuxième loi de Newton à chacune des deux masses, exprimer les mesures algébriques a_1 et a_2 des accélérations des masses m_1 et m_2.

4. Les fils étant inextensibles, donner une relation entre a_1 et a_2.

5. En déduire l'expression des tensions en fonction de m_1, m_2 et g, ainsi que des mesures algébriques a_1 et a_2 des accélérations.

6. Que se passe-t-il si $m_2 > m_1$?

La tension T' exercée sur la poulie Π par le fil de suspension dépend-elle du sens de déplacement relatif des deux masses ?

5. Étude du mouvement d'une balle de tennis – *Caen 2003*

I. Un opérateur placé au sommet d'une tour lâche sans vitesse initiale une balle de tennis. celle-ci prend un mouvement de chute verticale le long d'un axe Oz orienté vers le bas.

L'origine des temps ($t = 0$) correspond à l'instant où l'opérateur lâche la balle. L'origine des espaces correspond à la position du centre d'inertie de la balle à $t = 0$.

La balle est supposée en chute libre.

1. Établir les équations (littérales et numériques) donnant la vitesse et la position du centre de gravité du solide en fonction de la durée t de la chute.

2. Calculer la vitesse de la balle lorsqu'elle touche le sol situé à la distance $d = 100$ m en dessous du point de départ.

II. On se propose de vérifier si notre hypothèse simplificatrice est valable. Un dispositif non décrit permet de déterminer la vitesse réelle d'une balle de tennis lâchée dans l'air sans vitesse initiale. L'évolution de $v(t)$ est donnée ci-après (Fig.1.24.a).

Les frottements de l'air sur la balle sont équivalents à une force unique variant avec la vitesse. Cette force est de même direction que le vecteur vitesse et son expression est : $f = kv^2$ où $k = 10^{-3}$ S.I.

1. Montrer que la poussée d'Archimède est négligeable par rapport au poids de la balle.

2. Établir l'équation différentielle en v associée au mouvement de la balle.

3. Calculer la vitesse limite susceptible d'être atteinte par la balle.

4. La balle a-t-elle atteint cette limite lorsqu'elle touche le sol après 6 s de chute ? les frottements de l'air sont-ils négligeables ?

III. Un joueur de tennis utilise pour son entraînement une machine à lancer des balles. La machine propulse la balle depuis la ligne de service avec une vitesse initiale $v_0 = 11{,}1$ m. s^{-1}. Le vecteur vitesse initial fait un angle $\alpha = 45°$ avec l'horizontale. La balle est lancée depuis un point A situé à $H = 0{,}5$ m au dessus du sol (Fig.1.24.b). On néglige les frottements.

1. Établir l'expression littérale des équations paramètriques $x(t)$ et $y(t)$ du mouvement.

2. Déterminer l'expression littérale de la trajectoire suivie par la balle.

3. Le filet de hauteur $h = 0{,}91$ m est situé à $D = 11{,}89$ m de la ligne de service. La balle passe-t-elle au dessus du filet ?

Données :

- Masse de la balle : $m = 54$ g
- Diamètre $d = 64$ mm
- Volume $V = 137$ cm^3, $g = 9{,}8$ m/s^2
- Masse volumique de l'air $\rho = 1{,}3$ kg/m^3

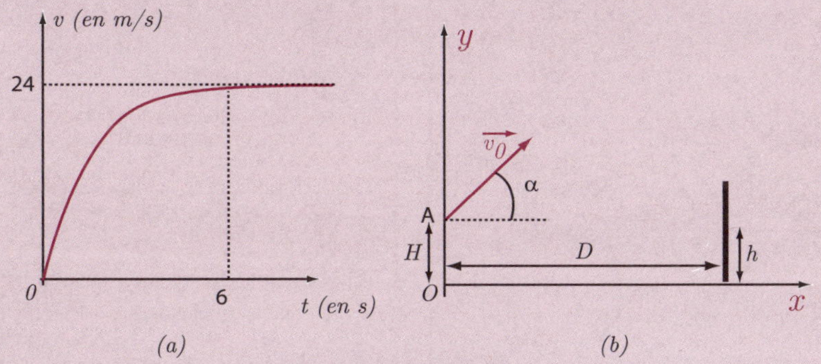

Figure 1.24

Corrigés

QCM

1 Bonnes réponses : b, e

Comme $\overrightarrow{OM}$ a pour coordonnées $\begin{cases} x(t) = 5{,}0.t + 2{,}0 \\ y(t) = 0 \\ z(t) = -4{,}9.t^2 + 8{,}7.t + 3{,}0 \end{cases}$,

alors

$$\overrightarrow{v} \begin{cases} \dot{x}(t) = 5{,}0 \\ \dot{y}(t) = 0 \\ \dot{z}(t) = -9{,}8.t + 8{,}7 \end{cases} \quad \text{et par suite } \overrightarrow{a} \begin{cases} \ddot{x}(t) = 0 \\ \ddot{y}(t) = 0 \\ \ddot{z}(t) = -9{,}8 \end{cases}$$

Ainsi

$$v = \sqrt{\dot{x}^2(t) + \dot{y}^2(t) + \dot{z}^2(t)} \quad \text{et} \quad a = \sqrt{\ddot{x}^2(t) + \ddot{y}^2(t) + \ddot{z}^2(t)}$$

Application numérique : pour $t = 2{,}0$ s

$$v = \sqrt{5{,}0^2 + (-9{,}8 \times 2{,}0 + 8{,}7)^2} = 12{,}0 \text{ m. s}^{-1}$$

et

$$a = \sqrt{(-9{,}8)^2} = 9{,}8 \text{ m. s}^{-2}$$

2 Bonnes réponses : b, d

L'accélération est par définition $a = \dfrac{dv}{dt}$, soit

$$a_0 = \frac{\Delta v}{\Delta t}$$

Numériquement,

$$a_0 = \frac{6{,}0 - 3{,}6}{8{,}0} = 0{,}3 \text{ m. s}^{-2}$$

Pour un mouvement rectiligne uniformément varié, on a vu que :

$$\begin{cases} a = a_0 = cste \\ v = a_0 t + v_0 \\ x = \frac{1}{2} a_0 t^2 + v_0 t + x_0 \end{cases}$$

soit :

$$v^2 - v_0^2 = 2a_0(x - x_0)$$

avec $d = (x - x_0)$: distance parcourue par le mobile

Ainsi :

$$d = \frac{v^2 - v_0^2}{2a_0}$$

Numériquement :

$$d = \frac{(6{,}0)^2 - (3{,}6)^2}{2 \times 0{,}3} = 38{,}4 \text{ m}$$

3 Bonnes réponses : b, c

La vitesse de rotation est de 2 700 tours/min, soit

$$\omega = \frac{2\,700 \times 2\pi}{60} \simeq 282{,}7 \text{ rad. s}^{-1}.$$

Comme $\omega = 2\pi f = \dfrac{2\pi}{T}$, alors $f = \dfrac{\omega}{2\pi}$.

Soit numériquement $f = \dfrac{282{,}7}{2\pi} = 45$ Hz.

L'accélération normale est $a_n = \dfrac{v^2}{R} = \omega^2 R$.

Numériquement $a_n = (282{,}7)^2 \times (5.10^{-3}) \simeq 400$ m. s^{-2}.

4 Bonne réponse : a

La vitesse moyenne sur l'ensemble du parcours est :

$$v_{moy} = \frac{2A_1A_2}{\Delta t} \text{ avec } \Delta t = t_1 + t_2$$

t_1 : durée pour effectuer la distance A_1A_2 à la vitesse v_1
t_2 : durée pour effectuer la distance A_2A_1 à la vitesse v_2

Comme $t_1 = \dfrac{A_1A_2}{v_1}$ et $t_2 = \dfrac{A_2A_1}{v_2}$, alors :

$$v_{moy} = \frac{2A_1A_2}{\dfrac{A_1A_2}{v_1} + \dfrac{A_2A_1}{v_2}} = \frac{2A_1A_2}{\dfrac{A_1A_2.v_2 + A_2A_1.v_1}{v_1.v_2}} = \frac{2v_1v_2}{v_1 + v_2}$$

Numériquement :

$$v_{moy} = \frac{2 \times 96 \times 66}{96 + 66} = 78 \text{ km.h}^{-1}.$$

5 Bonne réponse : d

On choisit un axe vertical Oz orienté vers le bas ; l'origine O représente la position initiale de l'objet.

Au cours d'une chute libre, L'abscisse $z(t)$ et la vitesse $v(t)$ sont telles : $z(t) = \dfrac{1}{2}gt^2$ et $v(t) = gt$ où t représente la durée de chute.

Soit t_f la durée de chute totale, durée correspondant à une chute telle que $z(t_f) = h$.

À la date $t_f - 1$, l'objet aura pour abscisse $z(t_f - 1) = h - 9{,}5$.

Comme $z(t_f - 1) = \frac{1}{2}g(t_f - 1)^2$ et $h = z(t_f) = \frac{1}{2}gt_f^2$, alors :

$$\frac{1}{2}g(t_f - 1)^2 = \frac{1}{2}gt_f^2 - 9{,}5$$

De la relation précédente, il résulte :

$$\frac{1}{2}g(t_f^2 - 2t_f + 1) = \frac{1}{2}gt_f^2 - 9{,}5,$$

soit

$$\frac{1}{2}gt_f^2 - gt_f + \frac{1}{2}g = \frac{1}{2}gt_f^2 - 9{,}5$$

D'où :

$$gt_f = \frac{1}{2}g + 9{,}5 \text{ ou encore } t_f = \frac{1}{2} + \frac{9{,}5}{g}$$

Numériquement : $t_f \simeq 1{,}47$ s.
La vitesse de l'objet lorsqu'il touche le sol est donc $v_f = 9{,}8 \times 1{,}47 = 14{,}4$ m. s^{-1}, soit environ 52 km. h^{-1}.

6 Bonne réponse : c

On choisit un axe Oz vertical dirigé vers le haut, l'origine O étant un point du sol.
Les équations horaires des mobiles A et B s'écrivent :

$$\begin{aligned} z_A(t) &= -\frac{1}{2}gt^2 + v_0 t \\ z_B(t) &= -\frac{1}{2}gt^2 + h \end{aligned} \text{, soit } \begin{aligned} z_A(t) &= -5t^2 + 10t \\ z_B(t) &= -5t^2 + h \end{aligned}$$

Lorsque le mobile A touche le sol, $z_A(t) = 0$, soit $-5t^2 + 10t = 0$.
D'où $5t(-t + 2) = 0$ et par suite $t = 2$ s.
Au même instant $z_B(t) = 0$, soit $-5 \times 2^2 + h = 0$. L'équation précédente admet pour solution $h = 20$ m.

7 Bonne réponse : b

Les vitesses des mobiles A et B sont telles que :
$v_A = -10t + 10$ et $v_B = -10t$.
Pour $t = 2$ s, $v_A = -10$ m. s^{-1} et $v_B = -20$ m. s^{-1}.

8 Bonne réponse : b

La balle rase le filet : le sommet de la parabole est donc un point du filet et par suite la hauteur h du filet correspond à la flèche.
Le vecteur vitesse du centre d'inertie G de la balle a pour composantes :

$$\vec{v} \begin{cases} \dot{x} = v_0 \cos\theta \\ \dot{y} = -gt + v_0 \sin\theta \\ \dot{z} = 0 \end{cases}$$

Au point S, sommet de la trajectoire, le vecteur vitesse n'a pas de composante selon l'axe vertical.
Ainsi : $\dot{y}_S = -gt_S + v_0 \sin\theta = 0$, soit $t_S = \dfrac{v_0 \sin\theta}{g}$.

Les équations paramétriques du centre d'inertie de la balle s'écrivent :

$$x = (v_0 \cos\theta).t \quad (1)$$

$$y = -\frac{1}{2}gt^2 + (v_0 \sin\theta).t \quad (2)$$

$$z = 0$$

Au point S, $x_S = l$ et par suite :

$$x_S = l = (v_0 \cos\theta).t_S = (v_0 \cos\theta)\frac{v_0 \sin\theta}{g} = \frac{v_0^2 \sin\theta . \cos\theta}{g}$$

De même, la flèche

$$h = y_S = -\frac{1}{2}g\left(\frac{v_0 \sin\theta}{g}\right)^2 + (v_0 \sin\theta).\frac{v_0 \sin\theta}{g} = \frac{v_0^2 \sin^2\theta}{2g}.$$

Calculons le rapport $\dfrac{y_S}{x_S}$. La tangente de l'angle θ est donnée par :

$$\frac{y_S}{x_S} = \frac{\dfrac{v_0^2 \sin^2\theta}{2g}}{\dfrac{v_0^2 \sin\theta . \cos\theta}{g}} = \frac{1}{2}\tan\theta$$

La tangente de l'angle θ est donnée par :

$$\tan\theta = \frac{2y_S}{x_S} = \frac{2h}{l}$$

9 Bonne réponse : e

On a vu que $x_S = l = \dfrac{v_0^2 \sin\theta . \cos\theta}{g}$.
Comme $\sin(2\theta) = 2\sin\theta . \cos\theta$, alors : $l = \dfrac{v_0^2 \sin(2\theta)}{2g}$.

Et par suite : $v_0 = \sqrt{\dfrac{2gl}{\sin 2\theta}}$

10 Bonne réponse : a

On rappelle la 3e loi de Kepler, $\dfrac{T^2}{R^3} = cste$.
Si la terre tournait sur elle même 2 fois plus vite alors la vitesse angulaire ω de la terre va doubler et par suite sa période de rotation sera divisée par deux et T^2 par 4.
Comme $R^3 = k.T^2$, alors R^3 sera divisé par 4.
Le rayon R_1 de la nouvelle orbite est : $R_1^3 = \dfrac{(6R_0)^3}{4}$, soit :

$$R_1 = \frac{6R_0}{4^{1/3}} = \frac{2 \times 3R_0}{2^{2/3}} = 3.(2)^{1/3}R_0$$

11 Bonnes réponses : a, d

Le mouvement du centre d'inertie du lapin est :

$$x = (v_0 \cos\theta).t \quad (1)$$

$$y = -\frac{1}{2}gt^2 + (v_0 \sin\theta).t \quad (2)$$

$$z = 0$$

Comme $\theta = 0$ (le vecteur vitesse est celui du rapace, il est donc horizontal), alors :

$$x = v_0 t$$

$$y = -\frac{1}{2}gt^2$$

$$z = 0$$

Selon l'axe horizontal, le lapin et le rapace ont même équation horaire.

12 Bonnes réponses : a, b

a) Dans un référentiel terrestre supposé galiléen, le rapace est animé d'un mouvement rectiligne uniforme.

b) Le chasseur est lié au référentiel terrestre supposé galiléen.

c) Dans un référentiel terrestre le lapin est animé d'un mouvement uniformément accéléré.

Exercices

1 **1.** Énoncé du principe d'inertie :

Dans un référentiel galiléen, le centre d'inertie G d'un solide pseudo-isolé est tel que :

- si le solide est au repos, G reste au repos;
- si le solide est en mouvement, G a un mouvement rectiligne uniforme.

$$\sum \overrightarrow{f_{ext}} = \overrightarrow{0} \Longrightarrow \left\{\begin{array}{c}\text{système isolé}\\ \text{ou}\\ \text{pseudo-isolé}\end{array}\right. \Longrightarrow \left\{\overrightarrow{v_G} = \overrightarrow{cste}\right.$$

2. Le système étudié, ici, et une bille de masse m et de centre d'inertie G.

Intensité de $\overrightarrow{P}$: $P = mg = \rho_0 V g$

Intensité de $\overrightarrow{F_A}$: $F_A = m_{fluide} \times g = \rho V g$ (l'intensité correspond au poids du fluide déplacé)

Comme $V = \frac{4}{3}\pi r^3$, alors :

$$P = \frac{4}{3}\pi\rho_0 g r^3$$

$$F_A = \frac{4}{3}\pi\rho g r^3$$

Numériquement,

$$P = \frac{4}{3} \times 3{,}14 \times 1\,500 \times 9{,}8 \times (1{,}0.10^{-2})^3 \simeq 6{,}2.10^{-2}\ \text{N}$$

$$F_A = \frac{4}{3} \times 3{,}14 \times 950 \times 9{,}8 \times (1{,}0.10^{-2})^3 \simeq 3{,}9.10^{-2}\ \text{N}$$

3. Le mouvement d'une bille étant rectiligne uniforme, d'après le principe d'inertie, le sytème étudié est donc un système pseudo-isolé (soumis à des forces qui se compensent).

Les forces $\overrightarrow{P}$ et $\overrightarrow{F_A}$ ne se compensent pas : il existe donc une troisième force, $\overrightarrow{f}$ (résultante des forces de frottement) telle que :

$$\overrightarrow{P} + \overrightarrow{F_A} + \overrightarrow{f} = \overrightarrow{0}$$

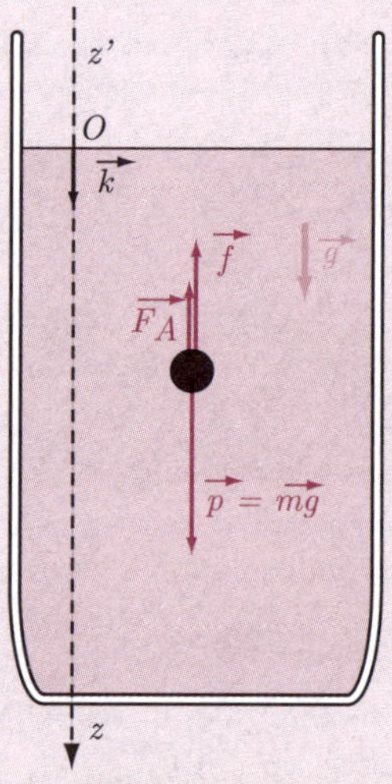

Figure 1.25

Après projection selon un axe vertical, on en déduit : $P - F_A - f = 0$, soit

$$f = P - F_A$$

Numériquement :

$$f = 6{,}2.10^{-2} - 3{,}9.10^{-2} = 2{,}1.10^{-2}\ \text{N}.$$

4. Comme $f = kv$ alors $v = \frac{f}{k}$, soit numériquement

$$v = \frac{2{,}1.10^{-2}}{1{,}0} = 2{,}1.10^{-2}\ \text{m. s}^{-1}.$$

Le mouvement étant rectiligne uniforme, la distance parcourue est telle que : $l = v \times \Delta t$, où Δt représente la durée de chute.

Numériquement : $\Delta t = \frac{33.10^{-2}}{2{,}1.10^{-2}} \simeq 16$ s.

2 **1.** Système étudié :

$$\{\text{voiture de masse } m \text{ et de centre d'inertie } G\}.$$

Référentiel d'étude : référentiel terrestre supposé galiléen.
Bilan des forces : Le système est soumis à trois forces :

$\vec{P}$: son poids ;
$\vec{R_n}$: réaction normale du sol ;
$\vec{f}$: résultante des forces de frottement

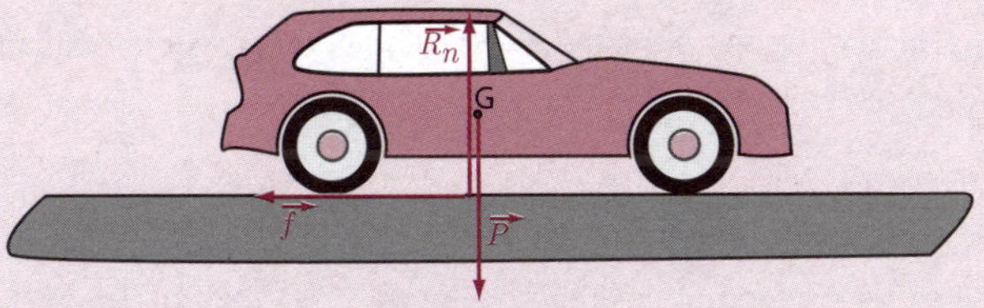

Figure 1.26

Remarque : ici, la force motrice est nulle car la voiture freine.

2. D'après la deuxième loi de Newton :

$$m\vec{a_G} = \sum \vec{f}_{\text{extérieures appliquées au système}} = \vec{P} + \vec{R_n} + \vec{f}$$

On projette selon l'axe horizontal $x'Ox$ (direction du mouvement) :

$$m\frac{dv}{dt} = ma = P_x + R_{nx} + f_x = -f \quad \text{car} \quad \begin{vmatrix} P_x = 0 \\ f_x = -f \\ R_{nx} = 0 \end{vmatrix}$$

Soit :

$$a = \ddot{x} = -\frac{f}{m}$$

Numériquement :

$$a = \ddot{x} = -\frac{2\,700}{900} = -3{,}0 \text{ m. s}^{-2}$$

$a = \ddot{x} = cste$ et $a < 0$: le mouvement est donc un mouvement rectiligne uniformément retardé.

3. La vitesse v étant une primitive de a, on a donc :

$$v = -3{,}0.t + k_1$$

D'après les conditions initiales, à $t = 0$, $v = 30$ m. s^{-1}

D'où $k_1 = 30$ m. s^{-1}, et par suite :

$$v(t) = -3{,}0.t + 30$$

Date de passage au point B

Quand $v = v_B = 25$ m. s^{-1}, alors :

$$25 = -3{,}0.t_B + 30, \text{ soit } t_B \simeq 1{,}7 \text{ s}$$

Durée nécessaire pour obtenir l'arrêt

Lorsque la voiture s'arrête, $v(t) = 0$ et par suite :

$$-3{,}0.t + 30 = 0, \text{ soit } t = 10 \text{ s}$$

4. Sachant que $v = \dfrac{dx}{dt}$, alors x est une primitive de v, soit :

$$x(t) = -\frac{3}{2}t^2 + 30t + k_2$$

Comme à $t = 0$ $x = x_A = 0$, alors $k_2 = 0$.
L'équation horaire s'écrit donc :

$$x(t) = -\frac{3}{2}t^2 + 30t$$

La distance AC correspond à la valeur de x lorsque $t = 10$ s, soit :

$$AC = x(t = 10 \text{ s}) = -\frac{3}{2} \times 10^2 + 30 \times 10 = 150 \text{ m}$$

3 **A)** Chute verticale d'une particule.

I. Chute libre sans vitesse initiale.

1. On repère les abscisses des positions successives du centre d'inertie G de la particule par rapport à un axe vertical. La valeur de la vitesse à l'instant t_i est :

$v_i = \dfrac{z_{i+1} - z_{i-1}}{2\tau}$; τ : durée séparant deux positions successives

2. Étude du système
– Système étudié : {particule de masse m, supposée ponctuelle, et de centre d'inertie G}
– Référentiel d'étude : référentiel terrestre supposé galiléen
La particule étant en chute libre, elle n'est donc soumise qu'à son poids $\vec{P}$ (Fig.1.27).

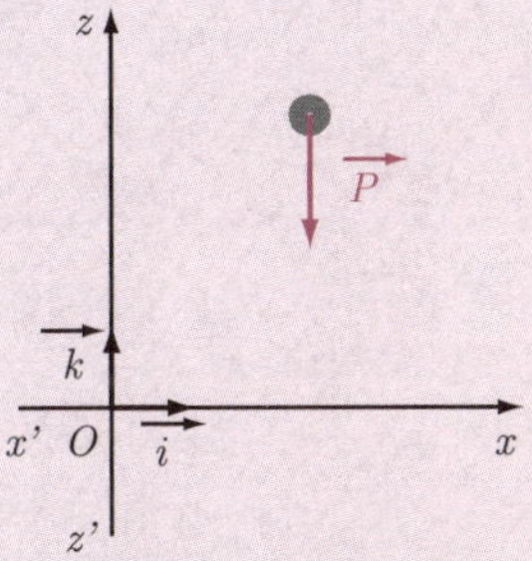

Figure 1.27

La 2e loi de Newton appliquée à la particule de masse m permet d'écrire :

$$m\vec{a} = \vec{P} = m\vec{g}$$

Soit,

$$\vec{a} = \vec{g} = \overrightarrow{cste}$$

Le vecteur accélération de la particule est donc un vecteur constant.

– Choix du repère de projection : on choisit un axe oz vertical dirigé vers le haut.

Dans ce repère $\overrightarrow{g}$ a pour coordonnées $\begin{cases} 0 \\ -g \end{cases}$

Les coordonnées du vecteur accélération sont donc :

$$\overrightarrow{a} \begin{cases} 0 \\ -g \end{cases}$$

Le vecteur vitesse étant une primitive du vecteur accélération, donc :

$$\overrightarrow{v} \begin{cases} k_1 \\ -gt + k_2 \end{cases}$$

Comme à $t = 0$, $\overrightarrow{v_0} \begin{cases} 0 \\ 0 \end{cases}$ alors $\begin{cases} k_1 = 0 \\ \text{et} \\ k_2 = 0 \end{cases}$.

Par suite :

$$\overrightarrow{v} \begin{cases} 0 \\ -gt \end{cases}$$

Le vecteur position étant une primitive du vecteur vitesse, on a donc :

$$\overrightarrow{OM} \begin{cases} x = 0 \\ z = -\frac{1}{2}gt^2 + h \end{cases} \quad \text{car à } t = 0\ \overrightarrow{OM_0} \begin{cases} x_0 = 0 \\ z_0 = h \end{cases}$$

La particule touchera le sol lorsque $z = 0$, soit :

$$-\frac{1}{2}gt_1^2 + h = 0$$

Ainsi $t_1 = \sqrt{\frac{2h}{g}}$.

Numériquement : $t_1 = \sqrt{\frac{2 \times 5}{10}} = 1{,}0$ s.

II. Chute dans un liquide.

1. La particule est dans ce cas soumise, en plus de son poids $\overrightarrow{P}$, à la poussée d'Archimède $\overrightarrow{F_A}$ et à la force de frottement $\overrightarrow{f}$ (Fig.1.28).

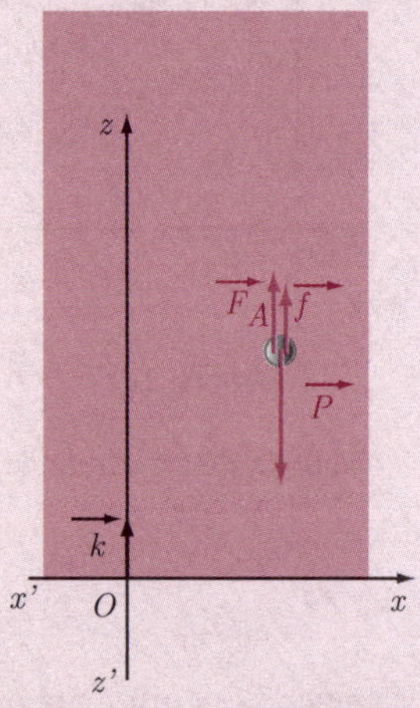

Figure 1.28

La 2e loi de Newton appliquée à la particule de masse m permet d'écrire :

$$m\overrightarrow{a} = \overrightarrow{P} + \overrightarrow{F_A} + \overrightarrow{f}$$

Les conditions initiales sont $\overrightarrow{v_0} \begin{cases} 0 \\ 0 \end{cases}$ et $\overrightarrow{OM_0} \begin{cases} 0 \\ h \end{cases}$.

Les vitesses initiales étant nulles, et comme toutes les forces appliquées aux particules sont colinéaires (et verticales), les trajectoires des particules sont donc des droites parallèles verticales.

En remplaçant $\overrightarrow{a}$, $\overrightarrow{P}$, $\overrightarrow{F_A}$ et $\overrightarrow{f}$ par leur expression, l'équation précédente devient :

$$m\frac{d\overrightarrow{v}}{dt} = m\overrightarrow{g} - m_{f.d}\overrightarrow{g} - 6\pi\eta r\overrightarrow{v}$$

Après projection des deux membres de l'équation selon l'axe Oz, on obtient :

$$m\frac{dv}{dt} = mg - m_{\text{f.d}}g - 6\pi\eta rv$$

Soit :

$$\frac{dv}{dt} + \frac{6\pi\eta r}{m}v = \frac{m - m_{f.d}}{m}g$$

Les particules de rayons r étant de formes sphériques, on donc :

$$m = \frac{4}{3}\pi r^3\rho$$

et

$$m_{f.d} = \frac{4}{3}\pi r^3\rho_0$$

Par suite, l'équation différentielle devient :

$$\frac{dv}{dt} + \frac{6\pi\eta r}{\frac{4}{3}\pi r^3\rho}v = \frac{\frac{4}{3}\pi r^3\rho - \frac{4}{3}\pi r^3\rho_0}{\frac{4}{3}\pi r^3\rho}g$$

Ou encore :

$$\frac{dv}{dt} + \frac{9\eta}{2r^2\rho}v = \frac{\rho - \rho_0}{\rho}g$$

Donc de la forme :

$$\frac{dv}{dt} + Av = B \text{ (équation (1)) avec } A = \frac{9\eta}{2r^2\rho} \text{ et } B = \frac{\rho - \rho_0}{\rho}g$$

2. L'équation (1) est une équation différentielle linéaire du premier ordre, avec second membre. Les solutions sont de la forme :

$$v(t) = C_1e^{-At} + C_2$$

Comme à $t = 0$, $v_0 = 0$, alors $C_1 + C_2 = 0$, soit $C_1 = -C_2$.

Pour $t \longrightarrow \infty$, $v \longrightarrow v_{\text{lim}} = \frac{B}{A} = \frac{2r^2(\rho - \rho_0)}{9\eta}g$, d'où $C_2 = v_{\text{lim}} = \frac{2r^2(\rho - \rho_0)}{9\eta}g$.

En posant $\tau = \dfrac{1}{A}$, il vient :

$$v(t) = \lambda(1 - e^{-\frac{t}{\tau}}) \text{ avec } \left| \begin{array}{l} \lambda = \dfrac{B}{A} = v_{\lim} = \dfrac{2r^2(\rho - \rho_0)}{9\eta} g \\ \text{et} \\ \tau = \dfrac{1}{A} = \dfrac{2r^2\rho}{9\eta} \end{array} \right.$$

Montrons que τ a la dimension d'un temps.

On a $\tau = \dfrac{2}{9}\dfrac{r^2\rho}{\eta}$, donc $[\tau] = \dfrac{[r]^2.[\rho]}{[\eta]}$.

Déterminons la dimension de η.

De $f = 6\pi\eta r v$, il vient :

$$[\eta] = \frac{[f]}{[r].[v]}$$

De $f = ma$, on déduit $[f] = M.L.T^{-2}$.

Ainsi,

$$[\eta] = \frac{M.L.T^{-2}}{L.L.T^{-1}} = M.L^{-1}.T^{-1}$$

Comme $[r]^2 = L^2$; $[\rho] = M.L^{-3}$, alors :

$$[\tau] = \frac{L^2.M.L^{-3}}{M.L^{-1}.T^{-1}} = T$$

τ s'exprime donc en secondes et a la dimension d'un temps.

3. On a montré que :

$$v(t) = \lambda(1 - e^{-\frac{t}{\tau}}) \text{ avec } \left| \begin{array}{l} \lambda = v_{\lim} = \dfrac{2r^2(\rho - \rho_0)}{9\eta} g \\ \text{et} \\ \tau = \dfrac{2r^2\rho}{9\eta} \end{array} \right.$$

Lorsque t augmente $e^{-\frac{t}{\tau}}$ tend rapidement vers zéro de sorte que $v(t) \longrightarrow v_{\lim}$.

L'évolution de v en fonction de t est donnée ci-dessous (Fig.1.29).

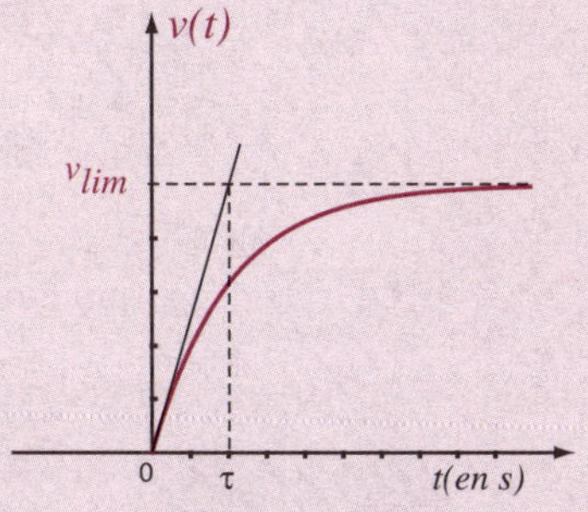

Figure 1.29

4. La vitesse $v_{\lim}$ est proportionnelle à r^2 : les particules les plus grosses sédimentent donc les premières.

B) Mouvement parabolique d'un projectile.

1. La 2e loi de Newton appliquée à la particule donne :

$$m\vec{a} = m\vec{g}, \text{ soit } \vec{a} = \vec{g}$$

Dans le repère $(O, \vec{i}, \vec{k})$, le vecteur $\vec{g}$ a pour coordonnées $\begin{cases} 0 \\ -g \end{cases}$.

Les coordonnées du vecteur accélération dans ce repère sont donc $\begin{cases} 0 \\ -g \end{cases}$.

2. Les conditions initiales sont :

$$\vec{v_0} \begin{cases} v_0 \cos\theta \\ v_0 \sin\theta \end{cases} \text{ et } \overrightarrow{OM_0} \begin{cases} 0 \\ 0 \end{cases}$$

Le vecteur vitesse $\vec{v}$ est une primitive du vecteur accélération, donc

$$\vec{v} \begin{cases} \dot{x} = v_0 \cos\theta \\ \dot{z} = -gt + v_0 \sin\theta \end{cases}$$

(en tenant compte des conditions initiales).

Comme $\vec{v} = \dfrac{d\overrightarrow{OM}}{dt}$, alors

$$\overrightarrow{OM} \begin{cases} x = (v_0 \cos\theta).t & (1) \\ z = -\dfrac{1}{2}gt^2 + (v_0 \sin\theta).t & (2) \end{cases}$$

(en tenant compte des conditions initiales).

3. De l'équation (1), on tire $t = \dfrac{x}{v_0 \cos\theta}$.

En remplaçant t par sa valeur dans l'équation (2), il vient :

$$z = -\frac{1}{2}\frac{g}{v_0^2 \cos^2\theta}x^2 + \tan\theta.x$$

Le mouvement est donc un mouvement parabolique.

4. Lorsque $z_{\max}$ est atteint, on a $\dot{z} = 0$ (le vecteur vitesse n'a pas de composante horizontale) (Fig.1.30).

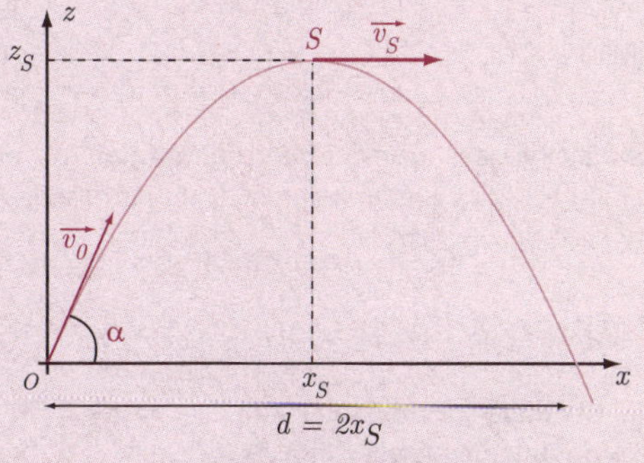

Figure 1.30

Soit :

$$-gt_S + v_0 \sin\theta = 0$$

Et donc $t_S = \dfrac{v_0 \sin\theta}{g}$.

L'abscisse x_S du point S est donc :

$$x_S = (v_0 \cos\theta).\frac{v_0 \sin\theta}{g} = \frac{v_0^2 \cos\theta.\sin\theta}{g} = \frac{v_0^2.\sin 2\theta}{2g}$$

Comme $d = 2x_S$, alors

$$d = \frac{v_0^2.\sin 2\theta}{g}$$

Numériquement :

$$d = \frac{(5)^2 \times \sin(120)}{10} = \frac{5\sqrt{3}}{4} \simeq 2{,}17 \text{ m}$$

4 **1.** Chacune des deux masses est soumise à son poids $\overrightarrow{P}$ et à la tension du fil (Fig.1.31).

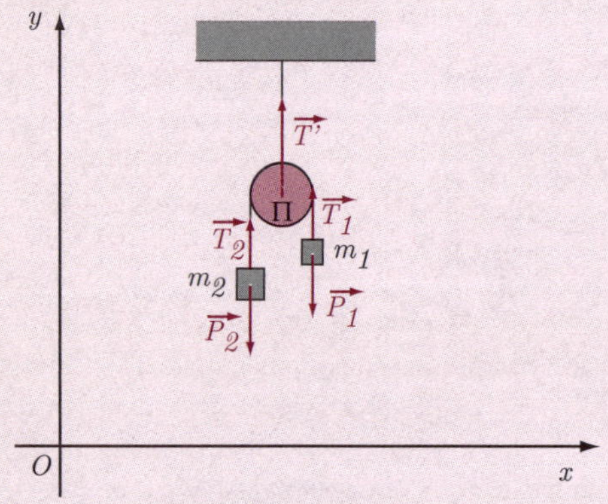

Figure 1.31

2. Les masses des fils et de la poulie Π étant négligeables ainsi que les frottements, il s'ensuit : $T_1 = T_2$

3. En appliquant la deuxième loi de Newton à chacune des masses, on obtient :

$$m_1\overrightarrow{a_1} = \overrightarrow{P_1} + \overrightarrow{T_1}$$
et
$$m_2\overrightarrow{a_2} = \overrightarrow{P_2} + \overrightarrow{T_2}$$

On choisit un sens arbitraire de rotation puis on projette les deux membres des équations précédentes sur l'axe oy :

$$m_1a_1 = -P_1 + T_1 \text{ (mouvement vers le haut)} \quad (1)$$
et
$$m_2a_2 = P_2 - T_2 \text{ (mouvement vers le bas)} \quad (2)$$

4. Les fils étant inextensibles alors $a_1 = a_2 = a$ (les deux masses ont une même accélération) :

$$m_1a = -P_1 + T_1 \quad (3)$$
et
$$m_2a = P_2 - T_1 \text{ (car } T_1 = T_2) \quad (4)$$

5. De l'équation (3), on déduit $T_1 = m_1a + P_1$.

On injecte l'expression de T_1 dans l'équation (4) :

$$m_2a = P_2 - (m_1a + P_1)$$

Soit :

$$m_2a = m_2g - m_1a - m_1g$$

D'où :

$$a = \frac{m_2 - m_1}{m_1 + m_2}g$$

et par suite :

$$T_1 = T_2 = m_1\frac{m_2 - m_1}{m_1 + m_2}g + m_1g = 2\frac{m_1m_2}{m_1 + m_2}g$$

6. Si $m_2 > m_1$, l'accélération est positive : la rotation se fait dans le sens arbitraire choisit, soit le sens trigonométrique. Comme la masse de la poulie est négligeable, alors la tension T' ne dépend pas du sens de déplacement relatif des deux masses et à tout instant on a : $T' = T_1 + T_2 = 4\dfrac{m_1m_2}{m_1 + m_2}g$.

5 **I.1.** Vecteur accélération du centre d'inertie du poids (la balle)

- Système étudié : balle de masse m et de centre d'inertie G ;
- bilan des forces : le système est soumis à une seule force, son poids $\overrightarrow{P}$;
- référentiel d'étude : terrestre que l'on supposera galiléen ;
- d'après le théorème du centre d'inertie (2e loi de Newton) :

$$m\overrightarrow{a} = \sum \overrightarrow{f}_{ext} = \overrightarrow{P} = m\overrightarrow{g}$$

d'où :

$$\overrightarrow{a} = \overrightarrow{g}$$

On a $\overrightarrow{a} = \overrightarrow{g}$ donc $\overrightarrow{a} \begin{cases} \ddot{x} = 0 \\ \ddot{y} = 0 \\ \ddot{z} = g \end{cases}$

Comme $\overrightarrow{v}$ est une primitive de $\overrightarrow{a}$ alors $\overrightarrow{v} \begin{cases} \dot{x} = k_1 \\ \dot{y} = k_2 \\ \dot{z} = gt + k_3 \end{cases}$

or $\overrightarrow{v}(t=0) \begin{cases} 0 \\ 0 \\ 0 \end{cases}$ donc $\overrightarrow{v} \begin{cases} \dot{x} = 0 \\ \dot{y} = 0 \\ \dot{z} = gt \end{cases}$ soit $v = gt$ (1)

Le vecteur position $\overrightarrow{OG}$ étant une primitive de $\overrightarrow{v}$, donc $\overrightarrow{OG} \begin{cases} x = k_4 \\ y = k_5 \\ z = +\frac{1}{2}gt^2 + k_6 \end{cases}$

or $\overrightarrow{OG}(t=0) = \overrightarrow{OA} \begin{cases} 0 \\ 0 \\ 0 \end{cases}$ donc $\overrightarrow{OG} \begin{cases} x = 0 \\ y = 0 \\ z = \frac{1}{2}gt^2 \text{ (2)} \end{cases}$

On a constamment $x = 0$ et $y = 0$, la trajectoire est donc rectiligne (selon l'axe Oz).

En éliminant la variable t entre les équations (1) et (2), il en résulte :

$$t = \frac{v}{g}$$

et par suite :

$$z = \frac{1}{2}g.(\frac{v}{g})^2 = \frac{v^2}{2g} \text{ ou encore } v^2 = 2gz$$

2. Au niveau du sol $z = d = 100$ m.

$v^2{}_{\text{sol}} = 2 \times 9{,}8 \times 100 = 1\,960$, soit $v_{sol} \simeq 44{,}3$ m/s.

II.1. Comparons la valeur de la poussée d'Archimède F_A au poids P.

Poids : $P = mg$

Poussée d'Archimède : $F_A = \rho_{air}.V.g$

Soit numériquement :

$P = 54.10^{-3} \times 9{,}8 = 5{,}3.10^{-1}$ N

$F_A = 1{,}3 \times 137.10^{-6} \times 9{,}8 = 1{,}7.10^{-3}$ N.

$$\frac{P}{F_A} = \frac{5{,}3.10^{-1}}{1{,}7.10^{-3}} \simeq 310$$

La poussée d'Archimède est donc négligeable devant le poids de la balle.

2. La balle est soumise à son poids, force verticale dirigée vers le bas et aux forces de frottements sur les couches d'air, dont la résultante est verticale dirigée vers le haut.

La balle n'est donc soumise, dans ce cas, qu'à son poids $\overrightarrow{P}$ et à la force de frottement $\overrightarrow{f}$:

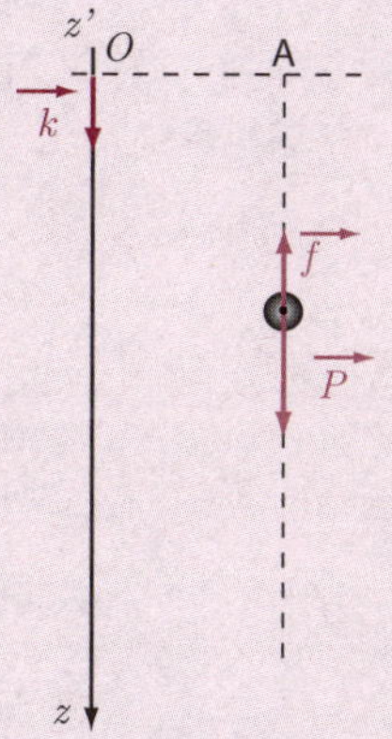

Figure 1.32

La 2e loi de Newton appliquée à la balle de masse m permet d'écrire :

$$m\overrightarrow{a} = \overrightarrow{P} + \overrightarrow{f}$$

Les conditions initiales sont $\overrightarrow{v_0}\begin{cases}0\\0\end{cases}$ et $\overrightarrow{OM_0}\begin{cases}0\\0\end{cases}$

En remplaçant $\overrightarrow{a}$, $\overrightarrow{P}$ et $\overrightarrow{f}$ par leurs expressions, l'équation précédente devient :

$$m\frac{d\overrightarrow{v}}{dt} = m\overrightarrow{g} + \overrightarrow{f}$$

Après projection des deux membres de l'équation selon l'axe Oz, on obtient :

$$m\frac{dv}{dt} = mg - kv^2$$

Soit

$$\frac{dv}{dt} + \frac{k}{m}v^2 = g$$

3. Lorsque la balle atteint la vitesse limite, celle-ci reste constante et sa dérivée s'annule, soit :

$$a = \frac{dv}{dt} = 0$$

D'après l'équation différentielle :

$$\frac{k}{m}v_{\text{lim}}^2 = g, \text{ soit } v_{\text{lim}} = \sqrt{\frac{mg}{k}}$$

Numériquement :

$$v_{\text{lim}} = \sqrt{\frac{54.10^{-3} \times 10}{10^{-3}}} \simeq 23 \text{ m. s}^{-1}$$

4. D'après le graphe la vitesse limite est atteinte à $t = 6$ s ; la durée de la chute est $t = 6$ s en tenant compte des frottements, au lieu de 4 s pour une chute libre. Les frottements ne doivent donc pas être négligés.

III.1. Vecteur accélération du centre d'inertie de la balle.

- Système étudié : balle de masse m et de centre d'inertie G ;
- bilan des forces : le système est soumis à une seule force, son poids $\overrightarrow{P}$;
- référentiel d'étude : terrestre que l'on supposera galiléen ;
- d'après le théorème du centre d'inertie (2e loi de Newton) :

$$m\overrightarrow{a} = \sum \overrightarrow{f}_{ext} = \overrightarrow{P} = m\overrightarrow{g}$$

d'où :

$$\overrightarrow{a} = \overrightarrow{g}$$

On a $\overrightarrow{a} = \overrightarrow{g}$, donc $\overrightarrow{a}\begin{cases}\ddot{x} = 0\\ \ddot{y} = -g\\ \ddot{z} = 0\end{cases}$

Comme $\overrightarrow{v}$ est une primitive de $\overrightarrow{a}$ alors $\overrightarrow{v}\begin{cases}\dot{x} = k_1\\ \dot{y} = -gt + k_2\\ \dot{z} = k_3\end{cases}$

or $\overrightarrow{v}(t = 0)\begin{cases}v_0 \cos\alpha\\ v_0 \sin\alpha\\ 0\end{cases}$ donc $\overrightarrow{v}\begin{cases}\dot{x} = v_0\cos\alpha\\ \dot{y} = -gt + v_0\sin\alpha\\ \dot{z} = 0\end{cases}$

Le vecteur position $\overrightarrow{OG}$ étant une primitive de $\overrightarrow{v}$, donc

$$\overrightarrow{OG}\begin{cases} x = (v_0 \cos\alpha)t + k_4 \\ y = -\dfrac{1}{2}gt^2 + (v_0 \sin\alpha)t + k_5 \\ z = k_6 \end{cases}$$

or $\overrightarrow{OG}(t=0) = \overrightarrow{OM}\begin{cases} 0 \\ H \\ 0 \end{cases}$

$$\text{donc } \overrightarrow{OG}\begin{cases} x = (v_0 \cos\alpha).t & (1) \\ y = -\dfrac{1}{2}gt^2 + (v_0 \sin\alpha).t + H & (2) \\ z = 0 \end{cases}$$

On a constamment $z = 0$, la trajectoire est donc plane et située dans le plan (xOy) correspondant au plan de tir.

2. Équation cartésienne.

En éliminant la variable t entre les équations (1) et (2) il s'ensuit :

$$y = -\frac{1}{2}\frac{g}{v_0^2 \cos^2\alpha}x^2 + (\tan\alpha).x + H$$

Numériquement :

$$y = -0{,}080.x^2 + x + 0{,}5$$

3. Calcul de y pour $x = 11{,}89$ m :

$$y = -0{,}08 \times 11{,}89^2 + 11{,}89 + 0{,}5 = 1{,}08 \text{ m.}$$

Cette valeur est supérieure à $h = 0{,}91$ m ; la balle passe donc au dessus du filet.

Travail, puissance, énergie et chaleur

2

1. Travail et puissance d'une force

Travail d'une force

Cas d'une force $\overrightarrow{F}$ constante

Définition

Lors d'un déplacement de son centre d'inertie d'un point A à un point B, le travail d'une force constante $\overrightarrow{F}$ agissant sur un solide animé d'un mouvement rectiligne par rapport à un référentiel $(\mathcal{R})$ est donné par :

Une force constante garde au cours du temps une direction, un sens et une intensité invariables

$W(\overrightarrow{F})_{A\mapsto B} = \overrightarrow{F}.\overrightarrow{AB}$ ou $W(\overrightarrow{F})_{A\mapsto B} = F.AB.\cos(\overrightarrow{F}, \overrightarrow{AB})$	F en N AB en m $W(\overrightarrow{F})_{A\mapsto B}$ en J (1)

- **Travail moteur, travail résistant**

Le travail est une grandeur scalaire qui peut être positive, négative ou nulle.

Le travail est une grandeur algébrique.

• Si $\cos(\overrightarrow{F}, \overrightarrow{AB}) > 0$, $W(\overrightarrow{F})_{A\mapsto B} > 0$: le travail est dit moteur.

• Si $\cos(\overrightarrow{F}, \overrightarrow{AB}) < 0$, $W(\overrightarrow{F})_{A\mapsto B} < 0$: le travail est dit résistant.

• Si $\cos(\overrightarrow{F}, \overrightarrow{AB}) = 0$, $W(\overrightarrow{F})_{A\mapsto B} = 0$: une force dont le point d'application se déplace orthogonalement à sa direction founit un travail nul.

Cas d'une force variable pour un déplacement quelconque

On décompose le déplacement du point d'application en déplacements élémentaires $\overrightarrow{\delta l}$ suffisament petits pour que ces déplacements puissent être assimilés à des segments de droite et pour qu'aussi la force puisse être considérée comme constante au cours de ce déplacement.

- **Travail élémentaire**

Lors d'un déplacement élémentaire du point d'application d'une force $\overrightarrow{F}$ constante, le travail élémentaire δW vaut :

La notation $\overrightarrow{\delta l}$ représente un déplacement infinitésimal le long duquel la force $\overrightarrow{F}$ peut être considéré comme constante.

$\delta W(\overrightarrow{F}) = \overrightarrow{F}.\overrightarrow{\delta l}$ ou $\delta W(\overrightarrow{F}) = F.\delta l.\cos(\overrightarrow{F}, \overrightarrow{\delta l})$	F en N δl en m $\delta W(\overrightarrow{F})$ en J (2)

- **Travail total de la force $\overrightarrow{F}$**

Le travail total de la force $\overrightarrow{F}$ lorsque son point d'application se déplace de A en B s'écrit :

$$W(\overrightarrow{F})_{A\mapsto B} = \sum_A^B \delta W(\overrightarrow{F}) = \sum_A^B \overrightarrow{F}.\overrightarrow{\delta l} \quad (3)$$

ou sous forme intégrale :

$$W(\overrightarrow{F})_{A\mapsto B} = \int_A^B \overrightarrow{F}.\overrightarrow{dl} \text{ avec } \overrightarrow{dl} = \overrightarrow{MM'} = \overrightarrow{v}dt \quad (4)$$

Occupant aux instants t et $t' = t + dt$ les positions M et M', le travail élémentaire de la force $\overrightarrow{F}$ pendant la durée dt s'écrit $\delta W = \overrightarrow{F}.\overrightarrow{dl} = \overrightarrow{F}.\overrightarrow{v}dt$ avec $\overrightarrow{dl} = \overrightarrow{MM'}$.

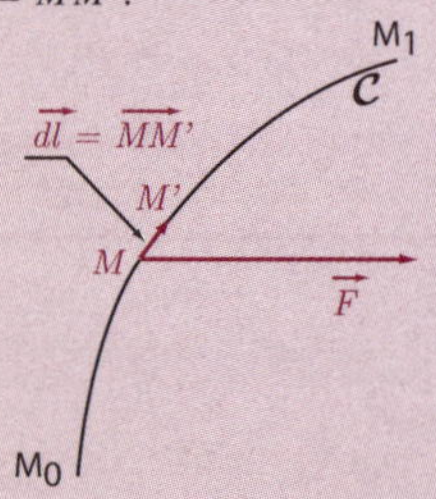

Si la force $\overrightarrow{F}$ est constante, alors :

$$W(\overrightarrow{F})_{A\mapsto B} = \overrightarrow{F}\int_A^B \overrightarrow{dl} = \overrightarrow{F}.\overrightarrow{AB} \quad (5)$$

(travail d'une force constante)

Le travail ne dépend pas, dans ces conditions, du chemin réellement suivi mais uniquement des positions initiale et finale.

Comment calculer les travaux des forces les plus courantes ?

Cas d'une force $\overrightarrow{F}$ constante

Exemple : travail des forces de pesanteur

Soit un objet de masse m et de dimensions négligeables. Cet objet est soumis à son poids $\overrightarrow{P}$, vecteur force constant.

Soient Oz un axe vertical dirigé vers le haut, M et M' deux positions occupées par l'objet aux dates t et $t + dt$ (Fig.2.1).

On désigne par H et H' les projetés de M et M' sur l'axe Oz.

$\delta W = \overrightarrow{F}.\overrightarrow{dl} = \overrightarrow{P}.\overrightarrow{dl}$

Comme $\overrightarrow{P} = -P\overrightarrow{k}$ et $\overrightarrow{dl} = dx\overrightarrow{i} + dz\overrightarrow{k}$ alors $\overrightarrow{P}.\overrightarrow{dl} = -Pdz$ et par suite :

$$W(\overrightarrow{P})_{A\mapsto B} = \int_{z_A}^{z_B} -mgdz = -mg(z_B - z_A) = -mg\Delta z \quad (6)$$

(travail des forces de pesanteur)

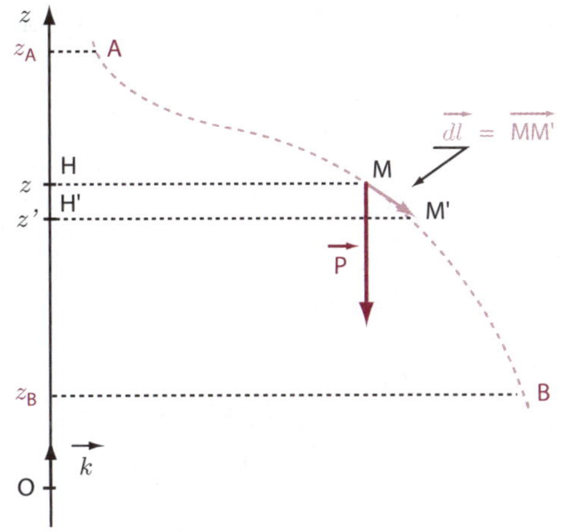

Figure 2.1

Cas où la force $\overrightarrow{F}$ n'est pas constante

Exemple : détermination du travail d'une force pour étirer un ressort de constante de raideur k

Soit un ressort de raideur k et de longueur à vide l_0.

La force $\overrightarrow{F}$ qu'il faut exercer pour allonger le ressort de x est $\overrightarrow{F} = kx\overrightarrow{i}$ et par suite :

$$W(\overrightarrow{F}) = \int_{l_0}^{l} \overrightarrow{F}.\overrightarrow{dl} = \int_0^x (kx\overrightarrow{i}).(dx\overrightarrow{i}) = \int_0^x kxdx = \frac{1}{2}kx^2 \quad (7)$$

Le travail fourni ne dépend que de l'allongement initial et de l'allongement final du ressort.

Généralisation : le travail fourni par un opérateur lorsque l'allongement du ressort passe de x_A à x_B, est donné par :

$$W(\overrightarrow{F})_{A\mapsto B} = \frac{1}{2}k(x_B^2 - x_A^2) \quad (8)$$

(travail d'allongement d'un ressort)

Puissance d'une force

La puissance développée par une force est d'autant plus grande que le travail fourni par unité de temps est grand.

Par définition, la puissance est égale au travail fourni par unité de temps, soit :

$$\mathcal{P} = \frac{\delta W}{\delta t} \quad (9)$$

W en J
t en s
$\mathcal{P}$ en W

Pendant la durée δt, le point d'application de la force $\overrightarrow{F}$ s'est déplacé de $\overrightarrow{\delta l}$.

Le travail élémentaire s'écrit donc :

$$\delta W = \overrightarrow{F}.\overrightarrow{\delta l} = \overrightarrow{F}.\overrightarrow{v}\,dt, \qquad \text{où } \overrightarrow{v} = \frac{\overrightarrow{\delta l}}{\delta t} \qquad (10)$$

Comme pour le travail, la puissance est une grandeur algébrique.

et par suite :

$$\mathcal{P} = \overrightarrow{F}.\overrightarrow{v} \qquad (11)$$

F en N
v en m.s^{-1}
$\mathcal{P}$ en W

2. Théorème de l'énergie cinétique

Énergie cinétique

• Cas d'un point matériel

L'énergie cinétique est une grandeur scalaire qui dépend, comme la vitesse v, du repère dans lequel le mouvement est étudié.

Un point matériel de masse m se déplaçant à la vitesse $\overrightarrow{v}$, dans un référentiel $(\mathcal{R})$, possède une énergie, appelée énergie cinétique, telle que :

$$\mathcal{E}_c = \frac{1}{2}mv^2 \qquad (12)$$

$\mathcal{E}_c$ en J
m en kg
v en m.s^{-1}

• Cas d'un solide en translation

Un solide peut être considéré comme un ensemble de points matériels M_i de masse m_i.

Chaque point du solide se déplace à la vitesse $\overrightarrow{v_i} = \overrightarrow{v_G}$, où $\overrightarrow{v_G}$ représente le vecteur vitesse du centre d'inertie du solide.

Ainsi l'énergie cinétique du solide est :

$\mathcal{E}_c = \sum_i \mathcal{E}_{ci} = \sum_i \frac{1}{2}m_i v_G^2 = \frac{1}{2}(\sum_i m_i)v_G^2$, d'où :

$$\mathcal{E}_c = \frac{1}{2}mv_G^2 \qquad (13)$$

où $m = \sum_i m_i$ représente la masse totale du solide

Relation entre travail et énergie cinétique

Considérons un point matériel M (particule de masse m) se déplaçant à la vitesse $\overrightarrow{v}$, dans un référentiel $(\mathcal{R})$ galiléen, et soumis à un ensemble de forces dont la résultante est $\overrightarrow{F}$.

La variation de l'énergie cinétique $\mathcal{E}_c$ est $d\mathcal{E}_c = d(\frac{1}{2}mv^2) = m\overrightarrow{v}.d\overrightarrow{v}$ (si $m = cste$).

Le mobile soumis à la force $\overrightarrow{F}$ acquiert l'accélération $\overrightarrow{a} = \frac{d\overrightarrow{v}}{dt} = \frac{\overrightarrow{F}}{m}$, soit

$d\overrightarrow{v} = \overrightarrow{a}dt = \frac{\overrightarrow{F}}{m}dt$

ainsi , $d\mathcal{E}_c = m\overrightarrow{v}.\overrightarrow{a}dt = m\overrightarrow{v}.\frac{\overrightarrow{F}}{m}dt = \overrightarrow{F}.\overrightarrow{v}dt = \overrightarrow{F}.\overrightarrow{dl}$, soit :

$$d\mathcal{E}_c = \delta W \qquad (14)$$

Le théorème de l'énergie cinétique est généralisable à un solide en mouvement quelconque soumis à une ou plusieurs forces constantes ou non.

En intégrant la relation précédente entre les dates t_1 et t_2, il s'ensuit :

$$\Delta\mathcal{E}_c = \mathcal{E}_{c2} - \mathcal{E}_{c1} = \int_{\mathcal{E}_{c1}}^{\mathcal{E}_{c2}} d\mathcal{E}_c = \int_{l_1}^{l_2} \overrightarrow{F}.\overrightarrow{dl} = W(\overrightarrow{F})_{1\mapsto 2} \qquad (15)$$

Énoncé du théorème de l'énergie cinétique

Dans un référentiel galiléen, la variation de l'énergie cinétique d'un point matériel M, entre deux instants t_1 et t_2 est égale à la somme des travaux des forces appliquées à M entre ces deux instants t_1 et t_2.

Relation entre la puissance et l'énergie cinétique

On a $\mathcal{P} = \overrightarrow{F}.\overrightarrow{v}$. Comme $\overrightarrow{F} = m\frac{d\overrightarrow{v}}{dt}$ alors $\mathcal{P} = m\frac{d\overrightarrow{v}}{dt}.\overrightarrow{v}$.

La masse m étant constante, on peut donc écrire :

$$m\overrightarrow{v}.\frac{d\overrightarrow{v}}{dt} = \frac{1}{2}\frac{d}{dt}(mv^2) = \frac{d}{dt}\left(\frac{1}{2}mv^2\right).$$

Finalement :

$$\mathcal{P} = \frac{d}{dt}(\mathcal{E}_c) \qquad (16)$$

$(\mathcal{P}$ en W et $\mathcal{E}_c$ en J)

3. Énergie potentielle. Énergie mécanique

Force conservative

Une force est conservative si son travail ne dépend que de la position initiale et de la position finale.

Une force $\overrightarrow{F}$ est dite conservative s'il existe une fonction $\mathcal{E}_p$, dépendant uniquement des coordonnées de position, telle que :

$$d\mathcal{E}_p = -\overrightarrow{F}.\overrightarrow{dl}$$

$\mathcal{E}_p$ est homogène à une énergie

$\mathcal{E}_p$ en J
F en N
l en m

$\mathcal{E}_p$ est appelée énergie potentielle de la particule M associée à la force $\overrightarrow{F}$.

Dans le cas d'une force $\overrightarrow{F} = F(x).\overrightarrow{u_x}$ ne dépendant que d'une seule coordonnée x, on a :

$$d\mathcal{E}_p = -F(x).dx, \text{ soit } f(x) = -\frac{d\mathcal{E}_p}{dx} \quad (17)$$

Relation entre travail et énergie potentielle

Le travail élémentaire correspond à la différentielle totale de $-\mathcal{E}_p$, soit $dW = -d\mathcal{E}_p$.

Le travail élémentaire d'une force $\overrightarrow{F}$ est $\delta W = \overrightarrow{F}.\overrightarrow{dl}$.
Si $\overrightarrow{F}$ est conservative alors $\overrightarrow{F}$ dérive d'une énergie potentielle $\mathcal{E}_p$ telle que $d\mathcal{E}_p = -\overrightarrow{F}.\overrightarrow{dl}$, soit

$$\delta W = -d\mathcal{E}_p$$

Le travail total de la force $\overrightarrow{F}$ s'écrit donc :

$$W(\overrightarrow{F})_{1\mapsto 2} = -\int_1^2 d\mathcal{E}_p = -\left[\mathcal{E}_p\right]_{\mathcal{E}_{p1}}^{\mathcal{E}_{p2}} = \mathcal{E}_{p1} - \mathcal{E}_{p2} \quad (18)$$

(Le travail de la force $\overrightarrow{F}$ est indépendant du chemin suivi)

Énergie mécanique d'un corps

Dans le cas d'un référentiel galiléen, on a vu que $d\mathcal{E}_c = \delta W$.

Si la force $\overrightarrow{F}$ est conservative alors il existe une fonction $\mathcal{E}_p$ telle que $dW = -d\mathcal{E}_p$.
En combinant les deux dernières relations, on obtient $d\mathcal{E}_c = -d\mathcal{E}_p$, soit $d(\mathcal{E}_c + \mathcal{E}_p) = 0$, c'est-à-dire :

$$\mathcal{E}_c + \mathcal{E}_p = \mathcal{E}_m = cste \quad (19)$$

La somme $\mathcal{E}_m = \mathcal{E}_c + \mathcal{E}_p$, qui se conserve au cours du temps, est appelée énergie mécanique de la particule M.

Énergies potentielles associées aux forces les plus courantes

– Énergie potentielle d'une force $\overrightarrow{F} = F(x).\overrightarrow{u_x}$ ne dépendant que d'une seule coordonnée x

$\mathcal{E}_p(x) = -\int F(x).dx$	$\mathcal{E}_p(x)$ en J $F(x)$ en N x en m (20)

– Énergie potentielle de pesanteur

L'énergie potentielle de pesanteur est une énergie de position : elle ne dépend que de l'altitude z.

Un corps de masse m, situé à l'altitude z de la surface d'un astre de champ de pesanteur uniforme $\overrightarrow{g}$, possède une énergie potentielle de pesanteur :

$\mathcal{E}_{pp} = mgz + cste$	$\mathcal{E}_{pp}$ en J g en $N.kg^{-1}$ z en m (21)

Une énergie potentielle associée à une force conservative n'est définie qu'à une constante additive près.

– Énergie potentielle gravitationnelle

Deux corps de masses m et m', séparés d'une distance r, en interaction gravitationnelle, possèdent une énergie potentielle d'interaction gravitationnelle :

$\mathcal{E}_{pg} = -G\dfrac{mm'}{r} + cste$	$\mathcal{E}_{pg}$ en J G en $N.m^2.kg^{-2}$ m et m' en kg r en m (22)

– Énergie potentielle élastique

Un ressort, à spires non jointives, de constante de raideur k, comprimé ou étiré d'une longueur x, possède de l'énergie potentielle élastique :

$\mathcal{E}_{pe} = \dfrac{1}{2}kx^2$	$\mathcal{E}_{pe}$ en J k en $N.m^{-1}$ x en m (23)

– Énergie potentielle d'interaction électrique

Deux particules chargées, de charges q et q', séparées d'une distance r, en interaction électrique, possèdent une énergie potentielle d'interaction :

$\mathcal{E}_{pel} = \dfrac{1}{4\pi\epsilon_0}\dfrac{qq'}{r}$	$\mathcal{E}_{pel}$ en J ϵ_0 : permittivité du vide en $F.m^{-1}$ q et q' en C x en m	(24)

Une charge q placée en un point M de l'espace où le potentiel vaut V possède une énergie potentielle électrique :

$\mathcal{E}_{pel} = qV$	$\mathcal{E}_{pel}$ en J q en C V en V	(25)

4. Changements de phase

Changement de phase

Une phase représente toute partie homogène dont le système est constitué.

Un changement de phase est une transformation physique : c'est le passage d'un corps d'un état de la matière à un autre état.

Les différents états de la matière

La matière se présente sous trois états : les états solide, liquide et gazeux.

Les différentes transformations sont regroupées sur la figure ci-contre (Fig. 2.2) :

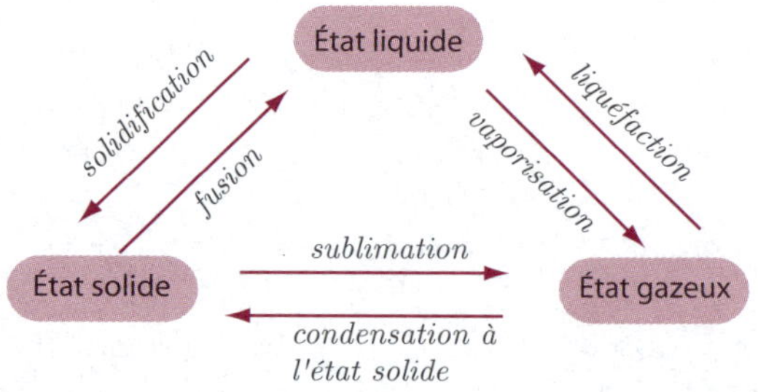

Figure 2.2

5. Notion de quantité de chaleur

Notion de température

Si on met en contact deux corps, un corps froid et un corps chaud, on constate que le corps froid se réchauffe tandis que le corps chaud se refroidit. cette mise en contact entraîne aussi des variations de volume des deux corps :

– le corps froid se dilate ;

– le corps chaud se contracte.

La température est le paramètre physique qui permet de caractériser l'état thermique d'un corps et plus particulièrement l'agitation microscopique des particules constituant ce corps.

L'équilibre thermique est atteint lorsque les deux corps sont à la même température et les variations de volume cessent.

– Réalisation d'un thermomètre

On a vu qu'une variation de température entraîne une variation de volume.

La variation de volume d'un liquide permet donc la réalisation d'une échelle de température ou thermomètre.

Un thermomètre est constitué d'un ballon de verre surmonté d'une tige cylindrique de verre et contenant un liquide.

Une variation de température entraîne la dilatation du liquide et donc une variation du volume du liquide. Il suffit de repérer deux températures, appelées points fixes :

– le 0 °C : température de fusion de la glace sous la pression atmosphérique ;

– le 100 °C : température d'ébullition de l'eau pure sous la pression atmosphérique.

– Peut-on abaisser indéfiniment la température d'un corps ?

Les lois de Gay-Lussac et Charles montrent que la température la plus basse que l'on puisse atteindre est $\theta = -273{,}15$ °C.

On adopte une nouvelle échelle de température, appelée échelle absolue ou échelle thermodynamique définie par la relation :

L'unité de température thermodynamique est le kelvin.

$$T = \theta + 273{,}15$$

T : température absolue en kelvin (symbole K)
θ : température en degré Celsius (symbole °C)

Quantité de chaleur

Il ne faut pas confondre température et chaleur.

La chaleur associée à l'énergie calorifique caractérise l'agitation thermique à l'échelle microscopique. C'est un transfert d'énergie désordonnée. La transmission de la chaleur s'effectue spontanément des zones de hautes températures vers les zones de basses températures.

Chaleur et énergie d'agitation microscopique

Pour un système de composition chimique invariable engagé dans des transferts par chaleur avec le milieu extérieur à l'exclusion de toute autre forme de transfert, la variation d'énergie d'agitation microscopique du système est égale à la chaleur

L'énergie d'agitation microscopique d'un corps représente l'énergie emmagasinée par le corps, en raison de sa température, sous forme d'énergie cinétique microscopique et d'énergie potentielle microscopique.

échangée par le système, soit

$\Delta\mathcal{E}_{a,m} = Q$	$\Delta\mathcal{E}_{a,m}$: variation d'énergie d'agitation thermique en J Q : chaleur reçue par le système en J

Expressions de la quantité de chaleur Q échangée

Chaleur et température sont donc deux grandeurs liées. Lorsqu'un corps reçoit ou cède de la chaleur, il se produit :

– soit une variation de sa température sans changement d'état ;

– soit un changement de son état physique, à température constante.

Le transfert thermique ne produit pas de changement d'état

• Capacité calorifique

On appelle capacité calorifique ou thermique d'un corps, la quantité de chaleur qu'il faut fournir au corps pour élever sa température de 1 °C

Si un corps s'échauffe de la températaure T_i à la température T_f, il reçoit la quantité de chaleur Q telle que :

$Q = \mu(T_f - T_i)$	Q : chaleur échangée en J μ : capacité calorifique enJ.K^{-1} T_f et T_i : température finale et température initiale en °C ou K	(26)

• Chaleur massique et chaleur molaire

La chaleur massique d'un corps homogène est égale à la quantité de chaleur qu'il faut fournir à l'unité de masse de ce corps pour élever sa température de 1 °C sans modification de son état physique, soit :

$Q = mC(T_f - T_i) = nC_m(T_f - T_i)$	Q : chaleur échangée en J m : masse en kg C : chaleur massique en J.K^{-1}.kg^{-1} C_m : capacité calorifique molaire en J.K^{-1}.mol^{-1} T_f et T_i : température finale et température initiale en °C ou K

Les solides et les liquides étant incompressibles, on envisagera donc pour ces deux cas des échanges sous pression constante.

Remarque : Souvent on envisage les cas d'échanges sous pression constante ou à volume constant. On notera les chaleurs échangées par :

- Q_P : chaleur échangée sous pression constante
- Q_V : chaleur échangée à volume constant

• **Relation entre capacité calorifique et chaleur massique**

Des définitions précédentes, on déduit pour un corps homogène de masse m :

$\mu = mC$	μ : capacité calorifique en J.K^{-1} m : masse du corps homogène en kg C : chaleur massique en J.K^{-1}kg^{-1}

(27)

Le transfert thermique produit un changement d'état

$Q = mL_{i \longrightarrow f}$	Q : chaleur échangée en J m : masse en kg $L_{i \longrightarrow f}$: chaleur latente massique de changement d'état en J.kg^{-1}

QCM

1 Un caisson de masse $m = 100$ kg, accroché à une grue, se trouve à une hauteur $h = 20$ m.

On donne : $g = 9{,}8$ m.s^{-2}

On prendra le sol comme niveau de référence des énergies potentielles de pesanteur.

❑ **a.** L'énergie mécanique du système {Terre,Caison} vaut 19,6 kJ.

Le caisson se détache et tombe. La vitesse du caisson quand il se trouve à la hauteur $h_1 = 5$ m du sol vaut :

❑ **b.** 9,9 m.s^{-1}

❑ **c.** 17,1 m.s^{-1}

Le caisson s'écrase au sol avec la vitesse v_2 égale à :

❑ **d.** 19,8 m.s^{-1}

❑ **e.** 22,7 m.s^{-1}

L'énoncé suivant est commun aux questions 2, 3, 4 et 5 (Concours IFMK, Lille 1999).

Un sportif de masse $m = 75$ kg effectue un saut à l'élastique en se lançant sans vitesse initiale d'un point A d'un pont situé au dessus d'une vallée (Fig. 2.3).

L'élastique a une longueur à vide $l_0 = AB = 23$ m et sa masse est négligeable.

Au cours de la chute, l'élastique se tend à partir du point B jusqu'au point C situé à 38 m au dessous du point.

Pour l'élastique, on admettra :

– qu'il se comporte comme une ressort sans masse, de raideur k, lorsqu'il est étiré, c'est-à-dire que sa longueur l est supérieure à sa longueur à vide l_0 ;

– qu'au contraire, lorsqu'il n'est pas étiré, il n'exerce aucune force sur le sportif.

On prendra le point A comme origine des altitudes et des énergies potentielles de pesanteur.

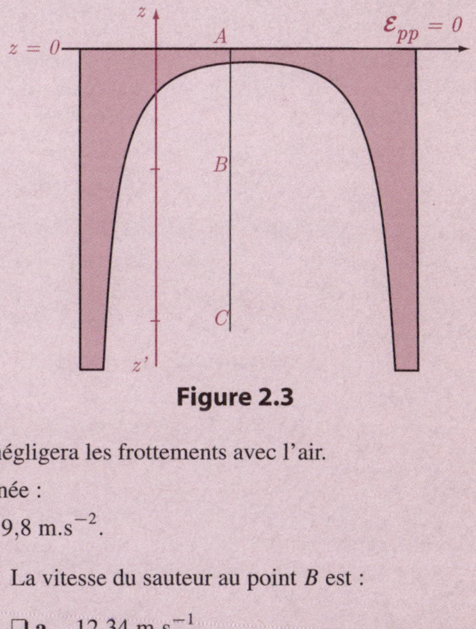

Figure 2.3

On négligera les frottements avec l'air.

Donnée :

$g = 9{,}8$ m.s^{-2}.

2 La vitesse du sauteur au point B est :

❑ **a.** 12,34 m.s^{-1}

❑ **b.** 21,23 m.s^{-1}

❑ **c.** 29,40 m.s^{-1}

❑ **d.** 36,05 m.s^{-1}

❑ **e.** 4,61 m.s^{-1}

3 L'énergie mécanique du système {Terre-sauteur-élastique} vaut :

- ❑ **a.** $-16{,}9.10^3$ J
- ❑ **b.** $-12{,}5.10^3$ J
- ❑ **c.** $+16{,}9.10^3$ J
- ❑ **d.** 0,0 J
- ❑ **e.** $+22{,}6.10^3$ J

4 La constante de raideur k de l'élastique est de :

- ❑ **a.** 38,7 $N.m^{-1}$
- ❑ **b.** 98,0 $N.m^{-1}$
- ❑ **c.** 124,4 $N.m^{-1}$
- ❑ **d.** 188,0 $N.m^{-1}$
- ❑ **e.** 248,3 $N.m^{-1}$

5 La vitesse du sauteur lors de sa première descente quand il passe à 10 m au dessous du point B est :

- ❑ **a.** 3,80 $m.s^{-1}$
- ❑ **b.** 12,6 $m.s^{-1}$
- ❑ **c.** 17,8 $m.s^{-1}$
- ❑ **d.** 22,3 $m.s^{-1}$
- ❑ **e.** 25,4 $m.s^{-1}$

6 Abondonné sans vitesse initiale d'une hauteur $h = 500$ m au-dessus du sol, un solide de masse $m = 2{,}0$ kg touche le sol à la vitesse $v = 60$ $m.s^{-1}$.

En l'absence de frottement, le solide toucherait le sol avec la vitesse de :

- ❑ **a.** 99 $m.s^{-1}$
- ❑ **b.** 70 $m.s^{-1}$

L'énergie calorifique dégagée est de :

- ❑ **c.** 9 800 J
- ❑ **d.** 3 600 J
- ❑ **e.** 6 200 J

7 Un morceau de plomb lâché d'un point A sans vitesse initiale, glisse sans frottement le long d'un plan AB incliné d'un angle α par rapport à l'horizontale (Fig. 2.4).

Sa vitesse en B est de :

- ❑ **a.** 17,7 $m.s^{-1}$
- ❑ **b.** 12,5 $m.s^{-1}$

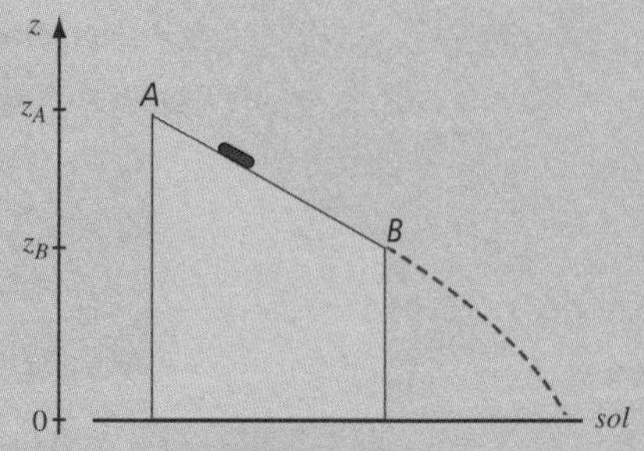

Figure 2.4

Arrivé en B, il quitte le plan incliné et poursuit une chute libre jusqu'à son impact avec le sol.
On admet que, au point d'impact toute l'énergie mécanique du morceau de plomb est transformée en énergie calorique.
Si 80 % de cette énergie calorifique sert à échauffer le morceau de plomb alors l'élévation de température est de :

- ❑ **c.** 0,8 °C
- ❑ **d.** 1,2 °C
- ❑ **e.** 2,2 °C

Données :
$z_A = 20{,}0$ m ; $z_B = 12{,}0$ m ; $AB = 16{,}0$ m ; $\alpha = 30°$; $g = 9{,}8$ $m.s^{-2}$;
chaleur massique du plomb : $C_{plomb} = 128$ $J.kg^{-1}.K^{-1}$.

8 On mélange une masse $m_1 = 200$ g d'eau à la température $\theta_1 = 50$ °C et une masse $m_2 = 120$ g d'eau à la température $\theta_2 = 80$ °C.

La température finale θ_{f1} du mélange est :

- ❑ **a.** 61,2 °C
- ❑ **b.** 56 °C

On introduit ensuite un morceau de glace, issu d'un mélange eau-glace, de masse $m = 50$ g

La température finale θ_{f2} du mélange est :

- ❑ **c.** 29,4 °C
- ❑ **d.** 45,2 °C
- ❑ **e.** 50,4 °C

Données

- Capacité thermique massique de l'eau liquide :

$$C_{eau} = 4\,185 \text{ J. kg}^{-1}\text{. K}^{-1}$$

- Chaleur latente de fusion de la glace :

$$L_f = 335 \text{ kJ.kg}^{-1}$$

Exercices

Conseils

Pour une bonne application du théorème de l'énergie cinétique, il faut :

- *définir le système étudié (système indéformable) ;*
- *choisir un référentiel galiléen adapté au problème posé ;*
- *préciser l'état initial et l'état final ;*
- *faire le bilan des forces appliquées au système puis calculer la somme des travaux des forces lors du passage de l'état initial à l'état final ;*
- *enfin, appliquer le théorème de l'énergie cinétique.*

1. Accélération d'un solide

1. Un solide S, assimilable à un point matériel de masse $m = 200$ g, est abondonné, sans vitesse initiale, en un point A d'un plan incliné d'un angle $\alpha = 20\,^{\circ}$ par rapport à l'horizontale.

Dans un premier temps, les frottements étant supposés négligeables, montrer que le solide S est animé d'un mouvement rectiligne uniformément accéléré. Calculer son accélération a et sa vitesse au point B ($AB = 1{,}0$ m).

2. En réalité, à cause des frottements, le solide S, toujours abondonné au point A sans vitesse initiale, passe en B avec une vitesse $v_B = 2{,}0\ \text{m.s}^{-1}$.

En déduire, la valeur supposée constante, des forces de frottements sur le trajet AB.

2. Solide sur un plan incliné

Sur un plan incliné d'un angle $\alpha = 35\,^{\circ}$ par rapport à l'horizontale, un solide de masse $m = 10$ kg est lancé d'un point A, vers le haut, avec une vitesse initiale $v_0 = 10\ \text{m.s}^{-1}$. Le solide parcourt le long d'une ligne de plus grande pente une distance $l = 5$ m avant de s'arrêter au point B puis redescendre (Fig. 2.5).

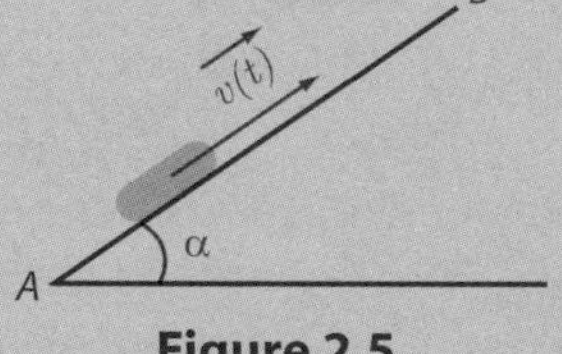

Figure 2.5

1. Calculer l'énergie mécanique du solide à la date t_A puis à la date t_B. L'énergie mécanique est-elle conservée ?

2. On admet que les frottements sur le plan incliné ainsi que la résistance de l'air ont une somme constante $\overrightarrow{f}$ parallèle au plan et opposée au vecteur vitesse $\overrightarrow{v}$.

Calculer l'intensité de la force $\overrightarrow{f}$.

3. Érgie mécanique d'un satellite

Un satellite de masse m décrit une orbite circulaire d'altitude h autour de la terre (corps assimilé à une sphère de rayon R_T).

Dans tout le problème, le satellite sera assimilé à un corps ponctuel.

1. Établir l'expression de l'intensité du champ gravitationnel $\overrightarrow{\mathcal{G}}$ à l'altitude h en fonction de g_0 (champ de pesanteur au niveau du sol terrestre), R_T et h.

2. a) Déterminer l'expression de la vitesse v du satellite, de son énergie cinétique $\mathcal{E}_c$ ainsi que de sa période de rotation T.

b) Calculer v, $\mathcal{E}_c$ et T pour :

$m = 1\,000$ kg ; $g_0 = 9{,}8\ \text{m.s}^{-1}$; $R_T = 6400$ km ; $h = 400$ km.

3. En prenant comme référence l'énergie potentielle à l'infini nulle ($\mathcal{E}_p(r \longrightarrow \infty = 0)$, l'énergie potentielle du satellite à l'altitude h est donnée par la relation:

$$\mathcal{E}_p = -G\frac{m.M_T}{R_T + h} \text{ avec}$$

G : constante de gravitation universelle
M_T : masse de la terre

a) Exprimer $\mathcal{E}_p$ en fonction de g_0, m, R_T et h.

b) Déterminer l'expression de l'énergie mécanique $\mathcal{E}_m$ du satellite.

4. L'atome de Bohr

Le physicien danois Niels Bohr propose en 1913 un modèle pour l'atome d'hydrogène (dit « modèle de Bohr ») afin de rendre compte de la quantification de l'énergie de cet atome.

1. Le modèle planétaire : c'est le modèle proposé par Rutherford en 1911 : l'électron est en orbite circulaire, de rayon r, autour du proton. Les deux particules, supposées ponctuelles, forment un système lié : on admet qu'elles sont liées par la force électrostatique de valeur $f = k.\dfrac{e^2}{r^2}$.

a) Calculer la valeur de la forces électrostatique puis la comparer à la valeur de la force gravitationnelle qui s'exerce entre l'électron et le proton de l'atome d'hydrogène. On donne :

masse de l'électron : $m_e = 9{,}1.10^{-31}$ kg ;

masse du proton : $m_p = 1{,}67.10^{-27}$ kg ;

rayon de l'atome d'hydrogène : $r = 0{,}53.10^{-10}$ m.

Laquelle de ces deux forces est responsable de la cohésion de l'atome. Justifier la réponse.

b) Démontrer que le mouvement de l'électron autour du noyau est uniforme.

c) Établir l'expression de la vitesse v de l'électron, en rotation autour du proton, en fonction de k, e, r et m.

d) Exprimer son énergie cinétique en fonction des mêmes paramètres.

e) On définit l'énergie potentielle, $\mathcal{E}_p$, de l'électron par $\dfrac{d\mathcal{E}_p(r)}{dr} = k\dfrac{e^2}{r}$. Montrer que son énergie potentielle est donnée par la relation :

$$\mathcal{E}_p(r) = -k\frac{e^2}{r}$$

On prendra $\mathcal{E}_p(r) = 0$ pour r tendant vers l'infini.

f) Exprimer son énergie mécanique $\mathcal{E}$ en fonction de k, e et r. Quelle est sa limite lorsque r tend vers l'infini ?

2. L'hypothèse de Bohr

Différents faits expérimentaux ont conduit Niels Bohr à formuler l'hypothèse suivante : l'électron ne peut se déplacer que sur certaines orbites dont les rayons r_n obéissent à la loi :

$v_n . r_n = n . \dfrac{\hbar}{m}$ avec
- n : entier supérieur ou égal à 1
- v_n : vitesse de l'électron sur l'orbite de rayon r_n
- m : masse de l'électron
- $\hbar = \dfrac{h}{2\pi}$ avec $h = 6{,}62.10^{-34}$ J.s (constante de Planck)

a) Déterminer l'expression de r_n en fonction de k, $\hbar$, m et n.

Exprimer r_n en fonction de r_1. Calculer r_1.

b) Déterminer l'expression de $\mathcal{E}_n$, énergie mécanique de l'électron sur l'orbite de rayon r_n, en fonction de k, $\hbar$, m et n puis exprimer $\mathcal{E}_n$ en fonction de $\mathcal{E}_1$.

Calculer $\mathcal{E}_1$ en J puis en eV.

On rappelle que 1 eV $= 1{,}6.10^{-19}$ J.

5. Solide sur une glissière

Une glisssière est formée de deux parties : la partie AB est un plan incliné d'un angle α par rapport à l'horizontale et de longueur AB $= l$ et la partie BC une portion de cercle de centre O, de rayon r et d'angle $\theta_0 = (\overrightarrow{OC}, \overrightarrow{OB})$ (Fig. 2.6).

Dans tout le problème les frottements seront négligés.

1. Un solide de masse m, considéré comme ponctuel, quitte le point A sans vitesse initiale.

Exprimer la vitesse du solide au point B.

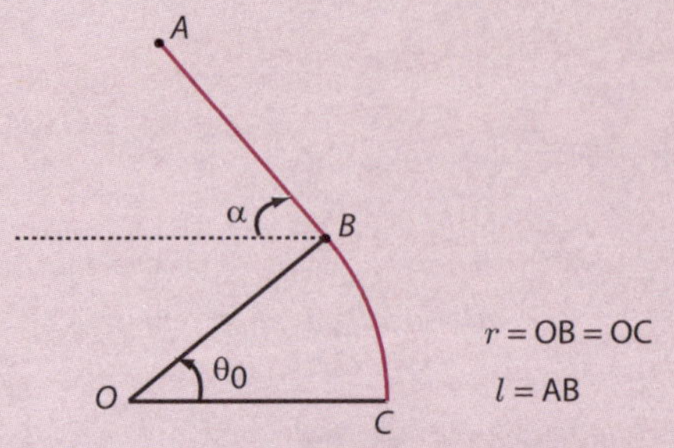

Figure 2.6

2. Le solide aborde la partie circulaire avec la vitesse v_B.

Exprimer en un point M de la partie circulaire BC, tel que $\theta = (\overrightarrow{OC}, \overrightarrow{OM})$, la vitesse $v_M = v$ en fonction de g, r, θ, θ_0 et v_B.

3. Exprimer, au point M, la norme de la réaction $\overrightarrow{R}$ de la glissière sur le solide en fonction de g, r, θ, v_B, θ_0 et m.

4. Pour quelle valeur θ_1 de l'angle θ le solide quitte la glissière ?

6. Remplissage d'une baignoire

Un étudiant désirant prendre un bain fait couler dans une baignoire 80 L d'eau chaude à 45 °C, puis de l'eau froide à 20 °C.

Déterminer le volume d'eau froide que l'étudiant doit ajouter pour obtenir un bain à 37 °C ?

Dans cet exercice, on négligera les échanges de chaleur avec l'air ambiant ainsi que la capacité calorifique de la baignoire.

7. Chaleur latente de fusion de la glace

Un calorimètre, à parois adiabatiques, contient une masse $m_1 = 200$ g d'eau. La température à l'intérieur du calorimètre est $\theta_1 = 21$ °C.

D'un mélange eau-glace, on extrait un morceau de glace préalablement essuyé, de masse $m_2 = 50$ g, que l'on introduit dans le calorimètre. La température finale, à l'équilibre thermique de l'ensemble est $\theta_2 = 3$ °C.

Calculer la chaleur latente de fusion de la glace.

Données

- Capacité calorifique du calorimètre et de ses accessoires (agitateur + thermomètre) : $\mu = 130$ J.K^{-1}.
- Capacité thermique massique de l'eau liquide :

$$C_{eau} = 4\,185 \text{ J. kg}^{-1}.\text{K}^{-1}$$

8. Bombardement électronique

À l'aide d'un faisceau d'électrons homocinétiques correspondant à un courant d'intensité $I = 50$ µA et de vitesse $v = 3{,}0.10^7$ m.s^{-1}, on bombarde pendant une durée $\Delta t = 1$ min, un morceau de plomb de masse $m = 5$ g.

On admet que toute l'énergie cinétique des électrons est transférée au morceau de plomb sous forme de chaleur.

En supposant que les pertes thermiques sont négligeables, calculer l'élevation de température du morceau de plomb.

Données :

- Chaleur massique du plomb : $C = 128\ \text{J.kg}^{-1}.\ \text{K}^{-1}$
- Masse d'un électron : $m_e = 9{,}1.10^{-31}$ kg
- Charge élémentaire : $e = 1{,}6.10^{-19}$ C

9. Calculs de transferts thermiques

On introduit dans un calorimètre un volume $V_1 = 500$ mL d'eau. Après agitation, la température d'équilibre de l'eau vaut $\theta_1 = 28{,}2\ °\text{C}$.

Le calorimètre est considéré comme parfait.

On souhaite refroidir ce volume V_1 d'eau afin que sa température finale soit $\theta_2 = 10{,}0\ °\text{C}$.

Calculer la masse minimale de glace, prise dans un congélateur à la température $\theta_3 = -18{,}0\ °\text{C}$, qu'il faut introduire dans le calorimètre.

Données :

- Capacité calorique du calorimètre et de ses accessoires : $\mu = 250\ \text{J.K}^{-1}$
- Capacité thermique massique de l'eau liquide :

$$C_{eau} = 4\,185\ \text{J. kg}^{-1}.\ \text{K}^{-1}$$

- Capacité thermique massique de la glace :

$$C_{glace} = 2\,100\ \text{J.kg}^{-1}.\ \text{K}^{-1}$$

- Chaleur latente de fusion de la glace : $L_f = 335\ \text{kJ.kg}^{-1}$

Corrigés

QCM

1 Bonnes réponses : a, c, d

Le système étudié est le caisson de masse m et de centre d'inertie G.

Son énergie mécanique est égale à la somme de son énergie cinétique et de son énergie potentielle de pesanteur, soit :

$$\mathcal{E}_m = \mathcal{E}_c + \mathcal{E}_{pp} = \frac{1}{2}mv^2 + mgh$$

Accroché à la grue, le caisson est immobile, donc $\mathcal{E}_c = 0$, et par suite :

$$\mathcal{E}_m = mgh$$

Application numérique : $\mathcal{E}_m = 100 \times 9{,}8 \times 20 = 19\,600$ J, soit 19,6 kJ.

À la hauteur h_1, son énergie mécanique vaut,

$$\mathcal{E}_{m1} = \mathcal{E}_{c1} + \mathcal{E}_{pp1} = \frac{1}{2}mv_1^2 + mgh_1$$

L'énergie mécanique se conserve en l'absence de frottement, donc :

$$\mathcal{E}_m = \mathcal{E}_{m1}, \text{ soit } mgh = \frac{1}{2}mv_1^2 + mgh_1$$

Par suite :

$$v_1 = \sqrt{2g(h - h_1)}$$

Numériquement : $v_1 = \sqrt{2 \times 9{,}8 \times (20 - 5)} \simeq 17{,}1$ m. s^{-1}

Lorsque le caisson touche le sol, son énergie potentielle de pesanteur est nulle. Par suite :

$$\mathcal{E}_m = \mathcal{E}_{m2}$$

Soit,

$$mgh = \frac{1}{2}mv_2^2$$

ou encore :

$$v_2 = \sqrt{2gh}$$

Numériquement : $v_2 = \sqrt{2 \times 9{,}8 \times 20} = 19{,}8$ m.s^{-1}

Corrigés des QCM 2, 3, 4 et 5

2 Bonne réponse : b

3 Bonne réponse : d

4 Bonne réponse : e

5 Bonne réponse : c

• Entre A et B, le sauteur, partant sans vitesse intiale, fait une chute de hauteur h.

Sa vitesse en B est donc :

$$v_B = \sqrt{2gh} \text{ avec } h = AB$$

Numériquement : $v_B = \sqrt{2 \times 9{,}8 \times 23} = 21{,}23$ m.s^{-1}

• La référence des énergies potentielles de pesanteur est prise pour $z = 0$ (au niveau du point A). En A, l'énergie mécanique du sauteur, égale à la somme de son énergie cinétique et son énergie potentielle, est donc nulle.

Comme l'énergie mécanique se conserve, alors en B : $\mathcal{E}_{mB} = 0$.

• Entre B et C, deux forces travaillent : le poids $\overrightarrow{P}$ et la tension de l'élastique $\overrightarrow{T}$.

L'énergie mécanique en C est :

$$\mathcal{E}_{mC} = \mathcal{E}_{c(C)} + \mathcal{E}_{pp(C)} + \mathcal{E}_{pe}$$

Au point C, point le plus bas, la vitesse du sauteur est nulle et l'élastique est complétement tendu, donc

$$\left|\begin{array}{l} \mathcal{E}_{c(C)} = 0 \\ \mathcal{E}_{pp(C)} = mgz_c \text{ avec } z_c = -AC = -38 \text{ m} \\ \mathcal{E}_{pe} = \frac{1}{2}ka^2 \text{ avec } a = BC = 15 \text{ m : allongement de l'élastique} \end{array}\right.$$

Ainsi :

$$\mathcal{E}_{mC} = -mg.AC + \frac{1}{2}ka^2$$

Comme il y a conservation de l'énergie mécanique, alors :

$$-mg.AC + \frac{1}{2}ka^2 = 0, \text{ soit } k = \frac{2mg.AC}{a^2}$$

Numériquement $k = \dfrac{2 \times 75 \times 9{,}8 \times 38}{15^2} = 248{,}3$ N.m^{-1}.

• Soit D ce point. L'énergie mécanique est :

$$\mathcal{E}_{mD} = \mathcal{E}_{c(D)} + \mathcal{E}_{pp(D)} + \mathcal{E}_{pe},$$

avec :

$$\mathcal{E}_{c(C)} = \frac{1}{2}mv_D^2$$
$$\mathcal{E}_{pp(D)} = mgz_D \;;\; z_D = -AD = -33 \text{ m}$$
$$\mathcal{E}_{pe} = \frac{1}{2}ka^2 \;;\; a = BD = 10 \text{ m}$$

Et comme $\mathcal{E}_{mD} = 0$, alors :

$$\frac{1}{2}mv_D^2 - mg.AD + \frac{1}{2}k.BD^2 = 0$$

D'où :

$$v_D = \sqrt{\frac{2}{m}.(mg.AD - \frac{1}{2}k.BD^2)}$$

Application numérique :

$$v_D = \sqrt{\frac{2}{75} \times (75 \times 9{,}8 \times 33 - \frac{1}{2} \times 248{,}3 \times 10^2)}$$

$$\simeq 17{,}8 \text{ m.s}^{-1}$$

6 Bonnes réponses : a, e

En l'absence de frottement, le solide serait en chute libre. Sa vitesse après une chute d'une hauteur h est donnée par :

$$v = \sqrt{2gh}$$

Soit numériquement : $v = \sqrt{2 \times 9{,}8 \times 500} \simeq 99$ m. s^{-1}.

À l'altitude $h = 500$ m, le solide possède l'énergie potentielle de pesanteur :

$$\mathcal{E}_{pp} = mgh$$

Soit numériquement : $\mathcal{E}_{pp} = 2{,}0 \times 9{,}8 \times 500 = 9\,800$ J.

Arrivé au sol, juste avant l'impact, il possède l'énergie cinétique :

$$\mathcal{E}_c = \frac{1}{2}mv^2$$

Numériquement : $\mathcal{E}_c = \frac{1}{2} \times 2{,}0 \times 60^2 = 3\,600$ J.

L'énergie calorifique dégagée est donc : $Q = \mathcal{E}_{pp} - \mathcal{E}_c$

Soit numériquement : $Q = 6\,200$ J.

7 Bonnes réponses : b, d

• En l'absence de frottement, l'énergie mécanique se conserve, donc :

$$\mathcal{E}_{mA} = \mathcal{E}_{mB}$$

$\mathcal{E}_{mA} = \mathcal{E}_{cA} + \mathcal{E}_{ppA} = 0 + mgz_A$;

$\mathcal{E}_{mB} = \mathcal{E}_{cB} + \mathcal{E}_{ppB} = \frac{1}{2}mv_B^2 + mgz_B$ (on prend le sol comme niveau de référence des énergies potentielles de pesanteur).

Ainsi :

$$mgz_A = \frac{1}{2}mv_B^2 + mgz_B$$

Soit,

$$v_B = \sqrt{2g(z_A - z_B)}$$

Numériquement,

$$v_B = \sqrt{2 \times 9{,}8 \times (20{,}0 - 12{,}0)} = 12{,}5 \text{ m. s}^{-1}.$$

• L'énergie mécanique en B est :

$$\mathcal{E}_{mB} = \frac{1}{2}mv_B^2 + mgz_B$$

Au point d'impact, toute l'énergie mécanique se transforme en chaleur.

Soit Q cette chaleur.

Donc $Q = \frac{1}{2}mv_B^2 + mgz_B$

80% de la chaleur Q est reçue par le morceau de plomb, soit $Q_{\text{reçue}} = 0{,}8.Q$ avec $Q_{\text{reçue}} = mC_{plomb}\Delta\theta$

Ainsi :

$$mC_{plomb}\Delta\theta = 0{,}8.(\frac{1}{2}mv_B^2 + mgz_B)$$

En simplifiant par m puis en divisant par C_{plomb}, il vient :

$$\Delta\theta = \frac{0{,}8}{C_{plomb}}(\frac{1}{2}v_B^2 + gz_B)$$

Application numérqie : $\Delta\theta = \frac{0{,}8}{128}(\frac{1}{2} \times 12{,}5^2 + 9{,}8 \times 12{,}0)$

$\simeq 1{,}2$ °C

8 Bonnes réponses : a, e

Bilan des échanges thermique :

• Quantité de chaleur échangée par l'eau à 50 °C :

$Q_1 = m_1C_{eau}(\theta_{f1} - \theta_1)$

avec
- $m_1 = 200$ g
- $\theta_1 = 50$ °C
- θ_{f1} : température d'équilibre à déterminer

• Quantité de chaleur échangée par l'eau à 80 °C :

$Q_2 = m_2C_{\text{eau}}(\theta_{f1} - \theta_2)$

avec
- $m_1 = 120$ g
- $\theta_1 = 80$ °C
- $\theta_{f1} = 37$ °C : température d'équilibre à déterminer

À l'équilibre thermodynamique, on a :

$$Q_1 + Q_2 = 0$$

Soit,

$$m_1C_{eau}(\theta_{f1} - \theta_1) + m_2C_{eau}(\theta_{f1} - \theta_2) = 0$$

En simplifiant par C_{eau}, il s'ensuit :

$$m_1(\theta_{f1} - \theta_1) + m_2(\theta_{f1} - \theta_2) = 0$$

D'où :

$$\theta_{f1} = \frac{m_1\theta_1 + m_2\theta_2}{m_1 + m_2}$$

Application numérique :

$$\theta_{f1} = \frac{0{,}20 \times 50 + 0{,}12 \times 80}{0{,}20 + 0{,}12} \simeq 61{,}2 \text{ °C}$$

On part maintenant avec une eau de masse $m_3 = 320$ g à la température $\theta_{f1} = 61{,}2$ °C.

Lorsqu'on ajoute le morceau de glace, à l'équilibre, la température passe à θ_{f2}.

Bilan des échanges thermiques

• La masse m_3 d'eau échange la quantité de chaleur Q_3 telle que $Q_3 = m_3C_{eau}(\theta_{f2} - \theta_{f1})$.

• Le morceau de glace est à la température initiale $\theta_0 = 0$ °C (il est issu d'un mélange eau-glace).

Le passage du morceau de glace de masse m (à la température $\theta_0 = 0$ °C) à l'eau (à la température θ_{f2}) s'accompage de deux transferts thermiques : un transfert thermique produisant le changement d'état et un transfert thermique ne produisant pas de changement d'état avec :

$Q_4 = mL_f$

$Q_5 = mC_{eau}(\theta_{f2} - \theta_{f1})$

À l'équilibre thermodynamique, on a :

$$Q_3 + Q_4 + Q_5 = 0$$

Soit,

$$m_3C_{eau}(\theta_{f2} - \theta_{f1}) + mL_f + mC_{eau}(\theta_{f2} - \theta_{f1}) = 0$$

D'où :

$$\theta_{f2} = \frac{(m_3 + m)C_{eau}\theta_{f1} - mL_f}{(m_3 + m)C_{eau}}$$

Application numérique :

$$\theta_{f2} = \frac{(0{,}32 + 0{,}050) \times 4\,185 \times 61{,}2 - 0{,}050 \times 335.10^3}{(0{,}32 + 0{,}050) \times 4\,185}$$

$$\simeq 50{,}4\ °\text{C}$$

Exercices

1 **1.** Étude du système

- Le système étudié : {solide S, supposé ponctuel, de masse m} ;
- Le référentiel d'étude choisi : terrestre supposé galiléen ;
- Bilan des forces s'exerçant sur le système : le poids $\overrightarrow{P}$ et la force de contact $\overrightarrow{R_n}$ (composante normale, absence de forces de frottements) (Fig. 2.7).

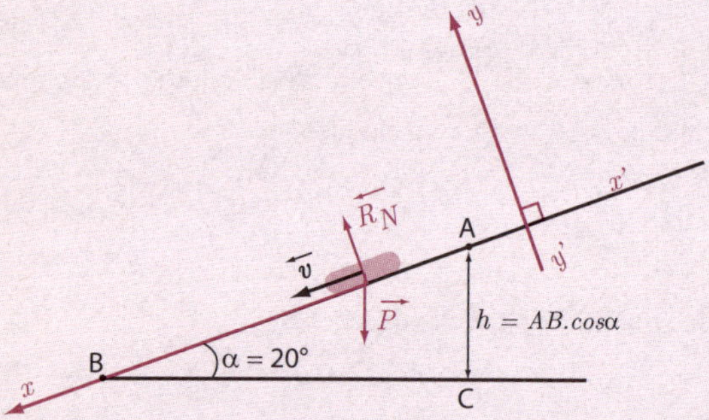

Figure 2.7

La 2e loi de Newton appliquée au système donne :

$$m\overrightarrow{a} = \overrightarrow{P} + \overrightarrow{R_n} \qquad (1)$$

Projetons cette équation vectorielle (1) sur les deux axes orientés $x'x$ et $y'y$.

- Projection sur $x'x$: $ma_x = P_x + R_{nx}$
- Projection sur $y'y$: $0 = P_y + R_{ny}$ ($a_y = 0$ car il n'y pas de mouvement selon $y'y$: le solide ne décolle pas du plan incliné).

Les composantes de $\overrightarrow{P}$ et $\overrightarrow{R_n}$ selon ce système d'axes sont :

$$\overrightarrow{P}\begin{cases} P_x = mg\sin\alpha \\ P_y = -mg\cos\alpha \end{cases} \quad et\ \overrightarrow{R_n}\begin{cases} R_{nx} = 0 \\ R_{ny} = +R_n \end{cases}$$

D'où le système d'équations :

$$\begin{cases} ma = mg\sin\alpha \\ \text{et} \\ -mg\cos\alpha + R_n = 0 \end{cases}, \quad soit \begin{cases} a = g\sin\alpha \\ \text{et} \\ R_n = mg\cos\alpha \end{cases}$$

Numériquement : $a = 9{,}81 \times \sin(20) = 3{,}35\ \text{m.s}^{-2}$.

Déterminons la vitesse du mobile au point B.

Appliquons au système le théorème de l'énergie cinétique entre son point de départ A ($v_A = 0$) et son passage en B avec la vitesse $\overrightarrow{v_B}$. Il vient :

$$\frac{1}{2}mv_B^2 - 0 = W(\overrightarrow{P})_{A\mapsto B} + W(\overrightarrow{R_N})_{A\mapsto B} \qquad (2)$$

- Le poids $\overrightarrow{P}$ est une force conservative dont le travail entre les points A et B ne dépend que de la dénivellation $h = AB\sin\alpha$.

Dans le triangle ABC, rectangle en C, on a

$$\sin\alpha = \frac{AC}{AB} = \frac{h}{AB}, \text{ soit } h = AB\sin\alpha$$

Par suite,

$$W(\overrightarrow{P})_{A\mapsto B} = mgh = mg.AB\sin\alpha \text{ ; le travail est moteur}$$

- La force $\overrightarrow{R_N}$ (réaction sans frottement) est constamment orthogonale au déplacement : sa puissance instantanée, $\mathcal{P} = \overrightarrow{R_N}.\overrightarrow{v}$, est donc nulle à chaque instant. Par suite :

$$W(\overrightarrow{R_N})_{A\mapsto B} = 0$$

En revenant à l'égalité (2), nous obtenons :

$$\frac{1}{2}mv_B^2 = mg.AB\sin\alpha$$

Soit

$$v_B = \sqrt{2g.AB\sin\alpha}$$

Numériquement, $v_B = \sqrt{2 \times 9{,}81 \times 1{,}0 \times \sin 20} \simeq 2{,}6\ \text{m.s}^{-1}$.

2. Les forces s'exerçant sur le système sont à présent : le poids $\overrightarrow{P}$, la force de contact $\overrightarrow{R_n}$ (composante normale) et la force de frottement $\overrightarrow{f}$.

Le théorème de l'énergie cinétique appliqué au système entre son point de départ A ($v_A = 0$) et son passage en B avec la vitesse $\overrightarrow{v_B}$ permet d'écrire :

$$\frac{1}{2}mv_B^2 - 0 = W(\overrightarrow{P})_{A\mapsto B} + W(\overrightarrow{R_N})_{A\mapsto B} + W(\overrightarrow{f})_{A\mapsto B} \quad (3)$$

Comme dans la question 1 :

$$W(\overrightarrow{R_N})_{A\mapsto B} = mg.AB\sin\alpha \quad \text{et} \quad W(\overrightarrow{R_N})_{A\mapsto B} = 0.$$

La force de frottement $\overrightarrow{f}$ n'est pas une force conservative. Mais, comme elle est supposée constante (elle garde la même direction, le même sens et la même valeur), alors nous pouvons écrire :

$$W(\overrightarrow{f})_{A\mapsto B} = -f.AB$$

En revenant à l'égalité (3), nous obtenons :

$$\frac{1}{2}mv_B^2 = mg.AB\sin\alpha - f.AB$$

Soit,

$$f = \frac{mg.AB\sin\alpha - \frac{1}{2}mv_B^2}{AB}$$

Application numérique :

$$f = \frac{0{,}200 \times 9{,}81 \times 1{,}0 \times \sin 20 - \dfrac{1}{2} \times 0{,}200 \times (2{,}0)^2}{1{,}0}$$

$$= 0{,}27 \text{ N}.$$

2 Le système étudié est le solide de masse m et de centre d'inertie G.

Son énergie mécanique est donnée par $\mathcal{E}_m = \mathcal{E}_c + \mathcal{E}_{pp}$.

On choisit comme origine des énergies potentielles un plan horizontal contenant le point A, position initiale du mobile (Fig. 2.8).

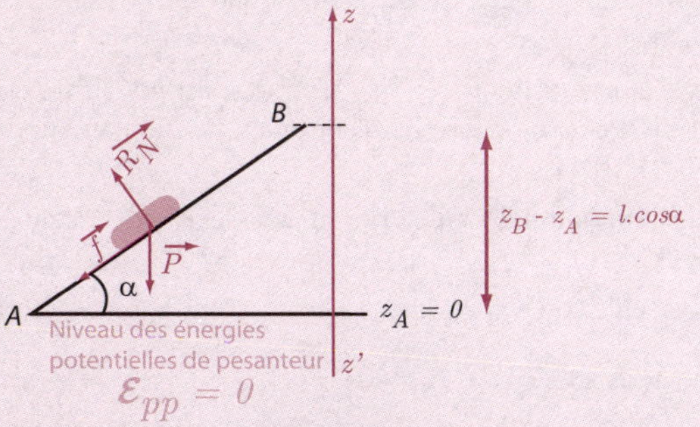

Figure 2.8

• À la date t_A, l'énergie mécanique est :

$$\mathcal{E}_m(A) = \mathcal{E}_c(A) = \frac{1}{2}mv_0^2 \text{ car } \mathcal{E}_{pp}(A) = 0$$

• À la date t_B, l'énergie mécanique est :

$$\mathcal{E}_m(B) = \mathcal{E}_{pp}(B) = mg(z_B - z_A)$$

car $\mathcal{E}_c(B) = 0$ (le solide s'arrête)

Comme $z_B - z_A = l\cos\alpha$, alors :

$$\mathcal{E}_m(B) = mgl\cos\alpha$$

Numériquement :

$$\mathcal{E}_m(A) = \frac{1}{2} \times 10 \times (10)^2 = 500 \text{ J}$$

$$\mathcal{E}_m(B) = 10 \times 9{,}8 \times 5 \times \cos 35 \simeq 401 \text{ J}$$

On a $\mathcal{E}_m(A) \neq \mathcal{E}_m(B)$; il n'y a donc pas conservation de l'énergie mécanique. Dans ce cas, il y a présence de forces non conservatives.

2. D'après le théorème de l'énergie mécanique, on peut écrire :

$$\Delta\mathcal{E}_m = W_{nc} = W(\overrightarrow{f})_{A\mapsto B}$$

Ainsi :

$$\mathcal{E}_m(B) - \mathcal{E}_m(A) = \overrightarrow{f}.\overrightarrow{AB};$$

car $\overrightarrow{f}$ est supposée une force constante.

De plus, comme $\overrightarrow{f}$ s'oppose au mouvement, son travail est donc résistant, soit :

$$W(\overrightarrow{f})_{A\mapsto B} = -f.l$$

Conclusion :

$$\mathcal{E}_m(B) - \mathcal{E}_m(A) = -f.l \text{ et donc } f = \frac{\mathcal{E}_m(A) - \mathcal{E}_m(B)}{l}$$

Numériquement :

$$f = \frac{500 - 401}{5} = 19{,}8 \text{ N}$$

3 **1.** La valeur du champ de gravitation à l'altitude h est donnée par la relation :

$$\mathcal{G}(h) = G\frac{M_T}{(R_T + h)^2}$$

Pour $h = 0$, on a :

$$\mathcal{G}(0) = g_0 = G\frac{M_T}{{R_T}^2}$$

Ainsi

$$\mathcal{G}(h) = G\frac{M_T}{(R_T + h)^2} = G\frac{M_T}{{R_T}^2}.\frac{R_T^2}{(R_T + h)^2} = g_0.\frac{R_T^2}{(R_T + h)^2}$$

2. a) Appliquons la deuxième loi de Newton, au satellite de masse m, dans le référentiel géocentrique (Fig. 2.9).

$$\sum \overrightarrow{f}_{ext} = m\overrightarrow{a}, \text{ soit } - G\frac{M_T m}{r^2}\overrightarrow{u} = m\overrightarrow{a}$$

Le mouvement du satellite étant un mouvement circulaire, l'accélération $\overrightarrow{a}$ a donc dans le repère mobile de Frenet les coordonnées :

$$\overrightarrow{a} \begin{cases} a_\tau = \dfrac{dv}{dt} \\ a_n = \dfrac{v^2}{r} \end{cases} \quad \text{avec } r = R_T + h$$

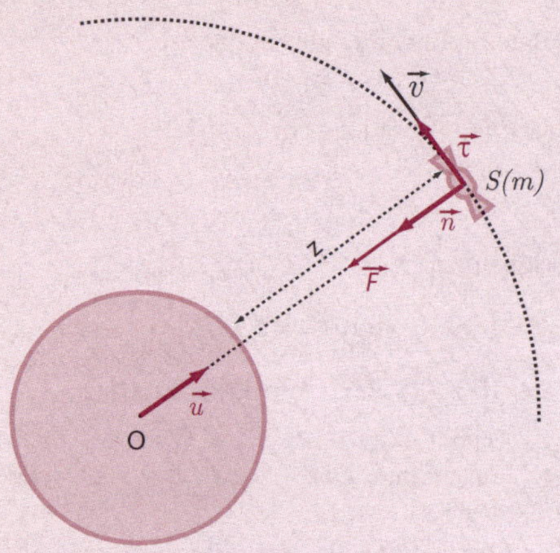

Figure 2.9

Comme $\overrightarrow{F} = -G\dfrac{M_T m}{(R_T+h)^2}\overrightarrow{u}$ n'a pas de composante selon $\overrightarrow{\tau}$ alors $a_\tau = 0$, soit $\dfrac{dv}{dt} = 0$, c'est-à-dire $v = cste$.

Ainsi $ma_n = m\dfrac{v^2}{R_T+h} = G\dfrac{M_T m}{(R_T+h)^2} = m.g_0\dfrac{R_T^2}{(R_T+h)^2}$, soit $v^2 = g_0\dfrac{R_T^2}{R_T+h}$.

Conclusion :

$$v = \sqrt{g_0\frac{R_T^2}{R_T+h}}$$

Comme $\mathcal{E}_c = \dfrac{1}{2}mv^2$ alors :

$$\mathcal{E}_c = \frac{1}{2}m\frac{GM_T}{r} = \frac{1}{2}mg_0\frac{R_T^2}{R_T+h}$$

La période correspond à la durée que met le satellite pour effectuer un tour complet, donc :

$$2\pi(R_T+h) = v.T$$

Soit,

$$2\pi(R_T+h) = T\sqrt{g_0\frac{R_T^2}{R_T+h}}$$

D'où

$$T = 2\pi\frac{(R_T+h)}{R_T}\sqrt{\frac{R_T+h}{g_0}}$$

b) Application numérique :

$$v = \sqrt{9{,}8\times\frac{(6\,400.10^3)^2}{(6\,400+400).10^3}} \simeq 7\,680 \text{ m.s}^{-1}$$

$$\mathcal{E}_c = \frac{1}{2}\times 10^3\times 9{,}8\times\frac{(6\,400.10^3)^2}{(6\,400+400).10^3} = 2{,}95.10^{10}\text{ J}$$

$$T = 2\pi\times\frac{6\,800}{6\,400}\times\sqrt{\frac{6\,800.10^3}{9{,}8}} = 5{,}56.10^3\text{ s},$$

soit 1 h32 min40 s

3. a) On a $\mathcal{E}_p = -G\dfrac{m.M_T}{R_T+h}$ et $g_0 = G\dfrac{M_T}{{R_T}^2}$. D'où :

$$\mathcal{E}_p = -mg_0\frac{R_T^2}{R_T+h}$$

b) Comme $\mathcal{E}_m = \mathcal{E}_c + \mathcal{E}_p$, alors :

$$\mathcal{E}_m = \frac{1}{2}mg_0\frac{R_T^2}{R_T+h} - mg_0\frac{R_T^2}{R_T+h} = -\frac{1}{2}mg_0\frac{R_T^2}{R_T+h}$$

4

1. a) Les valeurs des forces électriques et gravitationnelles s'exerçant entre électron et proton sont données par :

$$F_{él(p/e)} = k\frac{e^2}{r^2}$$

et

$$F_{g(p/e)} = G\frac{m_e m_p}{r^2}$$

Application numérique :

$$F_{él(p/e)} = 9.10^9\times\frac{(1{,}6.10^{-19})^2}{(0{,}53.10^{-10})^2} = 8{,}2.10^{-8}\text{ N}$$

et

$$F_{g(p/e)} = 6{,}67.10^{-11}\times\frac{9{,}1.10^{-31}\times 1{,}67.10^{-27}}{(0{,}53.10^{-10})^2} = 3{,}6.10^{-47}\text{ N}$$

Calculons le rapport $\dfrac{F_{g(p/e)}}{F_{él(p/e)}}$.

Numériquement $\dfrac{F_{g(p/e)}}{F_{él(p/e)}} \simeq 4.10^{-40}$: la force gravitationnelle est donc négligeable devant la force électrique.

La force responsable de la cohésion de l'atome est donc la force électrique.

Dans toute la suite, on ne tiendra donc compte que de la force électrique.

b) L'atome d'hydrogène est formé d'un noyau ne contenant qu'un seul proton et d'un électron en rotation autour du noyau (Fig. 2.10).

- système étudié : {électron de masse m et de centre d'inertie G} ;
- La seule force appliquée à l'électron est la force électrique de valeur $f = k\dfrac{e^2}{r^2}$;
- Le référentiel d'étude sera un référentiel géocentrique (centré sur le proton supposé immobile). Ce référentiel sera supposé galiléen ;
- Le mouvement de l'électron autour du noyau est un mouvement circulaire : on choisira donc le repère de Frenet.

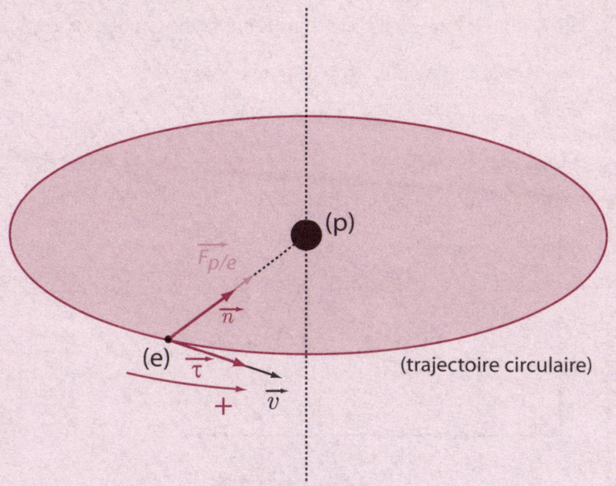

Figure 2.10

Dans ce repère, l'accélération a pour composantes $\vec{a}$

$$\begin{cases} a_\tau = \dfrac{dv}{dt} \\ a_n = \dfrac{v^2}{r} \end{cases}$$

Appliquons la 2e loi de Newton à l'électron :

$$m\vec{a} = \overrightarrow{F_{p/e}} = k\frac{e^2}{r^2}\vec{n} \qquad (1)$$

Comme $\overrightarrow{F_{p/e}} = k\dfrac{e^2}{r^2}\vec{n}$ n'a pas de composante selon $\vec{\tau}$ alors $a_\tau = 0$, soit $\dfrac{dv}{dt} = 0$, c'est-à-dire $v = cste$: l'accélération est centripète.

Le mouvement de l'électron autour du noyau est donc un mouvement circulaire uniforme.

c) On a vu que $m\vec{a} = \overrightarrow{F_{p/e}} = k\dfrac{e^2}{r^2}\vec{n}$. Comme $a_\tau = 0$, alors $a = a_n$ et par suite :

$$m\frac{v^2}{r} = k\frac{e^2}{r^2}$$

Soit :

$$v = e\sqrt{k\frac{1}{mr}} \qquad (2)$$

d) Énergie cinétique $\mathcal{E}_c(r)$ de l'électron.

Comme $\mathcal{E}_c = \dfrac{1}{2}mv^2$ et $v = e\sqrt{k\dfrac{1}{mr}}$, alors :

$$\mathcal{E}_c = \frac{1}{2}k\frac{e^2}{r} \ (3)$$

e) Énergie potentielle $\mathcal{E}_p(r)$ de l'électron.

L'énergie potentielle $\mathcal{E}_p(r)$ de l'électron est définie par : $\dfrac{d\mathcal{E}_p(r)}{dr} = k\dfrac{e^2}{r}$.

Soit :

$$\mathcal{E}_p(r) = \int k\frac{e^2}{r^2}dr = -k\frac{e^2}{r} + cste$$

Avec la convention : $r \longrightarrow \infty$, $\mathcal{E}_p(r) = 0$, alors

$$\mathcal{E}_p(r) = -k\frac{e^2}{r} \qquad (4)$$

f) Énergie totale $\mathcal{E}_m$ de l'électron

L'énergie totale de l'électron est la somme de son énergie cinétique et de son énergie potentielle :

$$\mathcal{E}_m = \mathcal{E}_c + \mathcal{E}_p(r) = \frac{1}{2}k\frac{e^2}{r} - k\frac{e^2}{r},$$

soit

$$\mathcal{E}_m = -\frac{1}{2}k\frac{e^2}{r} = \frac{1}{2}\mathcal{E}_p(r) \qquad (5)$$

Lorsque r tend vers l'infini $\mathcal{E}_m$ tend vers zéro.

Le graphe donnant l'évolution de $\mathcal{E}_m$ en fonction de r est donné ci-dessous (Fig. 2.11) :

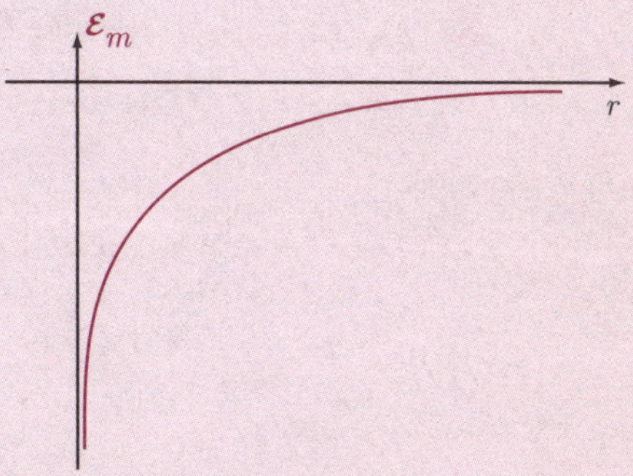

Figure 2.11

Remarque : Le calcul précédent montre que l'énergie totale $\mathcal{E}_m$ est une fonction continue de r et que toutes les orbites sont possibles. Ce résultat est en désaccord avec l'observation expérimentale : le spectre atomique est un spectre de raies (Voir Chapitre 8).

2. On a vu que $v = e\sqrt{k\dfrac{1}{mr}}$.

Donc pour l'orbite de rayon r_n, on a :

$$v_n = e\sqrt{k\frac{1}{mr_n}}$$

L'hypothèse de Bohr, $v_n.r_n = n.\dfrac{\hbar}{m}$, donne :

$$e\sqrt{k\frac{1}{mr_n}}.r_n = n.\frac{\hbar}{m}$$

Soit, en élevant au carré :

$$e^2.k\frac{1}{mr_n}.r_n^2 = n^2.\frac{\hbar^2}{m^2}$$

Après simplification, on obtient :

$$r_n = n^2 . \frac{\hbar^2}{kme^2} \qquad (6)$$

La relation (6) montre que le rayon de la trajectoire est quantifié.

b) Comme $\mathcal{E}_m = -\frac{1}{2}k\frac{e^2}{r}$ (relation (5)) et $r_n = n^2 . \frac{\hbar^2}{kme^2}$ (relation (6)), alors :

$$\mathcal{E}_m = -\frac{1}{2}k\frac{e^2}{n^2 . \frac{\hbar^2}{kme^2}}$$

Soit,

$$\mathcal{E}_m = -\frac{k^2me^4}{2\hbar^2} . \frac{1}{n^2} \text{ avec } n \geqslant 1 \qquad (7)$$

La relation (7) montre que l'énergie $\mathcal{E}_m$ dépend de n et est donc quantifiée.

Pour $n = 1$, on a :

$$\mathcal{E}_1 = -\frac{k^2me^4}{2\hbar^2}$$

Par suite :

$$\mathcal{E}_m = -\frac{\mathcal{E}_1}{n^2} \text{ avec } n \geqslant 1$$

Application numérique :

$$\mathcal{E}_1 = -\frac{(9.10^9)^2 \times (9{,}1.10^{-31}) \times (1{,}6.10^{-19})^4}{2 \times (1{,}054.10^{-34})^2} . \frac{1}{1^2}$$
$$= -2{,}214.10^{-18} \text{ J}$$

Comme 1 eV $= 1{,}6.10^{-19}$ J, alors :

$$\mathcal{E}_1 = -\frac{2{,}214.10^{-18}}{1{,}6.10^{-19}} \simeq -13{,}6 \text{ eV}$$

L'énergie totale de l'électron, en eV, est donnée par la relation :

$$\mathcal{E}_m(\text{en eV}) = -\frac{13{,}6}{n^2}, n \geqslant 1$$

5 **1.** Sur la partie AB, le système {solide de masse m et de centre d'inertie G} est soumis à deux forces : son poids $\overrightarrow{P}$ et la réaction $\overrightarrow{R}$ normale à la glissière.

On a montré dans l'exercice précédent que $v_B = \sqrt{2a_x(x_B - x_A)}$ avec $a_x = \ddot{x} = g \sin\alpha$ et $x_B - x_A = l$.

Donc : $v_B = \sqrt{2gl \sin\alpha}$

2. Le système est toujours soumis aux forces $\overrightarrow{P}$ et $\overrightarrow{R}$

Appliquons, à présent le théorème de l'énergie cinétique entre M et B :

$$\frac{1}{2}mv^2 - \frac{1}{2}mv_B^2 = W_{B\longrightarrow M}(\overrightarrow{P}) + W_{B\longrightarrow M}(\overrightarrow{R})$$

$W_{B\longrightarrow M}(\overrightarrow{R}) = 0$ car $\overrightarrow{R}$ est constamment orthogonale au déplacement (glissement sans frotemment).

$W_{B\longrightarrow M}(\overrightarrow{P}) = mg(y_B - y_M)$ avec $y_B - y_M = r(\sin\theta_0 - \sin\theta)$ (Fig. 2.12).

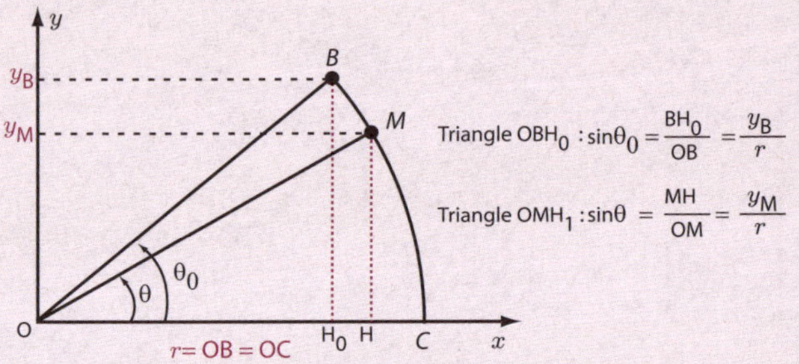

Figure 2.12

Par suite :

$$\frac{1}{2}mv^2 - \frac{1}{2}mv_B^2 = mgr(\sin\theta_0 - \sin\theta)$$

Soit :

$$v^2 = v_B^2 + 2gr(\sin\theta_0 - \sin\theta)$$

3. D'après la deuxième loi de Newton, on a : $\overrightarrow{P} + \overrightarrow{R} = m\overrightarrow{a_G}$.

Au point M, la réaction $\overrightarrow{R}$ est dirigée selon le rayon OM (toujours absence de force de frottement) et vers l'extérieur (car le solide est sur la glissière) (Fig. 2.13).

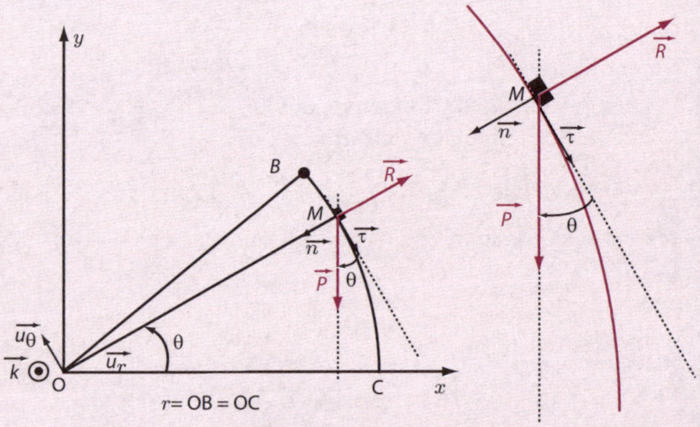

Figure 2.13

Le mouvement sur la partie BC étant circulaire, on utilisera alors le repère mobile de Frénet $(M, \overrightarrow{\tau}, \overrightarrow{n})$.

Dans ce repère, les vecteurs $\overrightarrow{P}$, $\overrightarrow{R}$ et $m\overrightarrow{a_G}$ ont pour coordonnées :

$$\overrightarrow{P}\begin{cases} mg\cos\theta \\ mg\sin\theta \end{cases} \qquad \overrightarrow{R}\begin{cases} 0 \\ -R \end{cases} \qquad m\overrightarrow{a_G}\begin{cases} m\dfrac{dv}{dt} \\ m\dfrac{v^2}{r} \end{cases}$$

d'où :

$$\begin{cases} (1)\ mg\cos\theta = m\dfrac{dv}{dt} \\ (2)\ mg\sin\theta - R = m\dfrac{v^2}{r} \end{cases}$$

4. D'après la relation précédente (relation (2)), au point M :

$$mg\sin\theta - R = m\frac{v^2}{r}, \text{ soit } R = mg\sin\theta - m\frac{v^2}{r}$$

Comme

$$v^2 = v_B^2 + 2gr(\sin\theta_0 - \sin\theta)$$

alors :

$$R = mg\sin\theta - m\frac{v_B^2 + 2gr(\sin\theta_0 - \sin\theta)}{r}$$

Soit :

$$R = 3mg\sin\theta - 2mg\sin\theta_0 - \frac{m}{r}v_B^2$$

4. Comme $v_B^2 = 2gl\sin\alpha$, alors :

$$R = 3mg\sin\theta - 2mg\sin\theta_0 - 2\frac{m}{r}gl\sin\alpha$$

Le solide quitte la glissière lorsque celle-ci n'exerce plus aucune action, soit $R = 0$.

Ainsi quand $R = 0$, $\theta = \theta_1$, alors :

$$R = 3mg\sin\theta_1 - 2mg\sin\theta_0 - 2\frac{m}{r}gl\sin\alpha$$

D'où :

$$3mg\sin\theta_1 - 2mg\sin\theta_0 - 2\frac{m}{r}gl\sin\alpha = 0$$

Conclusion :

$$\sin\theta_1 = \frac{2}{3}(\sin\theta_0 + \frac{l}{r}\sin\alpha)$$

6 Bilan des échanges thermiques :

La quantité de chaleur échangée par l'eau froide s'écrit :

$$Q_1 = m_1 C_{eau}(\theta_f - \theta_1)$$

avec
- m_1 : masse d'eau froide à déterminer
- $\theta_1 = 20\ °C$
- $\theta_f = 37\ °C$: température d'équilibre

Remarque : L'eau froide reçoit la quantité de chaleur Q_1, $Q_1 > 0$.

La quantité de chaleur échangée par l'eau chaude s'écrit :

$$Q_2 = m_2 C_{eau}(\theta_f - \theta_2)$$

avec
- m_2 : masse d'eau chaude
- $\theta_2 = 45\ °C$
- $\theta_f = 37\ °C$: température d'équilibre

Remarque : L'eau chaude cède la quantité de chaleur Q_2, $Q_2 < 0$.

À l'équilibre thermodynamique, on a :

$$Q_1 + Q_2 = 0$$

Soit,

$$m_1 C_{eau}(\theta_f - \theta_1) + m_2 C_{eau}(\theta_f - \theta_2) = 0$$

En simplifiant par C_{eau}, il s'ensuit :

$$m_1(\theta_f - \theta_1) + m_2(\theta_f - \theta_2) = 0$$

D'où :

$$m_1 = -\frac{m_2 \times (\theta_f - \theta_2)}{\theta_f - \theta_1}$$

La masse volumique de l'eau étant de 1 000 kg.m^{-3}, un volume d'eau de 80 L correspond donc à une masse $m_2 = 80$ kg.

Application numérique :

$$m_1 = -\frac{80 \times (37 - 45)}{37 - 20} \simeq 37{,}65 \text{ kg, soit un volume de } 37{,}65 \text{ L.}$$

7 Le calorimètre est à parois adiabatiques, donc la somme des quantités de chaleur est nulle.

Bilan des quantités de chaleur échangées :

- Le calorimètre et ses accessoires échangent la quantité de chaleur Q_1 telle que :

$$Q_1 = \mu(\theta_2 - \theta_1)$$
- μ : capacité calorifique en J.K^{-1}
- $\theta_1 = 21\ °C$: température initiale
- $\theta_2 = 3\ °C$ température finale d'équilibre

- La masse m_1 d'eau initiale échange la quantité de chaleur Q_2 :

$$Q_2 = m_1 C_{eau}(\theta_2 - \theta_1)$$

avec
- $m_1 = 200$ g : masse d'eau introduite
- $\theta_1 = 21\ °C$
- $\theta_2 = 3\ °C$ température finale d'équilibre

- Le morceau de glace est à la température initiale $\theta_0 = 0\ °C$ (il est issu d'un mélange eau-glace).

Le passage du morceau de glace de masse m_2 (à la température $\theta_0 = 0\ °C$) à l'eau liquide (à la température $\theta_2 = 3\ °C$) s'accompagne de deux transferts thermiques : un transfert thermique produisant le changement d'état et un transfert thermique ne produisant pas de changement d'état.

D'où le schéma :

$$\text{glace à } \theta_0 = 0\ °C \xrightarrow[Q_3]{} \text{glace à } \theta_0 = 0\ °C$$
$$\xrightarrow[Q_4]{} \text{eau liquide à } \theta_2 = 3\ °C$$

avec

$Q_3 = m_2 L_f$; L_f : chaleur latente de la glace à déterminer

$Q_4 = m_2 C_{eau}(\theta_2 - \theta_0)$

À l'équilibre thermodynamique, on a :

$$Q_1 + Q_2 + Q_3 + Q_4 = 0$$

Soit,

$$\mu(\theta_2 - \theta_1) + m_1 C_{eau}(\theta_2 - \theta_1) + m_2 L_f + m_2 C_{eau}(\theta_2 - \theta_0) = 0$$

D'où :

$$L_f = -\frac{\mu(\theta_2 - \theta_1) + m_1 C_{eau}(\theta_2 - \theta_1) + m_2 C_{eau}(\theta_2 - \theta_0)}{m_2}$$

Application numérique :

$$L_f = -\frac{130 \times (3-21) + 0{,}200 \times 4\,185 \times (3-21) + 0{,}050 \times 4\,185 \times (3-0)}{0{,}050}$$
$$= 335{,}6 \text{ kJ.kg}^{-1}$$

8 Dans un premier temps il faut déterminer le nombre total d'électrons qui viennent heurter le morceau de plomb.

L'intensité d'un courant électronique est un débit de charge, soit

$$I = \frac{|Q|}{\Delta t} \text{ avec } |Q| = Ne$$

où N représente le nombre total d'électrons.

Ainsi : $N = \dfrac{I\Delta t}{e}$; attention Δt en s

L'énergie cinétique d'un électron est :

$$\mathcal{E}_c = \frac{1}{2}m_e v^2$$

L'énergie cinétique des N électrons sera donc de :

$$\mathcal{E}_{cT} = N \times \frac{1}{2}m_e v^2 = \frac{1}{2}m_e \frac{I\Delta t}{e} v^2$$

La quantité de chaleur échangée par le morceau de plomb est :

$$Q = mC_{plomb}\Delta\theta$$

Comme toute l'énergie cinétique des électrons est transferée au morceau de plomb sous forme de chaleur, alors :

$$\frac{1}{2}m_e \frac{I\Delta t}{e} v^2 = mC_{plomb}\Delta\theta$$

Et donc :

$$\Delta\theta = \frac{I\Delta t}{2emC_{plomb}} m_e v^2$$

Application numérique :

$$\Delta\theta = \frac{50.10^{-6} \times 60}{2 \times 1{,}6.10^{-19} \times 5.10^{-3} \times 128} \times 9{,}1.10^{-31} \times (3{,}0.10^7)^2$$
$$\simeq 12\ ^\circ\text{C}$$

9 Bilan des échanges thermique (comme pour l'exercice 6)

La quantité de chaleur échangée par l'eau froide s'écrit :

$$Q_1 = m_1 C_{eau}(\theta_2 - \theta_1)$$

avec
- $m_1 = \rho_{eau}.V_1$: masse d'eau introduite
- $\theta_1 = 28{,}2\ ^\circ\text{C}$
- $\theta_2 = 10\ ^\circ\text{C}$ température d'équilibre

Remarque : L'eau froide cède la quantité de chaleur Q_1, $Q_1 < 0$.

Quantité de chaleur échangée par le calorimètre :

$Q_2 = \mu(\theta_2 - \theta_1)$
- Q_2 : chaleur échangée en J
- μ : capacité calorifique en J.K^{-1}
- $\theta_1 = 28{,}2\ ^\circ\text{C}$
- $\theta_2 = 10\ ^\circ\text{C}$ température d'équilibre

Remarque : Le calorimètre cède la quantité de chaleur Q_2, $Q_2 < 0$.

Quantité de chaleur échangée par le morceau de glace.

Le morceau de glace subit une transformation d'état *glace* $\longrightarrow$ *eau*.

Le schéma suivant retrace les différentes chaleurs échangées :

$$\text{glace à } \theta_3 = -18\ ^\circ\text{C} \underset{Q_3}{\longrightarrow} \text{glace à } \theta_4 = 0\ ^\circ\text{C}$$
$$\underset{Q_4}{\longrightarrow} \text{eau à } \theta_4 = 0\ ^\circ\text{C} \underset{Q_5}{\longrightarrow} \text{eau à } \theta_2 = 10\ ^\circ\text{C}$$

avec
- $Q_3 = m_g C_g(\theta_4 - \theta_3)$; m_g : masse de glace à déterminer
- $Q_4 = m_g L_f$
- $Q_5 = m_{eau} C_{eau}(\theta_2 - \theta_4)$ avec $m_{eau} = m_g$

À l'équilibre thermodynamique, on a :

$$Q_1 + Q_2 + Q_3 + Q_4 + Q_5 = 0$$

Soit,

$$m_1 C_{eau}(\theta_2 - \theta_1) + \mu(\theta_2 - \theta_1) + m_g C_{glace}(\theta_4 - \theta_3) + m_g L_f + m_g c_{eau}(\theta_2 - \theta_4) = 0$$

D'où :

$$m_g = -\frac{m_1 C_{eau}(\theta_2 - \theta_1) + \mu(\theta_2 - \theta_1)}{C_{glace}(\theta_4 - \theta_3) + L_f + C_{eau}(\theta_2 - \theta_3)}$$

Application numérique :

$$m_1 = 1\,000 \times 0{,}5.10^{-3} = 0{,}5 \text{ kg}$$

et donc :

$$m_g = -\frac{0{,}5 \times 4\,185 \times (10 - 28{,}2) + 250 \times (10 - 28{,}2)}{2\,100 \times (0 + 18) + 335.10^3 + 4\,185 \times (10 - 0)}$$
$$= 0{,}1\,028 \text{ kg, soit } 102{,}8 \text{ g}$$

Électrocinétique des courants continus

3

1. Le courant électrique

Dans un matériau conducteur, les électrons libres peuvent se déplacer entre les atomes et les ions métalliques.

Cette agitation dans toutes les directions est analogue à l'agitation thermique dans le gaz.

Par exemple, pour le cuivre, les électrons se déplacent à des vitesses de l'ordre de 3.10^6 m. s^{-1}.

Définition

Certains matériaux contiennent des particules chargées libres de se déplacer à l'intérieur de ces matériaux.

Conduction métallique

- **Les métaux et leurs alliages**

Ce sont des empilements d'atomes disposés suivant un motif cristallin, une maille, qui se reproduit identique à lui même dans tout le cristal en constituant un réseau.

Dans les cristaux métalliques, les nœuds du réseau sont occupés par des ions positifs immobiles et autour d'eux se trouvent des électrons chargés négativement. Une partie des électrons de chaque atome est libre de se déplacer dans le métal.

- En l'absence de champ électrique extérieur (donc de tension électrique) les électrons libres ont un mouvement désordonné (Fig. 3.1).
  Les vitesses de déplacement sont élevées mais ont des directions et intensités tout à fait quelconques.
- Si on soumet le métal à un champ électrique, l'équilibre électrostatique est rompu et sous l'effet du champ $\overrightarrow{E}$ les électrons prennent un mouvement d'ensemble (Fig. 3.2).

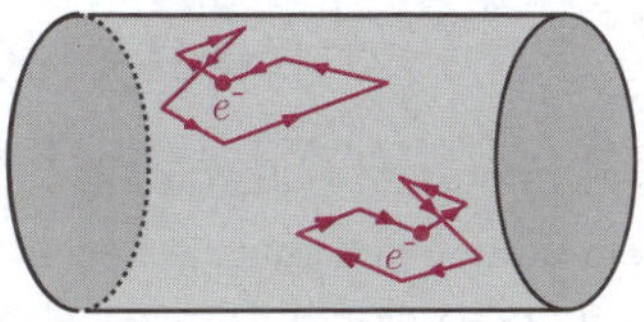

Figure 3.1

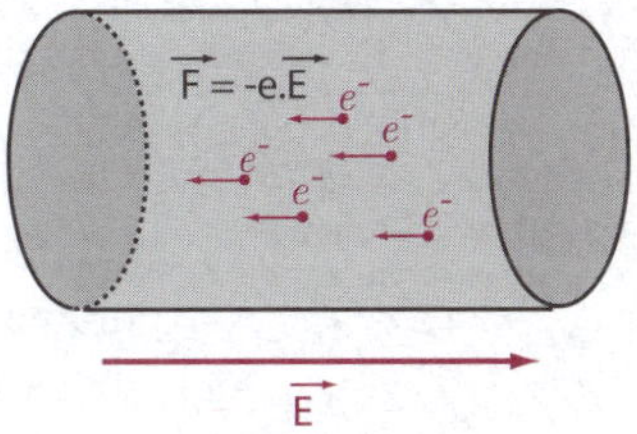

Figure 3.2

C'est ce mouvement d'ensemble qui constitue le courant électrique. La vitesse du mouvement d'ensemble est relativement faible, de l'ordre de 1 mm. s^{-1}.

Définition

Un courant électrique est un mouvement d'ensemble de porteurs de charge.

- **Les semi-conducteurs**

C'est encore un mouvement d'ensemble de certains électrons qui expliquent en partie la conductivité des semi-conducteurs.

Si dans un métal il y a 1 à 2 électrons libres par atome, dans un semi-conducteur il y a 1 à 2 électrons libres pour 10^5 atomes.

Conduction ionique

Les électrolytes : ce sont des solutions qui conduisent le courant électrique. Ils contiennent des cations (ions chargés positivement) et des anions (ions chargés négativement).

Le passage du courant s'accompagne d'un transport de matière.

Si on soumet l'électrolyte à une différence de potentiel U, on observe le passage d'un courant électrique dû au déplacement des ions libres à l'intérieur de cet électrolyte.

Les effets du courant électrique

Lorsqu'un conducteur est traversé par un courant électrique on peut observer les effets suivants :

- **Effet Thermique**

Un fil conducteur parcouru par un courant s'échauffe : c'est l'effet Joule.

- **Effet électrolytique ou chimique**

Si l'on fait passer un courant électrique dans un liquide conducteur (électrolyte), solution aqueuse d'acide sulfurique par exemple, la solution se décompose : on observe un dégagement de O_2 (au niveau de l'anode) et un dégagement de H_2 (au niveau de la cathode).

- **Effet électromagnétique**

Dans l'expérience d'Œrsted, l'aiguille aimantée d'une boussole pivote lorsque le fil est parcouru par un courant électrique.

On peut donc conclure qu'un courant électrique génère un champ magnétique.

Intensité d'un courant électrique

L'intensité d'un courant électrique est un débit de charge électrique par unité de temps à travers un circuit orienté.

On dit qu'un courant est stationnaire si l'intensité i demeure constante à chaque instant en tout point du conducteur.

On caractérise l'importance du courant électrique par son intensité $i(t)$.

L'intensité du courant électrique est liée au débit des porteurs de charge, c'est-à-dire au nombre de porteurs de charge traversant une section droite S du conducteur par unité de temps.

Si dq représente la charge électrique traversant une section droite du conducteur durant dt, alors :

$$i = \frac{dq}{dt} \quad (1)$$

i : intensité du courant électrique en A
q : charge électrique en C
t : temps en s

Dans le cas des métaux, où les porteurs de charge sont des électrons, l'intensité du courant électrique $i(t)$ sera donc représentée par une flèche allant en sens inverse de ceux-ci.

Sens conventionnel du courant électrique

Bien que le courant électrique puisse être un déplacement de porteurs de charge positifs et négatifs dans des sens opposés, par convention on attribue au courant le sens du déplacement des seuls porteurs de charge positifs.

Le sens conventionnel est celui qui va du pôle (+) au pôle (-) d'un générateur, en passant par le cicruit extérieur.

Qu'est-ce qu'un régime permanent ?

Un circuit électrique parcouru par un courant est en régime permanent lorsque les différentes grandeurs électriques qui le caractérisent sont constantes dans le temps :

- Les potentiels des différents points du circuit sont constants.
- L'intensité i du courant électrique en un point quelconque du circuit est constante.
- Il n'y a accumulation de charge en aucun point du circuit.

En régime permanent, l'intensité du courant électrique est donc la même à travers toute section du circuit.

2. Définitions

- Un nœud est un point de jonction de plusieurs conducteurs (point où se rejoignent au moins trois conducteurs).
- Une branche formée par l'ensemble de générateurs et de récepteurs placés en série, va d'un nœud à l'autre.
- Une maille est un contour fermé de générateurs et de récepteurs placés en série, va d'un nœud à l'autre.
- Un réseau de conducteurs est formé par un ensemble de générateurs et de récepteurs. L'ensemble constituant un circuit fermé.

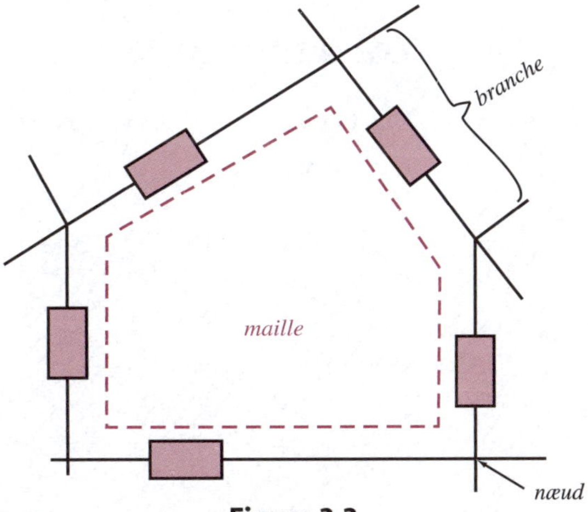

Figure 3.3

3. Les lois de Kirchoff

Loi des nœuds

La somme des intensités des courants qui partent d'un nœud est égale à la somme des intensités des courants qui arrivent au même nœud.

On pourra affecter du signe (+) les courants qui arrivent au nœud et du signe (−) les courants qui partent du nœud.

Ainsi, la somme algébrique des courants est nulle :

$\sum_j \epsilon_j I_j = 0$	I_j : intensité du courant électrique en A $\epsilon_j = +1$, lorsque le courant se dirige vers le nœud ; $\epsilon_j = -1$, lorsque le courant repare du nœud.	(2)

Au nœud N, on a :
$i_1 - i_2 + i_3 - i_4 - i_5 = 0$

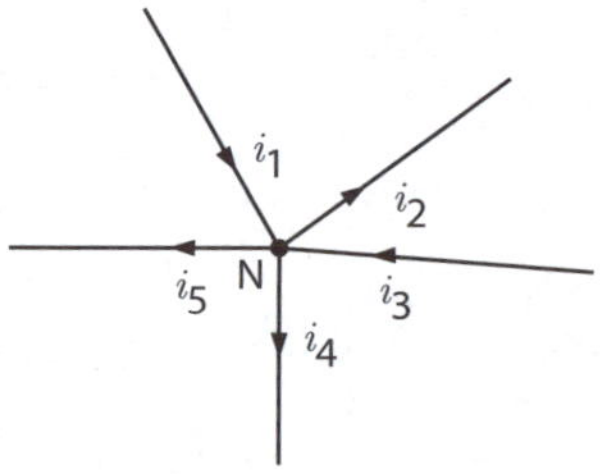

Loi des branches

Une branche est un ensemble de dipôles montés en série entre deux nœuds.

Loi des branches

$\sum_j \epsilon_j u_j = u$	u_j et u : tension en V $\epsilon_j = +1$ si les flèches représentant u_j et u ont même sens ; $\epsilon_j = -1$ si les flèches représentant u_j et u ont des sens contraires.	(3)

Exemple :

$u = V_A - V_D = (V_A - V_B) + (V_B - V_C) + (V_C - V_D)$

$V_A - V_B = -u_1$

$V_B - V_C = u_2$

$V_C - V_D = -u_3$

Soit $u = -u_1 + u_2 - u_3$

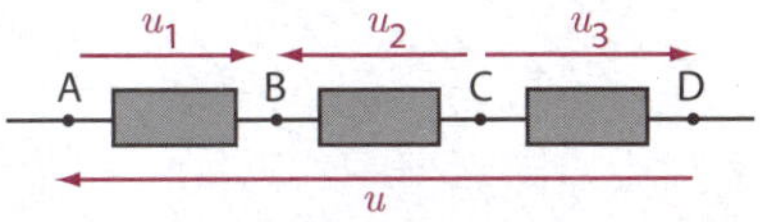

Figure 3.4

Loi des mailles

Si l'on parcourt une maille dans un sens donné, la somme algébrique des tensions rencontrées le long de cette maille est nulle, soit :

$\sum_j \epsilon_j u_j = 0$	u_j : tension en V $\epsilon_j = +1$, lorsque la flèche représentant la tension u_j est orientée dans le sens de la maille ; $\epsilon_j = -1$, lorsque la flèche représentant la tension u_j est orientée dans le sens inverse de la maille. (4)

Exemple :

La loi des mailles conduit à :
$-R_1i_1 + e_1 + R_2i_2 - e_3 + R_3i_3 + e_4 - R_4i_4 = O$
soit,

$$\sum_j R_j i_j - \sum_j e_j = 0$$

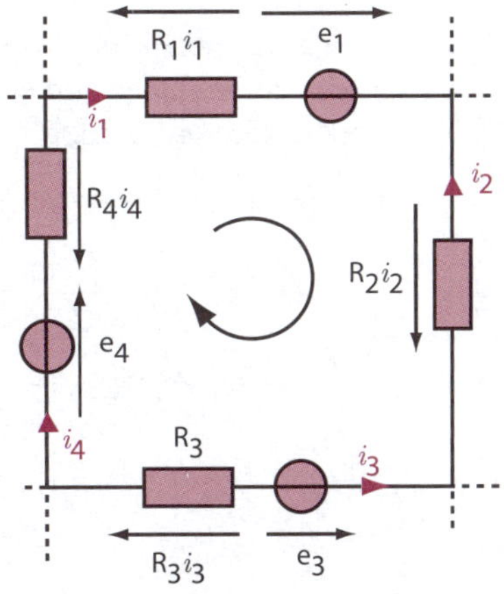

Figure 3.5

4. Énergie électrique reçue par un récepteur

Récepteur

Définition

Un récepteur électrique est un dipôle qui reçoit de l'énergie électrique d'un générateur et la transforme entièrement en d'autres formes d'énergie.

Caractéristique d'un dipôle

Un dipôle est un élément de circuit comportant deux bornes.

On appelle caractéristique d'un dipôle AB la courbe représentant les variations de l'intensité i du courant électrique en fonction de la tension u_{AB} aux bornes de ce dipôle (ou les variations de u_{AB} en fonction de i).

Le conducteur ohmique

Définition

On appelle conducteur ohmique, un conducteur qui n'est le siège ni de phénomène d'induction électromagnétique, ni de phénomène chimique : le mouvement des porteurs de charge dans le conducteur n'est dû qu'au seul champ électrique.

Loi d'Ohm

Comme tout dipôle, un conducteur ohmique ne fonctionne correctement que dans un domaine de tension (et d'intensité) bien déterminé.

Pour un conducteur ohmique la caractéristique est une droite passant par l'origine.

La tension u_{AB} aux bornes d'un conducteur ohmique de résistance R est proportionnelle à l'intensité i du courant électrique qui le traverse (à température constante et dans le domaine d'utilisation du conducteur).

Il ne faut jamais dépasser les valeurs maximales de la tension et de l'intensité supportables par ce dipôle.

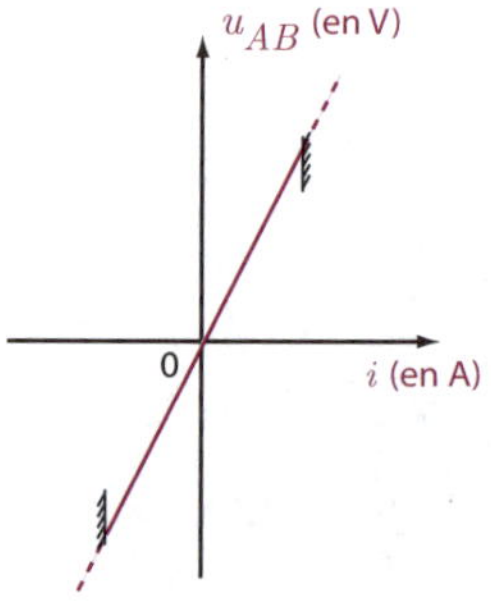

Figure 3.6

En convention récepteur, on écrit :

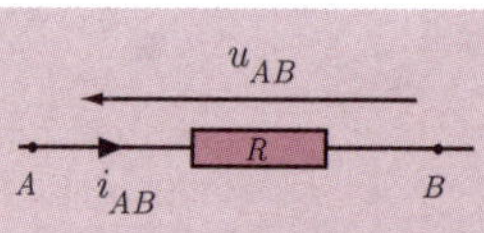

$u_{AB} = Ri_{AB}$, soit $i_{AB} = Gu_{AB}$

u_{AB} : tension en V
i_{AB} : intensité du courant électrique en A
R : résistance du conducteur en Ω
$G = \dfrac{1}{R}$: conductance du conducteur en S

Associations de conducteurs ohmiques

- **Dipôle équivalent**

Définition

L'association de plusieurs conducteurs ohmiques placés entre deux points A et B est équivalente à un conducteur unique, appelé dipôle équivalent, qui placé entre ces deux points ne modifierait ni la tension u_{AB} ni l'intensité i_{AB} du courant électrique dans la branche principale.

– **Association en série**

La résistance équivalente à n résistances montées en séries a pour valeur R_{eq} telle que :

$$R_{eq} = \sum_{i=1}^{n} R_i \text{ ; } R_i \text{ et } R_{eq} \text{ en } \Omega$$

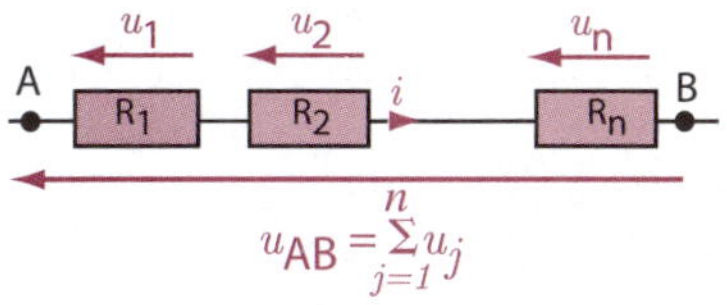

Figure 3.7

– **Association en parallèle**

La résistance équivalente à n résistances montées en parallèles a pour valeur R_{eq} telle que :

$$\frac{1}{R_{eq}} = \sum_{i=1}^{n} \frac{1}{R_i} \text{ ; } R_i \text{ et } R_{eq} \text{ en } \Omega$$

soit

$$G_{eq} = \sum_{i=1}^{n} G_i \text{ ; } G_i \text{ et } G_{eq} \text{ en S}$$

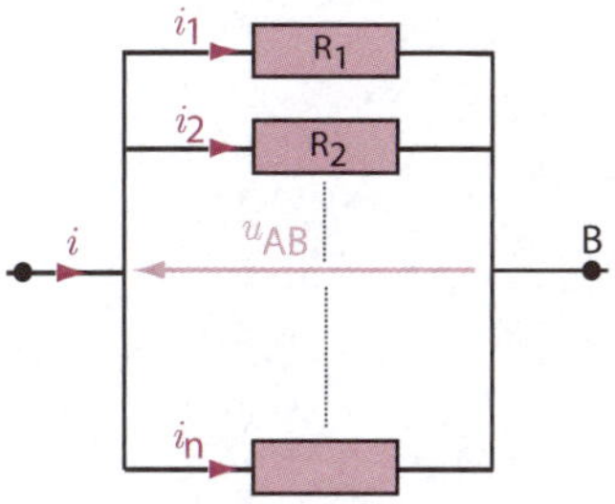

Figure 3.8

L'effet Joule

Dans le cas d'un conducteur ohmique toute l'énergie électrique dissipée est transformée en chaleur.

Soit un conducteur ohmique de résistance R aux bornes duquel on établit une $d.d.p.U$.

Si i représente l'intensité du courant traversant le conducteur, on a donc d'après la loi d'Ohm : $u = Ri$.

Ainsi,

$$\mathcal{P} = ui = Ri^2 = \frac{u^2}{R}$$

$(P$ en W, U en V, I en A et R en $\Omega)$

Tout conducteur parcouru par un courant électrique s'échauffe : c'est l'effet Joule.

L'énergie consommée durant $\Delta t = t_2 - t_1$ par le conducteur de résistance R est donc :

$$\mathcal{E}_J = \int_{t_1}^{t_2} \mathcal{P} dt = \int_{t_1}^{t_2} Ri^2 dt = Ri^2 \Delta t$$

$(\mathcal{E}_J$ en J$)$

L'électrolyseur

Un électrolyseur est constitué d'une solution conductrice dans laquelle plongent deux électrodes.

Loi de fonctionnement

Des mesures de tension et d'intensité montrent que le courant électrique ne peut traverser ce récepteur que si on impose une tension U supérieure à une valeur E', appelée force contre-électromotrice du récepteur.

Avec la convention récepteur, lorsque la caractéristique intensité-tension du récepteur est rectiligne, la tension U_{AB} entre ses bornes s'exprime en fonction de I par :

$U_{AB} = E' + r'I$	E' : f.c.é.m. du récepteur en V r : résistance interne du récepteur en Ω

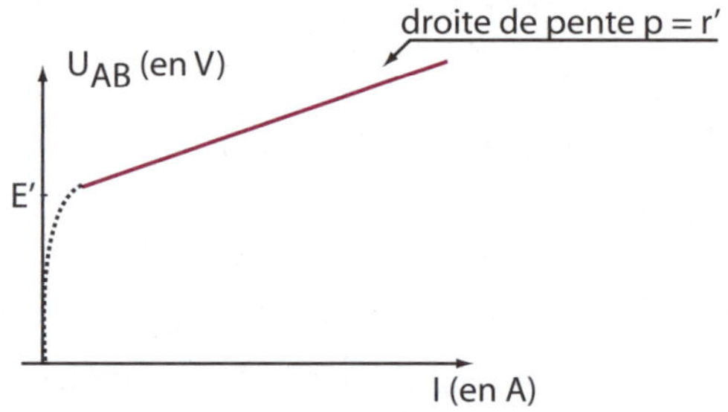

Caractéristique intensité-tension d'un récepteur de f.c.é.m. E' et de résistance interne r'

Représentation symbolique d'un électrolyseur

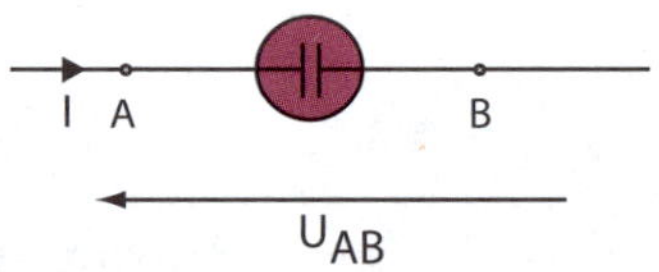

Figure 3.9

Conversion d'énergie dans un électrolyseur

L'électrolyseur est un convertisseur d'énergie. Il restitue la puissance reçue sous deux formes : $\mathcal{P}_{\text{chimique}}$ et $\mathcal{P}_{\text{J}}$.

La puissance électrique reçue par l'électrolyseur est :

$$\mathcal{P}_{\text{reçue}} = U_{AB}I = (E' + r'I)I = E'I + r'I^2 = \mathcal{P}_{\text{chimique}} + \mathcal{P}_{\text{J}}$$

$\mathcal{P}_{\text{chimique}} = E'I$: puissance chimique, puissance qui peut être qualifiée de puissance utile notée $\mathcal{P}_u$

$\mathcal{P}_{\text{J}} = r'I^2$: puissance perdue par effet Joule

Rendement d'un électrolyseur

L'électrolyseur reçoit la puissance $\mathcal{P}_{\text{reçue}} = U_{AB}I$. Il restitue cette puissance en deux termes : $\mathcal{P}_{\text{chimique}}$ et $\mathcal{P}_{\text{J}}$.

On définit le rendement de l'électrolyseur par :

$$\eta = \frac{\mathcal{P}_u}{\mathcal{P}_{\text{reçue}}} = \frac{\mathcal{P}_u}{\mathcal{P}_u + \mathcal{P}_{\text{J}}} = \frac{E'}{U_{AB}} \ ; \eta < 1$$

Le moteur

Loi de fonctionnement

Comme pour l'électrolyseur, la tension U_{AB} aux bornes d'un moteur parcouru par un courant d'intensité I s'écrit :

$$U_{AB} = E' + r'I$$

(en convention récepteur)

Représentation symbolique d'un moteur

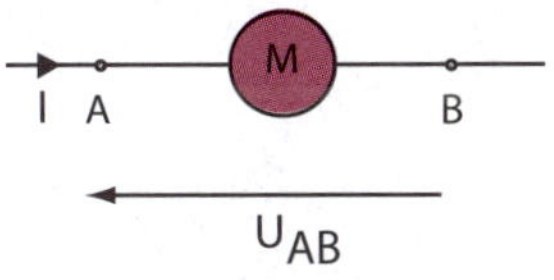

Figure 3.10

E' : f.c.é.m. du récepteur en V
E' dépend de la vitesse de rotation du moteur.
r : résistance interne du récepteur en Ω

Conversion d'énergie dans un moteur

Moteur et électrolyseur sont des dipôles passifs. Ils transforment une partie de l'énergie électrique reçue en énergie calorifique et une partie en une autre forme : mécanique ou chimique.

La puissance électrique reçue par le moteur s'écrit :

$$\mathcal{P}_{\text{reçue}} = U_{AB}I = (E' + r'I)I = E'I + r'I^2 = \mathcal{P}_{\text{mécanique}} + \mathcal{P}_{\text{J}}$$

$\mathcal{P}_{\text{mécanique}} = E'I$: puissance mécanique, puissance qui peut être qualifiée de puissance utile notée $\mathcal{P}_u$
$\mathcal{P}_{\text{J}} = r'I^2$: puissance perdue par effet Joule

Rendement d'un moteur

Le moteur reçoit la puissance $\mathcal{P}_{\text{reçue}} = U_{AB}I$. Il restitue cette puissance en deux termes : $\mathcal{P}_{\text{mécanique}}$ et $\mathcal{P}_{\text{J}}$

On définit le rendement du moteur :

$$\eta = \frac{\mathcal{P}_u}{\mathcal{P}_{\text{reçue}}} = \frac{\mathcal{P}_u}{\mathcal{P}_u + \mathcal{P}_{\text{J}}} = \frac{E'}{U_{AB}} \ ; \eta < 1$$

5. Le générateur

Définition

Les piles, les batteries d'accumulateurs sont des générateurs.

Un générateur est un dipôle actif fournissant de l'énergie électrique au reste du circuit. Aux bornes d'un tel dipôle existe une tension non nulle en circuit ouvert : c'est la tension à vide appelée force électromotrice ou f.e.m. E.

Loi d'Ohm pour un générateur

L'étude des caractéristiques de nombreux générateurs montre que celles-ci sont en général rectiligne sur un certain domaine de fonctionnement (Fig. 3.11).

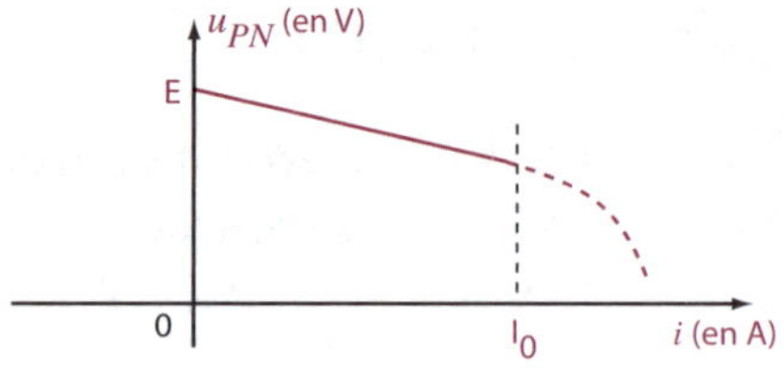

Figure 3.11

L'équation de la partie rectiligne s'écrit :

$$U_{PN} = E - rI$$

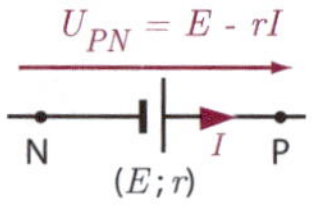

Figure 3.12

U_{PN} : tension aux bornes du générateur en V
E : tension à vide ou f.e.m. en V
r : résistance interne du générateur en Ω
I : intensité du courant électrique en A

E et *r* sont des caractéristiques du générateur.

Un générateur linéaire $(E ; r)$ est équivalent à l'association série d'un générateur idéal de tension E et d'un conducteur ohmique de résistance r (Fig. 3.13)

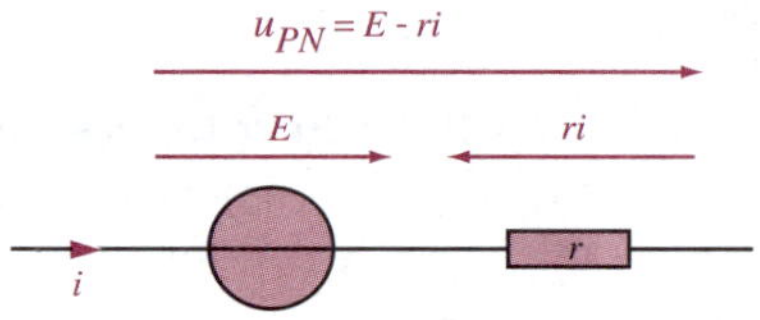

Figure 3.13

Puissance fournie par un générateur

La puissance fournie par le générateur au reste du circuit est : $\mathcal{P}_e = U_{PN} I$.

Comme $U_{PN} = E - rI$, alors :

$$\mathcal{P}_e = (E - rI)I = EI - rI^2 = \mathcal{P}_{\text{chimique}} - \mathcal{P}_J$$

$\mathcal{P}_e = U_{PN} I$: puissance électrique disponible ou puissance fournie par le générateur
$\mathcal{P}_{\text{chimique}} = EI$: puissance électrique engendrée ou puissance chimique stockée dans la pile
$\mathcal{P}_J = r'I^2$: puissance perdue par effet Joule

Rendement d'un générateur

Le rendement d'un générateur électrochimique est :

$$\eta = \frac{\mathcal{P}_e}{\mathcal{P}_{\text{chimique}}} = \frac{U_{PN}}{E} ; \eta < 1$$

QCM

1 Les circuits 1 et 2 comportent la même pile ($E = 4{,}5$ V ; $r = 1{,}5$ Ω) et les mêmes résistances ($R = 10$ Ω)

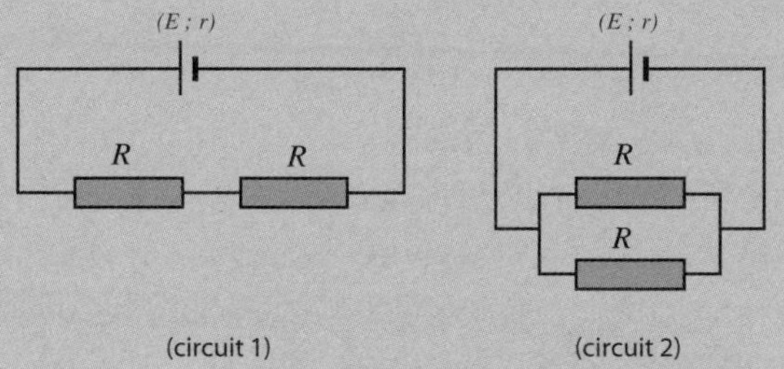

Figure 3.14

❑ **a)** Dans le circuit 1, l'intensité du courant électrique débitée par la pile est de 0,21 A.

❑ **b)** Dans le circuit 2, l'intensité du courant électrique débitée par la pile est de 0,44 A.

❑ **c)** La puissance perdue par effet joule dans le circuit 1 est de 0,95 W.

❑ **d)** La puissance perdue par effet joule dans le circuit 2 est de 1,9 W.

❑ **e)** L'énergie transformée en chaleur dans le circuit 1 durant 3 min est de 171 J.

2 Un radiateur électrique de puissance $\mathcal{P} = 2\,400$ W fonctionne sous une tension $u = 220$ V.

La résistance du radiateur est de :

❑ **a)** 10,1 Ω

❑ **b)** 20,2 Ω

L'intensité du courant électrique qui traverse ce radiateur est de :

❑ **c)** 10,9 A

❑ **d)** 21,8 A

❑ **e)** L'énergie perdue par effet joule durant 1 h est de 8,6 MJ.

Saint Michel, 2007

L'énoncé suivant est commun aux questions 3 et 4.

Un générateur de courant continu a pour f.e.m. $E = 6{,}0$ V et pour résistance interne $r = 2{,}0$ Ω.

Il est connecté à un circuit extérieur de telle sorte qu'il fournisse la puissance maximale dont il est capable.

3 Le rendement du générateur est égal, en pourcentage, à :

❑ **a)** 10 ; ❑ **b)** 50 ; ❑ **c)** 60 ; ❑ **d)** 70 ; ❑ **e)** 90

4 Dans les conditions précédentes, le générateur dissipe par effet Joule une puissance égale à :

❑ **a)** 3 W ; ❑ **b)** 3,5 W ; ❑ **c)** 4 W ; ❑ **d)** 4,5 W ; ❑ **e)** 5 W

Exercices

1. Calcul de résistances équivalentes

On considère le circuit ci-dessous (Fig. 3.15) :

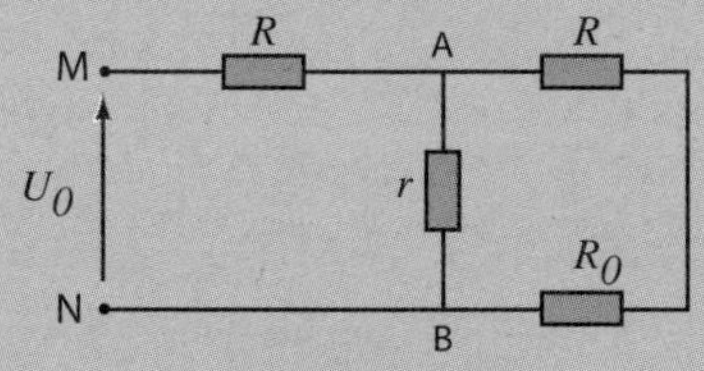

Figure 3.15

1. Déterminer la relation entre les résistances r, R et R_0 pour que la résistance équivalente du circuit soit égale à R_0.

Calculer R_0 pour $R = 8{,}0$ Ω et $r = 5{,}0$ Ω.

2. On maintient entre les points M et N une tension constante $U_0 = 6{,}0$ V.

Calculer les intensités des courants électriques dans les différentes branches du circuit.

2. Générateur réel

On réalise le circuit ci-dessous (Fig. 3.16).

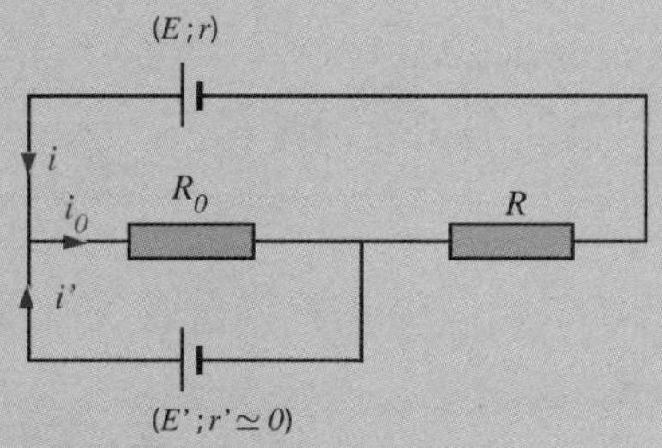

Figure 3.16

1. Exprimer les intensités des courants i, i_0 et i' en fonction de E, E', r, R et R_0.

2. À quelle condition a t-on $i' = 0$?

3. Rendement d'un électrolyseur

On considère le circuit série constitué d'un générateur de f.é.m E et résistance interne r, d'un électrolyseur de f.c.é.m. E' et de résistance interne r' et d'un conducteur ohmique de résistance R (Fig. 3.17).

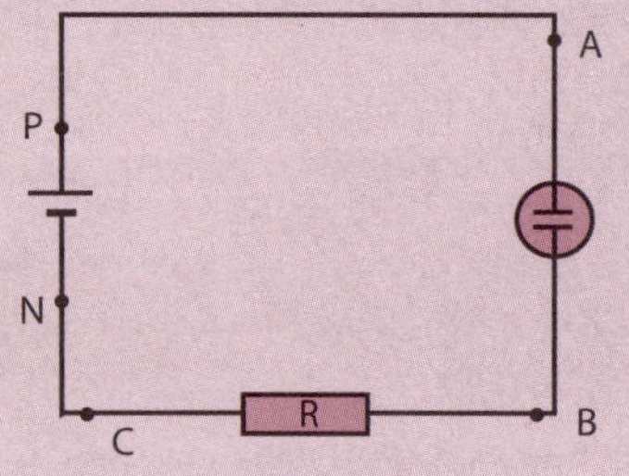

Figure 3.17

On donne :

• Pour le générateur : f.é.m. $E = 9{,}0$ V, résistance interne $r = 2{,}0\ \Omega$.

• Pour l'électrolyseur : f.c.é.m. $E' = 1{,}0$ V, résistance interne $r' = 3{,}0\ \Omega$.

• Pour le conducteur ohmique : $R = 5{,}0\ \Omega$.

1. Calcul de l'intensité I du courant.

a) Donner les expressions littérales des tensions U_{PN}, U_{AB} et U_{BC}.

b) Établir la relation entre U_{PN}, U_{AB} et U_{BC}

c) En déduire l'expression littérale de l'intensité I en fonction de E, E', r, r' et R.

d) Calculer I.

2. Rendement de l'électrolyseur.

a) Quelle est la valeur de la puissance dissipée par effet Joule dans l'électrolyseur ?

b) Quelle est la valeur de la puissance chimique au niveau de l'électrolyseur ?

c) Exprimer puis calculer le rendement de l'électrolyseur.

4. Énergie chimique stockée dans un électrolyseur

On considère le circuit schématisé ci-dessous :

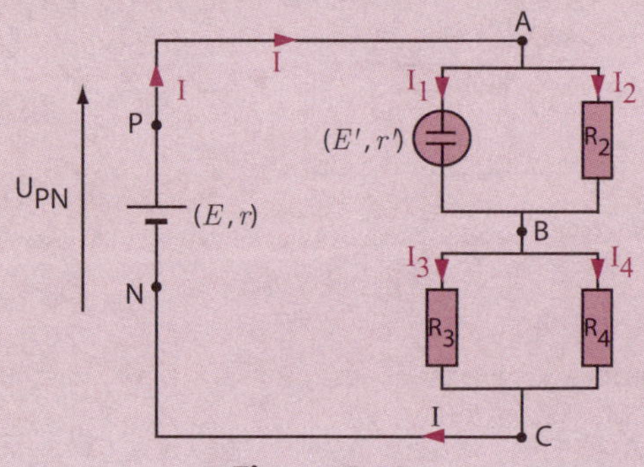

Figure 3.18

1. Déterminer l'expression littérale de l'intensité I du courant en fonction des grandeurs connues (E, E', r, r', R_2, R_3 et R_4).

2. Calculer la valeur de l'intensité I du courant pour :

$E = 9{,}0$ V ; $r = 2{,}0\ \Omega$
$E' = 2{,}0$ V ; $r' = 1{,}5\ \Omega$
$R_2 = 3{,}0\ \Omega$; $R_3 = 10\ \Omega$; $R_4 = 5{,}0\ \Omega$

3. Exprimer, puis calculer :

a) la puissance électrique fournie par le générateur ;

b) la puissance électrique reçue par l'électrolyseur ;

c) la puissance dissipée par effet joule dans l'ensemble du circuit.

4. Quelle est la quantité d'énergie chimique stockée par l'électrolyseur en une heure de fonctionnement.

5. Moteur

On considère le montage schématisé ci-dessous (Fig. 3.19) dans lequel un générateur de f.é.m. $E = 24$ V et de résistance interne $r = 1{,}2\ \Omega$ alimente un circuit constitué par un conducteur ohmique de résistance $R = 4{,}8\ \Omega$ et un moteur de f.c.é.m. E' et de résistance interne r'.

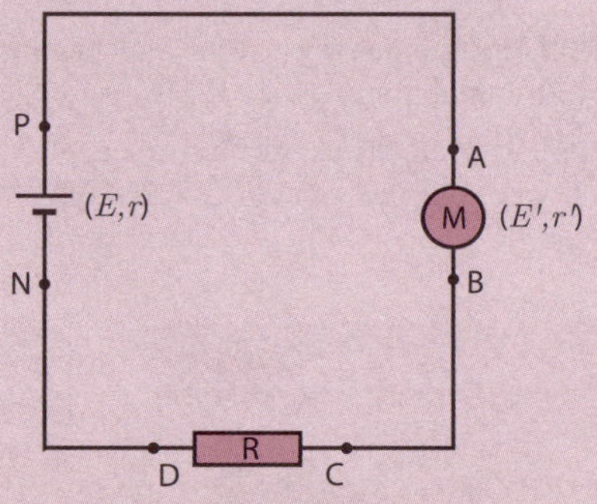

Figure 3.19

On admet dans cet exercice que la f.c.é.m. E' du moteur est proportionnelle à sa vitesse de rotation tandis que sa résistance interne r' est constante.

1. On empèche le moteur de tourner.

Le courant dans le circuit a pour intensité $I_1 = 2{,}1$ A.

Déterminer l'expression littérale puis la valeur de la résistance r' du moteur.

2. Le moteur tourne. Il fournit alors une puissance mécanique $\mathcal{P}_m = 7{,}9$ W.

Le courant dans le circuit a pour intensité I_2.

On néglige les pertes autres que par effet Joule (pertes par frottement et pertes magnétiques) dans le moteur.

Calculer les deux valeurs possibles de la f.c.é.m du moteur.

Corrigés

QCM

1 Bonnes réponses : a, c et e

Calculons d'abord les résistances équivalentes dans les deux circuits :

Circuit 1 :
$$R_{eq1} = R + R = 2R$$

Circuit 2 :
$$\frac{1}{R_{eq2}} = \frac{1}{R} + \frac{1}{R} = \frac{2}{R}$$
soit
$$R_{eq2} = \frac{R}{2}$$

Numériquement :

Circuit 1 : $R_{eq1} = 20\ \Omega$ Circuit 2 : $R_{eq2} = 5{,}0\ \Omega$

La tension aux bornes de la pile est égale à la tension aux bornes de l'association, soit :

Circuit 1 :
$$E - ri_1 = R_{eq1}.i_1$$
Soit
$$i_1 = \frac{E}{r + R_{eq1}}$$

Circuit 2 :
$$E - ri_2 = R_{eq2}.i_2$$
soit
$$i_2 = \frac{E}{r + R_{eq2}}$$

Numériquement :

Circuit 1 :
$$i_1 = \frac{4{,}5}{1{,}5 + 20} \simeq 0{,}21\ \text{A}$$

Circuit 2 :
$$i_2 = \frac{4{,}5}{1{,}5 + 5{,}0} \simeq 0{,}69\ \text{A}$$

La puissance perdue par effet joule à travers un conducteur ohmique de résistance R est $\mathcal{P} = Ri^2$.

Circuit 1 :
$$\mathcal{P} = ri_1^2 + R_{eq1}i_1^2$$

Circuit 2 :
$$\mathcal{P} = ri_2^2 + R_{eq2}i_2^2$$

Application numérique :

Circuit 1 :
$$\mathcal{P}_1 = (1{,}5 + 20) \times (0{,}21)^2 \simeq 0{,}95\ \text{W}$$

Circuit 2 :
$$\mathcal{P} = (1{,}5 + 5{,}0) \times (0{,}69)^2 \simeq 3{,}1\ \text{W}$$

L'énergie perdue par effet joule est :
$$\underset{(W\ \text{en J})}{W} = \int_{t_1}^{t_2} \mathcal{P}dt = \int_{t_1}^{t_2} Ri^2 dt = \mathcal{P}\Delta t$$

Pour le circuit 1, $\mathcal{P} = \mathcal{P}_1 = 0{,}95$ W et par suite $W_J = 0{,}95 \times 3 \times 60 = 171$ J

2 Bonnes réponses : b, c et e

Le radiateur est constitué d'un fil conducteur de résistance R. Si i représente l'intensité du courant traversant le conducteur et u la tension aux bornes du conducteur ohmique alors
$$\mathcal{P} = ui = Ri^2 = \frac{u^2}{R}$$
La résistance du conducteur est donc :
$$R = \frac{u^2}{\mathcal{P}}$$
Soit numériquement : $R = \dfrac{220^2}{2\ 400} \simeq 20{,}2\ \Omega$

L'intensité du courant est telle que :
$$i = \frac{\mathcal{P}}{u}$$
Soit numériquement : $i = \dfrac{2\ 400}{220} = 10{,}9$ A

L'énergie consommée, entre les dates t_1 et t_2, par le conducteur de résistance R est donc :
$$W = \int_{t_1}^{t_2} \mathcal{P}dt = \int_{t_1}^{t_2} Ri^2 dt = Ri^2\Delta t$$
Application numérique :
$$W = 20{,}2 \times (10{,}9)^2 \times 3\ 600 = 8{,}6.10^6\ \text{J}$$

3 Bonne réponse : b

La tension aux bornes du générateur est $U_{PN} = E - rI$, soit $I = \dfrac{E - U_{PN}}{r}$

La puissance fournie par le générateur s'écrit :
$$\mathcal{P}_e = U_{PN}.I = U_{PN}.\frac{E - U_{PN}}{r} = \frac{1}{r}(E.U_{PN} - U_{PN}^2)$$
La puissance $\mathcal{P}_e$ est maximale lorsque sa dérivée s'annule. Déterminons la valeur de U_{PN} pour laquelle la dérivée de $\mathcal{P}_e$ s'annule.
$$\mathcal{P}'_e = \frac{1}{r}(E - 2U_{PN})$$
$\mathcal{P}'_e = 0$ pour $U_{PN} = \dfrac{E}{2}$, soit numériquement $U_{PN} = 3{,}0$ V.

Le rendement est : $\eta = \dfrac{U_{PN}}{E}$, soit numériquement

$\eta = \dfrac{3{,}0}{6{,}0} = 0{,}5 = 50\%$.

4 **Bonne réponse : d**

L'intensité du courant débitée par la pile est

$$I = \frac{6{,}0 - 3{,}0}{2{,}0} = 1{,}5 \text{ A.}$$

La puissance fournie par la pile au reste du circuit est donc

$$\mathcal{P}_e = (6{,}0 - 2{,}0 \times 1{,}5) \times 1{,}5$$
$$= 4{,}5 \text{ W}$$

Exercices

1 **1.** On considère les schémas équivalents suivants (Fig. 3.20) :

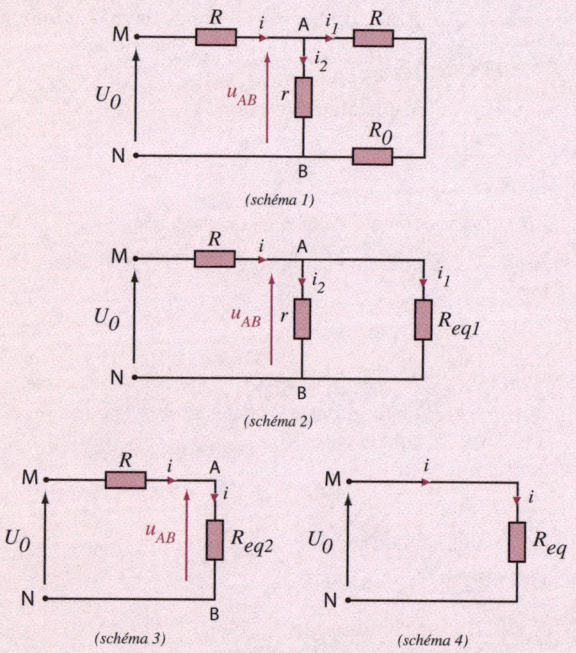

Figure 3.20

• Calcul de la résistance équivalente entre A et B

Schéma 1

Les conducteurs ohmiques de résistance R et R_0 sont montés en série donc :

$$R_{eq1} = R + R_0$$

Schéma 2

Les conducteurs ohmiques de résistance r et R_{eq1} sont montés en dérivation donc :

$$\frac{1}{R_{eq2}} = \frac{1}{r} + \frac{1}{R_{eq1}}, \text{ soit}$$

$$R_{eq2} = \frac{r.R_{eq1}}{r + R_{eq1}} = \frac{r.(R + R_0)}{r + R + R_0}$$

• Résistance équivalente à l'association

Schéma 3

Les conducteurs ohmiques de résistance R et R_{eq2} sont montés en série donc :

$R_{eq} = R + R_{eq2}$, soit

$$R_{eq} = R + \frac{r.(R + R_0)}{r + R + R_0} = \frac{R^2 + RR_0 + 2rR + rR_0}{r + R + R_0}$$

On veut $R_{eq} = R_0$, soit :

$$R_0 = \frac{R^2 + RR_0 + 2rR + rR_0}{r + R + R_0}$$

Ainsi :

$$rR_0 + RR_0 + R_0^2 = R^2 + RR_0 + 2rR + rR_0$$

ou encore :

$$R_0^2 = R^2 + 2rR$$

Application numérique :

$$R_0 = \sqrt{(8{,}0)^2 + 2 \times 5{,}0 \times 8{,}0} = 12\ \Omega$$

2. Considérons le schéma équivalent 4.

D'après la loi d'Ohm, on a : $U_0 = R_{eq}.i = R_0.i$, soit

$$i = \frac{U_0}{R_0}$$

Numériquement on trouve $i = 0{,}50$ A.

Du schéma 3, on déduit :

$$u_{AB} = R_{eq2}.i \text{ avec } R_{eq2} = \frac{r.(R + R_0)}{r + R + R_0}$$

Numériquement :

$R_{eq2} = \dfrac{5{,}0 \times (8{,}0 + 12)}{5{,}0 + 8{,}0 + 12} = 4{,}0\ \Omega$ et

$u_{AB} = 4{,}0 \times 0{,}5 = 2{,}0$ V

Connaissant u_{AB}, on peut donc calculer i_1 et i_2.

$$\left| \begin{array}{c} u_{AB} = r.i_2 \text{ (loi d'Ohm)} \\ \text{et} \\ u_{AB} = R_{eq1}.i_1 \text{ (loi d'Ohm)} \end{array} \right., \text{ soit } \left| \begin{array}{c} i_2 = \dfrac{u_{AB}}{r} \\ \text{et} \\ i_1 = \dfrac{u_{AB}}{R_{eq1}} \end{array} \right.$$

Comme $R_{eq1} = R + R_0$, alors :

$$i_2 = \frac{u_{AB}}{r}$$
et
$$i_1 = \frac{u_{AB}}{R + R_0}$$

Numériquement :

$$i_2 = \frac{2,0}{5,0} = 0,40 \text{ A}$$
et
$$i_1 = \frac{2,0}{8,0 + 12} = 0,10 \text{ A}$$

Remarque : On retrouve bien $i = i_1 + i_2$ (loi des nœuds).

2

1. Soit le circuit :

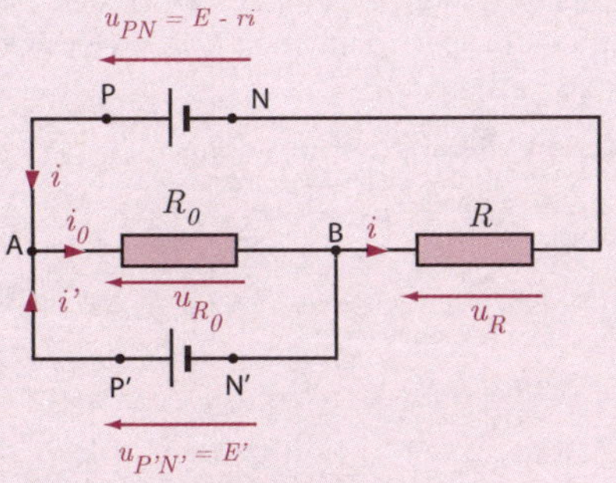

Figure 3.21

D'après la loi des mailles (maille PABNP), on a :

$$u_{PN} - u_{R_0} - u_R = 0$$

Comme $\left| \begin{array}{l} u_{PN} = E - ri \\ u_{R_0} = R_0 i_0 \\ u_R = ri \end{array} \right.$, alors :

$$E - ri - R_0.i_0 - Ri = 0$$

Soit :

$$E = (r + R)i + R_0 i_0 \qquad (1)$$

La loi des mailles appliquée à la maille BAP'N'B donne :

$$u_{R_0} - u_{P'N'} = 0$$

Comme $\left| \begin{array}{l} u_{P'N'} = E' \text{ car } r' \simeq 0 \\ u_{R_0} = R_0 i_0 \end{array} \right.$, alors :

$$R_0 i_0 - E' = 0$$

Soit :

$$E' = R_0 i_0 \qquad (2)$$

En soustrayant les équations (1) et (2) membre à membre il en résulte :

$$E - E' = (r + R)i$$

D'où :

$$i = \frac{E - E'}{r + R}$$

La loi des nœuds au point A donne :

$$i_0 = i + i'$$

Comme $\left| \begin{array}{l} i_0 = \dfrac{E'}{R_0} \text{ (d'après 2)} \\ \text{et} \\ i = \dfrac{E - E'}{r + R} \end{array} \right.$, alors :

$$\frac{E'}{R_0} = \frac{E - E'}{r + R} + i'$$

Soit :

$$i' = \frac{E'}{R_0} - \frac{E - E'}{r + R} = \frac{E'(r + R) - R_0(E - E')}{R_0(r + R)}$$

$$= \frac{(r + R + R_0)E' - R_0 E}{R_0(r + R)}$$

2. On a $i' = 0$ si :

$$\frac{(r + R + R_0)E' - R_0 E}{R_0(r + R)} = 0, \text{ soit } (r + R + R_0)E' - R_0 E = 0$$

ou encore :

$$\frac{E}{E'} = \frac{r + R + R_0}{R_0}$$

3 Schéma du circuit

Le sens du courant d'intensité I circulant dans le circuit et les tensions U_{PN}, U_{AB} et U_{BC} sont représentés sur le schéma de la (figure 3.22) :

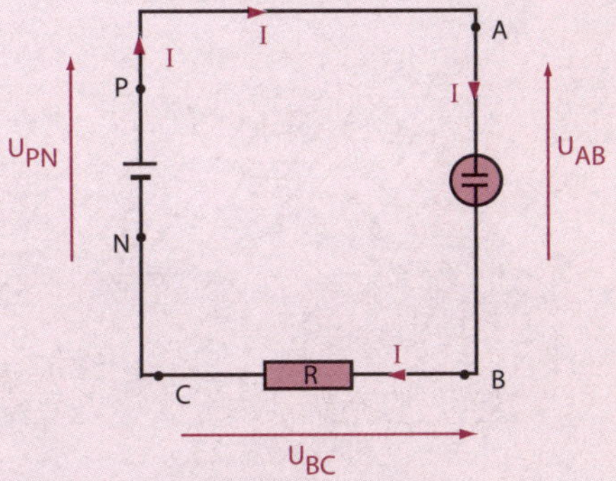

Figure 3.22

Remarque : le générateur est en convention générateur (les flèches représentant la tension et l'intensité sont dans le même sens) alors que l'électrolyseur et le conducteur ohmique sont en convention récepteur (les flèches représentant la tension et l'intensité sont dans des sens contraires).

1. Calcul de l'intensité I du courant

a) Expressions littérales des tensions U_{PN}, U_{AB} et U_{BC}.

- Pour le générateur : $U_{PN} = E - rI$
- Pour l'électrolyseur : $U_{AB} = E' + r'I$
- Pour le conducteur ohmique : $U_{BC} = RI$.

b) D'après la loi des mailles (maille NPABCNP), on a :

$$U_{PN} - U_{AB} - U_{BC} = 0$$

c) En remplaçant U_{PN}, U_{AB} et U_{BC} par leur expression, on a :

$$(E - rI) - (E' + r'I) - RI = 0$$

soit :

$$I = \frac{E - E'}{r + r' + R}$$

d) Numériquement : $I = \dfrac{9{,}0 - 1{,}0}{2{,}0 + 3{,}0 + 5{,}0} = 0{,}80$ A

2. Rendement de l'électrolyseur

a) La puissance dissipée par effet Joule dans l'électrolyseur est :

$$\mathcal{P}_J = r'.I^2$$

Soit numériquement $\mathcal{P}_J = 3{,}0 \times (0{,}80)^2 \simeq 1{,}9$ W.

b) Puissance chimique au niveau de l'électrolyseur :

$$\mathcal{P}_{\text{chimique}} = \mathcal{P}_u = E'.I$$

Soit numériquement $\mathcal{P}_{\text{chimique}} = \mathcal{P}_u = 1{,}0 \times (0{,}80) = 0{,}80$ W.

c) Le rendement est par définition :

$$\eta = \frac{E'}{U_{AB}} = \frac{\mathcal{P}_u}{\mathcal{P}_u + \mathcal{P}_J}$$

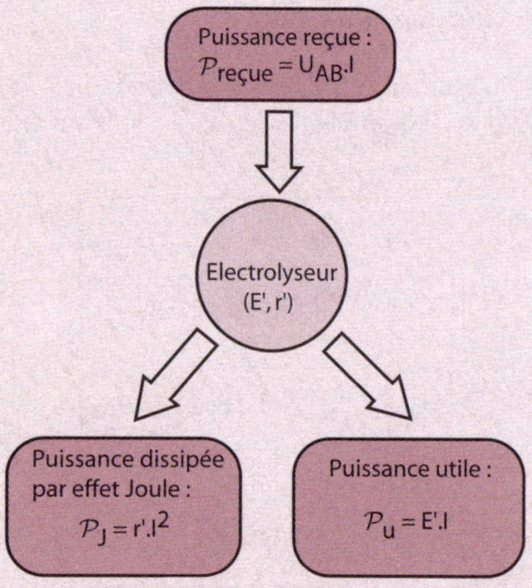

Figure 3.23

Bilan de puissances pour un électrolyseur :

$$\mathcal{P}_{reçue} = \mathcal{P}_u + \mathcal{P}_J$$

Numériquement :

$E' = 1{,}0$ V

$U_{AB} = 1{,}0 + 3{,}0 \times 0{,}80 = 3{,}4$ V

$\eta = \dfrac{1{,}0}{3{,}4} \times 100 = 29{,}4\%$

4

1. L'association des deux conducteurs ohmiques de résistance R_3 et R_4 est équivalente à un conducteur ohmique de résistance :

$$R_{eq} = \frac{R_3.R_4}{R_3 + R_4}$$

Le schéma équivalent du circuit est donc :

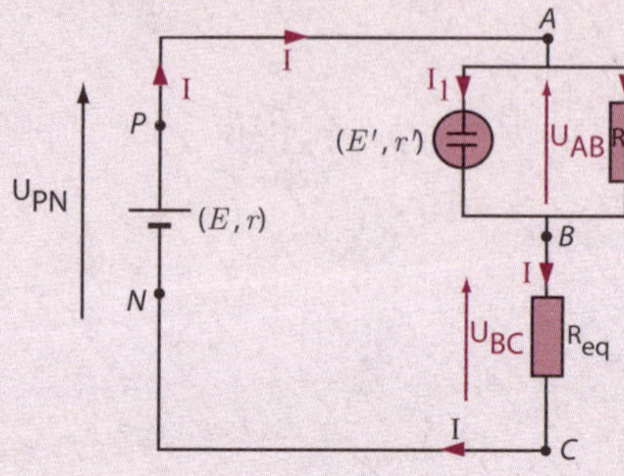

Figure 3.24

La loi d'Ohm appliquée pour les différents dipôles donne :

Pour la pile : $U_{PN} = E - rI$
pour l'électrolyseur : $U_{AB} = E' + r'I_1$
pour les conducteurs ohmique : $U_{AB} = R_2.I_2$ et
$U_{BC} = R_{eq}.I$

La loi d'additivité des tensions donne :

$$U_{PN} = U_{AB} + U_{BC}$$

Soit :

$$E - rI = (E' + r'I_1) + R_{eq}.I \qquad (1)$$

ou

$$E - rI = R_2.I_2 + R_{eq}.I \qquad (2)$$

Des équations (1) et (2) on détermine les expressions des intensités I_1 et I_2 en fonction de I :

$$I_1 = \frac{(E - E') - (r + R_{eq}).I}{r'}$$

$$I_2 = \frac{E - (r + R_{eq}).I}{R_2}$$

La loi des nœuds au point A s'écrit $I = I_1 + I_2$, d'où :

$$I = \frac{(E - E') - (r + R_{eq}).I}{r'} + \frac{E - (r + R_{eq}).I}{R_2}$$

Soit

$$I = \frac{(E - E')}{r'} - \frac{(r + R_{eq}).I}{r'} + \frac{E}{R_2} - \frac{(r + R_{eq}).I}{R_2}$$

En isolant I, on trouve :

$$I = \frac{\dfrac{(E - E')}{r'} + \dfrac{E}{R_2}}{1 + \dfrac{(r + R_{eq})}{r'} + \dfrac{(r + R_{eq})}{R_2}}$$

En remplaçant R_{eq} par $\dfrac{R_3.R_4}{R_3 + R_4}$, il vient :

$$I = \frac{\dfrac{(E - E')}{r'} + \dfrac{E}{R_2}}{1 + \left(\dfrac{R_3.R_4}{R_3 + R_4} + r\right)\left(\dfrac{1}{r'} + \dfrac{1}{R_2}\right)}$$

2. Application numérique

Pour $\begin{vmatrix} E = 9{,}0 \text{ V} ; r = 2{,}0\ \Omega \\ E' = 2{,}0 \text{ V} ; r' = 1{,}5\ \Omega \\ R_2 = 3{,}0\ \Omega ; R_3 = 10\ \Omega ; R_4 = 5{,}0\ \Omega \end{vmatrix}$, on a :

$$I = \frac{\dfrac{(9{,}0-2{,}0)}{1{,}5} + \dfrac{9{,}0}{3{,}0}}{1 + \left(\dfrac{10 \times 5{,}0}{10+5{,}0} + 2{,}0\right)\left(\dfrac{1}{1{,}5} + \dfrac{1}{3{,}0}\right)} = 1{,}21 \text{ A}$$

3. a) Puissance électrique fournie par le générateur :

$$\mathcal{P}_e(\text{générateur}) = U_{PN}.I = (E - rI).I$$

Numériquement :

$$\mathcal{P}_e\ (\text{générateur}) = (9{,}0 - 2{,}0 \times 1{,}21) \times 1{,}21 = 8{,}0 \text{ W}$$

b) Puissance électrique reçue par l'électrolyseur :

$$\mathcal{P}_e(\text{électrolyseur}) = U_{AB}.I_1 = (E' + r'I_1).I_1$$

Numériquement :

$$R_{eq} = \frac{10 \times 5{,}0}{10+5{,}0} \simeq 3{,}3\ \Omega$$

$$I_1 = \frac{(9{,}0-2{,}0) - (2{,}0+3{,}33) \times 1{,}21}{1{,}5} \simeq 0{,}36 \text{ A}$$

Par suite :

$$\mathcal{P}_e(\text{électrolyseur}) = (2{,}0 + 1{,}5 \times 0{,}36) \times 0{,}36 = 9{,}1.10^{-1} \text{ W}$$

c) Puissance dissipée par effet joule dans l'ensemble du circuit

Il y a conversion d'énergie par effet Joule dans :

le générateur : $\mathcal{P}_{J1} = rI^2$;
l'électrolyseur : $\mathcal{P}_{J2} = r'I_1^2$;
le conducteur ohmique de résistance R_2 : $\mathcal{P}_{J3} = R_2 I_2^2$;
le conducteur ohmique de résistance R_{eq} : $\mathcal{P}_{J4} = R_{eq} I^2$;
$\mathcal{P}_{J,\text{ totale}} = \mathcal{P}_{J1} + \mathcal{P}_{J2} + \mathcal{P}_{J3} + \mathcal{P}_{J4}$.

Application numérique :

$R_{eq} = 3{,}3\ \Omega$;

$$I_1 = \frac{(9{,}0-2{,}0) - (2{,}0+3{,}33) \times 1{,}21}{1{,}5} \simeq 0{,}36 \text{ A} ;$$

$$I_2 = \frac{9{,}0 - (2{,}0+3{,}3) \times 1{,}21}{3{,}0} \simeq 0{,}86 \text{ A} ;$$

$\mathcal{P}_{J1} = 2{,}0 \times (1{,}21)^2 \simeq 2{,}9$ W ;

$\mathcal{P}_{J2} = 1{,}5 \times (0{,}36)^2 \simeq 0{,}19$ W ;

$\mathcal{P}_{J3} = 3{,}0 \times (0{,}86)^2 \simeq 2{,}2$ W ;

$\mathcal{P}_{J4} = 3{,}3 \times (1{,}21)^2 \simeq 4{,}8$ W ;

$\mathcal{P}_{J,\text{ totale}} \simeq 10$ W.

4. L'énergie chimique stockée dans l'électrolyseur durant Δt est : $\mathcal{E}_{chim} = \mathcal{P}_{chim}.\Delta t$ avec $\mathcal{P}_{chim} = E'.I_1$

Numériquement : $\mathcal{E}_{chim} = 2{,}0 \times 0{,}36 \times 3\,600 = 2{,}6.10^3$ J.

5

1. La loi d'Ohm appliquée pour les différents dipôles donne :

Pour la pile : $U_{PN} = E - rI_1$
pour le moteur : $U_{AB} = E_1' + r'I_1$
pour le conducteur ohmique : $U_{CD} = R.I_1$

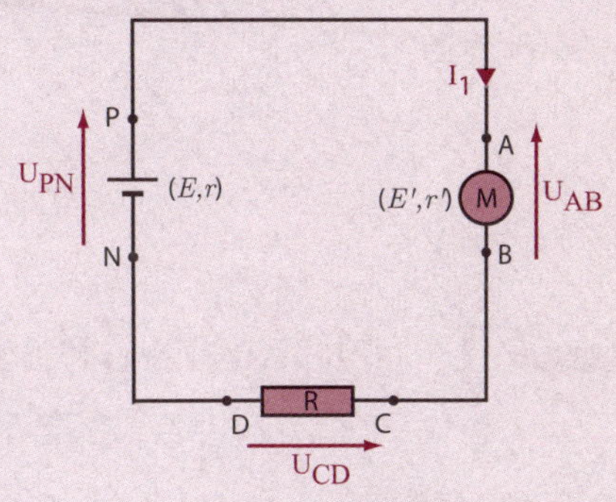

Figure 3.25

Comme $U_{PN} = U_{AB} + U_{CD}$ (d'après la loi d'additivité des tensions), alors :

$$E - rI_1 = E_1' + r'I_1 + R.I_1, \text{ soit } r' = \frac{(E - E_1') - (r+R)I_1}{I_1}$$

On empêche le moteur de tourner, donc $E_1' = 0$ et par suite :

$$r' = \frac{E - (r+R)I_1}{I_1}$$

Numériquement : $r' = \dfrac{24 - (1{,}2 + 4{,}8) \times 2{,}1}{2{,}1} = 5{,}4\ \Omega$.

2. Le moteur tourne, donc $E' = E_2' \neq 0$ et $I = I_2$.

D'où : $E - rI_2 = E_2' + r'I_2 + R.I_2$, soit $I_2 = \dfrac{E - E_2'}{r + r' + R}$

La puissance mécanique est $\mathcal{P}_{\text{mécanique}} = E_2' I_2$, soit :

$$\mathcal{P}_{\text{mécanique}} = E_2' \frac{E - E_2'}{r + r' + R}$$

Numériquement :

$$E_2' \times \frac{24 - E_2'}{11{,}4} = 7{,}9 \text{ ou encore } E_2'^2 - 24E_2' + 90 = 0 \quad (1)$$

(1) est une équation du second degré dont la variable est E_2'.

Le discriminant Δ est : $\Delta = (-24)^2 - 4 \times 90 = 216$.

Les solutions sont donc :

$$E_{2,1}' = \frac{24 - \sqrt{216}}{2} \simeq 4{,}7 \text{ V}$$

et

$$E_{2,1}' = \frac{24 + \sqrt{216}}{2} \simeq 19 \text{ V}.$$

4 Courants transitoires - Dipôles RC et RL

1. Notion de régime transitoire

Mise en évidence expérimentale

On considère le circuit de la figure ci-dessous (Fig.4.1) :

À l'instant $t = 0$, on ferme l'interrupteur K.
Les deux lampes L_1 et L_2 brillent instantanément.
Alors que la lampe L_2 conserve son éclat, la lampe L_1 s'éteint progressivement.

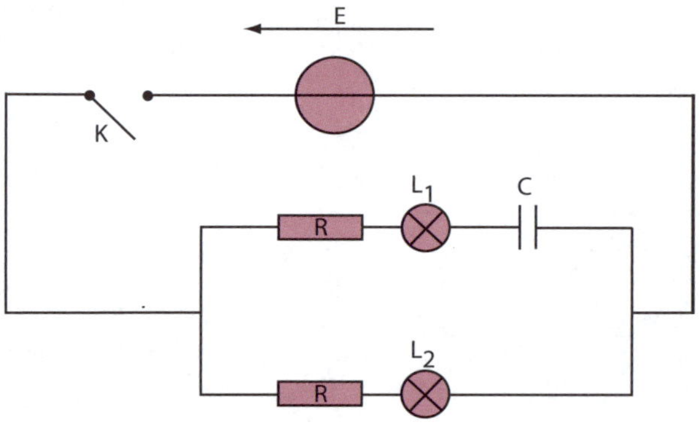

Figure 4.1

On distingue deux régimes :

• **un régime transitoire** au cours duquel on observe une évolution temporelle de l'éclat de L_1 ;

• **un régime permanent** pour lequel le condensateur se comporte comme un interrupteur ouvert.

2. Réponse d'un circuit R,C à un échelon de tension

Échelon de tension

Une source idéale de tension délivre un échelon de tension si la tension produite par la source est de la forme :

$$\begin{cases} e(t) = 0 \text{ pour } t < 0 \\ e(t) = E \text{ pour } t \geqslant 0 \end{cases} \quad (1)$$

La tension $e(t)$ passe instantanément de la valeur 0 à la valeur E. Cela ce produit, par exemple, lorsqu'on bascule l'interrupteur du circuit à $t = 0$.

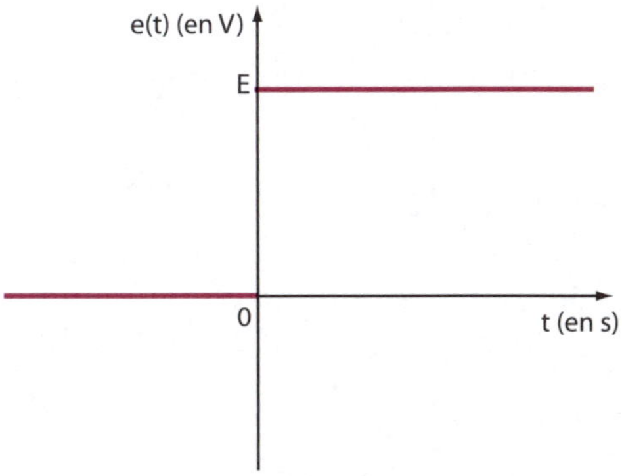

Figure 4.2

Charge d'un condensateur

On considère le circuit constitué d'un conducteur ohmique de résistance R en série avec un condensateur de capacité C : l'ensemble est soumis à une tension E (Fig. 4.3).

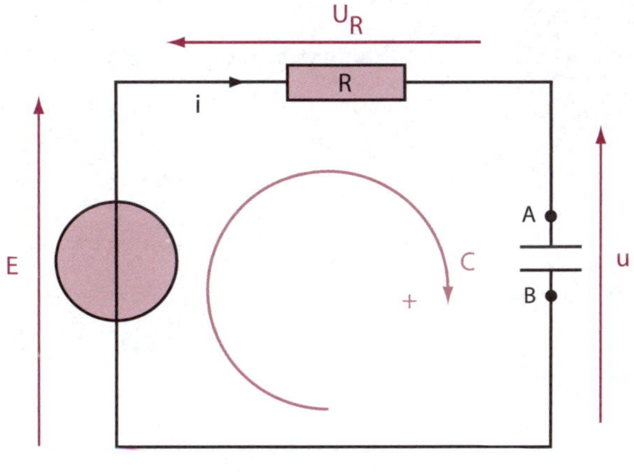

Figure 4.3

La tableau ci-dessous donne la charge et la tension aux bornes du condensateur :

instant	**charge de l'armature** (A)	**tension aux bornes du condensateur**
0	0	0
t	q	u avec $q = Cu$
$t + dt$	$q + dq$	$u + du$ avec $dq = Cdu > 0$

Établissement de l'équation différentielle

L'intensité du courant dans le circuit est telle que $i = \frac{|dq|}{dt}$, comme $dq > 0$ (au cours de la charge) alors $i = +\frac{dq}{dt}$.

Appliquons la loi de maille au circuit de charge (fig.4.3).

$E - u - U_R = 0$, soit :

$$u + U_R = E \tag{2}$$

Comme $U_R = Ri$ (d'après la loi d'Ohm), alors l'équation 4.2 devient :

$$u + Ri = E \tag{3}$$

Exprimons l'intensité i, du courant, en fonction de u, tension aux bornes du condensateur.

On a $i = +\frac{dq}{dt}$, et comme $q = cu$ alors $i = +C\frac{du}{dt}$ et $U_R = RC\frac{du}{dt}$.

En remplaçant U_R par son expression, l'équation 4.3 devient :

$$u + RC\frac{du}{dt} = E \quad \text{ou} \quad \frac{du}{dt} + \frac{1}{RC}u = \frac{E}{RC}$$

La constante de temps τ fournit un ordre de grandeur de la durée de réponse du dipôle. Elle caractérise la rapidité avec laquelle le régime permanent est atteint.

On pose $\tau = RC$: constante de temps du circuit

$$\frac{du}{dt} + \frac{1}{RC}u = \frac{E}{RC}$$
$$\underset{(\tau=RC)}{\frac{du}{dt} + \frac{1}{\tau}u = \frac{E}{\tau}} \tag{4}$$

Résolution de l'équation différentielle

L'équation 4.4 est une équation différentielle linéaire du premier ordre à coefficients constants et avec second membre.

Les solutions de l'équation 4.4 sont de la forme :

$$u = Ae^{\alpha t} + \beta$$

Si $u = Ae^{\alpha t} + \beta$ est solution de l'équation différentielle, elle doit donc satisfaire cette équation.

Comme $u = Ae^{\alpha t} + \beta$, alors $\frac{du}{dt} = A\alpha e^{\alpha t}$.

On injecte les expressions de u et $\frac{du}{dt}$ dans l'équation différentielle, d'où :

$$A\alpha e^{\alpha t} + \frac{1}{\tau}(Ae^{\alpha t} + \beta) = \frac{E}{\tau}$$

Soit :

$$Ae^{\alpha t}\left(\alpha + \frac{1}{\tau}\right) + \beta.\frac{1}{\tau} = \frac{E}{\tau}$$

L'égalité précédente est vraie quel que soit t si et seulement si :

$$\begin{array}{c} \alpha + \frac{1}{\tau} = 0 \\ \text{et} \\ \beta.\frac{1}{\tau} = \frac{E}{\tau} \end{array}, \quad \text{soit} \quad \begin{array}{c} \alpha = -\frac{1}{\tau} \\ \text{et} \\ \beta = E \end{array}$$

En remplaçant α et β par leur valeur il s'ensuit :

$$u = Ae^{-\frac{t}{\tau}} + E$$

Appliquons les conditions initiales à l'équation.
À la date $t = 0$, $u(0) = 0$, et par suite :

$$A + E = 0, \text{ soit } A = -E$$

Ainsi, $u = -Ee^{-\frac{t}{\tau}} + E$, soit :

$$u = E(1 - e^{-\frac{t}{\tau}}) \qquad (5)$$

Intensité du courant de charge

On a vu que, au cours de la charge du condensateur, l'intensité i du courant dans le circuit est donnée par : $i = +\frac{dq}{dt} = +C\frac{du}{dt}$

Comme $u = E(1 - e^{-\frac{t}{\tau}})$, alors $\frac{du}{dt} = +\frac{E}{\tau}e^{-\frac{t}{\tau}}$.

Ainsi :

$$i = C\frac{E}{\tau}e^{-\frac{t}{\tau}} = \frac{E}{R}e^{-\frac{t}{\tau}} = I_{\max}e^{-\frac{t}{\tau}}$$

La figure 4.4 donne l'évolution de la tension aux bornes du condensateur au cours de la décharge ainsi que l'intensité du courant dans le circuit.

L'intensité $i(t)$ présente une discontinuité en $t = 0$, alors que la tension $u(t)$ (ou la charge $q(t)$) est continue.

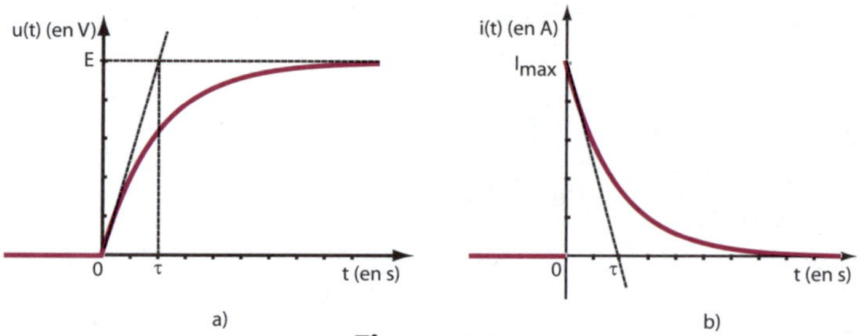

Figure 4.4

Énergie dissipée par effet joule

L'énergie dissipée par effet joule dans le conducteur ohmique de résistance R est :

$$\mathcal{E}_J = \int_0^{\infty} Ri^2 dt = R\int_0^{\infty}\left(\frac{E}{R}e^{-\frac{t}{\tau}}\right)^2 dt = \frac{E^2}{R}\int_0^{\infty} e^{-2\frac{t}{\tau}}dt = \frac{E^2}{R}\left[-\frac{\tau}{2}e^{-2\frac{t}{\tau}}\right]_0^{\infty}$$

Comme $\tau = RC$, cela entraîne :

$$\mathcal{E}_J = \frac{E^2}{R}\left(-\frac{RC}{2}\right)(0-1) = \frac{1}{2}CE^2 = \frac{1}{2}QE$$

avec $Q = CE$: charge finale du condensateur.

Décharge du condensateur

Initialement le condensateur est chargé sous la d.d.p. $E = V_A - V_B > 0$.

L'armature (A) porte la charge $Q_A = Q_0 = CE$, et l'armature (B) une charge $Q_B = -Q_0$.

À $t = 0$, on relie les armatures du condensateur à un conducteur ohmique de résistance R.

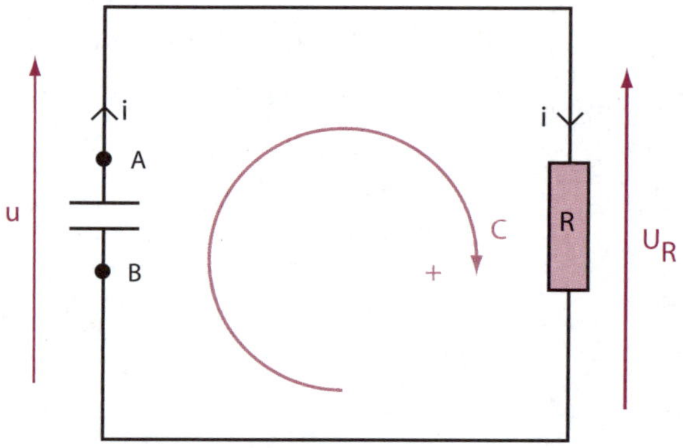

Figure 4.5

La tableau ci-dessous donne la charge et la tension aux bornes du condensateur :

instant	charge de l'armature (A)	tension aux bornes du condensateur
0	Q_0	E avec $Q_0 = CE$
t	q	u avec $q = Cu$
$t + dt$	$q + dq$	$u + du$ avec $dq = Cdu < 0$

- **Équation différentielle de décharge**

L'intensité du courant dans le circuit est telle que $i = \dfrac{|dq|}{dt}$; comme $dq < 0$ (au cours de la décharge), alors $i = -\dfrac{dq}{dt}$.

Appliquons la loi de maille au circuit de décharge (Fig.4.5) : $u - U_R = 0$.

Soit :

$$u + U_R = 0 \qquad (6)$$

Comme $U_R = Ri$ et $i = -\dfrac{dq}{dt} = -C\dfrac{du}{dt}$, alors l'équation 4.6 devient :

$$u + RC\frac{du}{dt} = 0 \text{ ou } \frac{du}{dt} + \frac{1}{\tau}u = 0 \qquad (7)$$

- **Évolution de la tension $u(t)$**

L'équation 4.7 est une équation différentielle du premier ordre à coefficients constants et sans second membre.

Si à $t = 0$, $u = E$, alors :

$$u(t) = Ee^{-\frac{t}{\tau}}$$

- **Intensité du courant dans le circuit**

Comme $i = -\dfrac{dq}{dt} = -C\dfrac{du}{dt}$ alors :

$$i(t) = I_{\max}e^{-\frac{t}{\tau}} \text{ avec } I_{\max} = \frac{E}{R}$$

Remarque : Le sens du courant, au cours de la décharge, est le sens contraire de celui de la charge. Il faut donc changer le signe de l'intensité du courant de décharge.

La figure 4.6 donne les évolutions de $u(t)$ et $i(t)$: tension et intensité du courant de décharge.

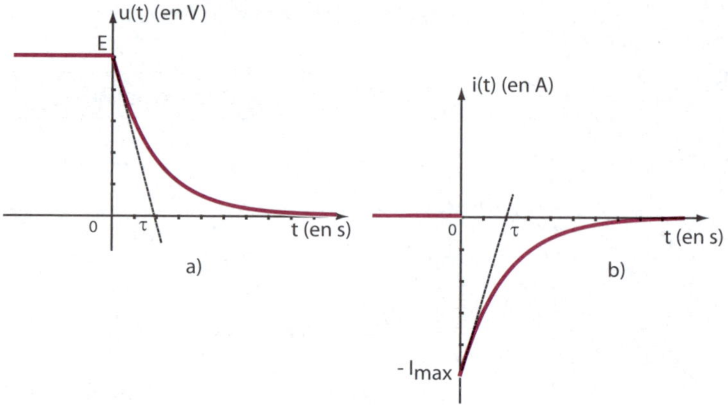

Figure 4.6

3. Réponse d'un circuit R,L à un échelon de tension

Bobine d'induction

Nous admettrons que la tension u aux bornes d'une bobine idéale ($r = 0$) et l'intensité i du courant qui la traverse vérifient la relation :

$u = L\dfrac{di}{dt}$	u : tension aux bornes de la bobine en volt (V) L : inductance de la bobine en henry (H) i : intensité du courant en ampère (A)	(8)

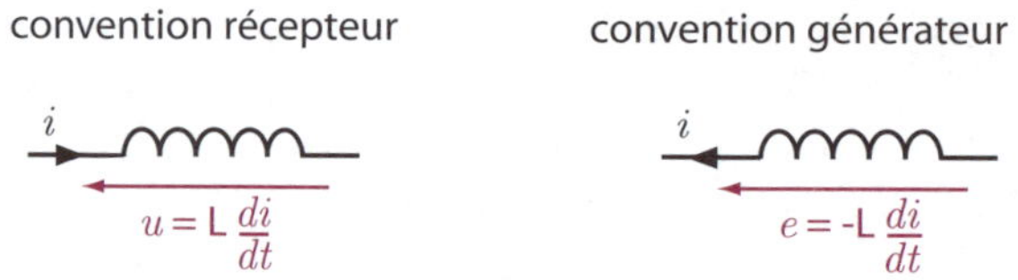

Figure 4.7

Cas d'une bobine réelle : c'est l'association en série d'une bobine idéale et d'un conducteur ohmique de résistance r.

La tension aux bornes de la bobine s'écrit :

$$u = L\frac{di}{dt} + ri$$

u : en volt (V)
L : en henry (H)
i : en ampère (A)
r : en ohm (Ω)

Réponse d'un circuit R,L

On considère le circuit de la figure 4.8.

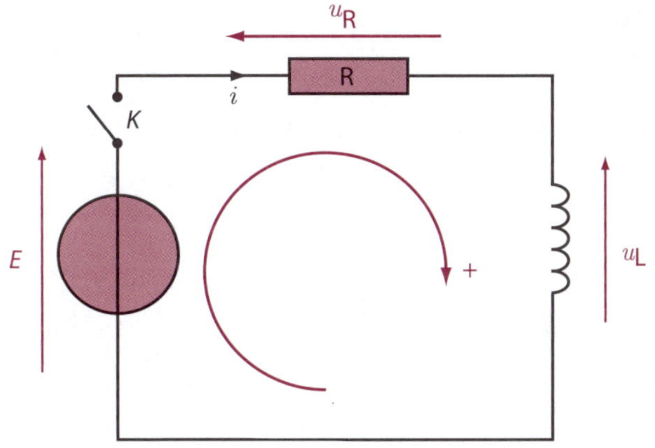

Figure 4.8

À l'instant $t = 0$, on ferme l'interrupteur K. Le circuit R, L est donc soumis à la tension E.

Appliquons la loi des mailles au circuit , pour $t \geqslant 0$: $E - u_R - u_L = 0$

Comme $u_L = L\frac{di}{dt}$ (cas d'une bobine idéale) et $u_R = Ri$, on en déduit :

$$L\frac{di}{dt} + ri = E$$

En posant $\tau = \frac{L}{R}$: constante de temps du circuit R, L, on obtient l'équation différentielle à laquelle obéit $i(t)$, intensité du courant dans le circuit :

$$\frac{di}{dt} + \frac{1}{\tau}i = \frac{E}{L} \qquad (9)$$

L'équation 4.9 est une équation différentielle du premier ordre, qui donne après intégration :

$$i(t) = \underbrace{Ae^{-\frac{t}{\tau}}}_{\text{(solution générale de l'équation sans second membre)}} + \underbrace{B}_{\text{(solution particulière)}}$$

• Pour $i = cste$, l'équation 4.10 donne :

$$\underbrace{i_p}_{\text{(solution particulière)}} = B = \tau\frac{E}{L} = \frac{E}{R}$$

• En appliquant les conditions initiales, à $t = 0$, $i = 0$, on déduit :

$$A = -B = -\frac{E}{R}.$$

La solution cherchée s'écrit donc :

$$i(t) = \frac{E}{R}(1 - e^{-\frac{t}{\tau}}) \quad \text{avec} \quad \tau = \frac{L}{R} \tag{10}$$

• Tension aux bornes de la bobine

Comme $u_L = L\dfrac{di}{dt}$ et $i = \dfrac{E}{R}(1 - e^{-\frac{t}{\tau}})$, on en déduit :

$$u_L = L\frac{E}{R}\left(0 + \frac{1}{\tau}e^{-\frac{t}{\tau}}\right) = \frac{EL}{R\tau}e^{-\frac{t}{\tau}},$$

soit

$$u_L = Ee^{-\frac{t}{\tau}} \tag{11}$$

Énergie emmagasinée par une bobine

La puissance électrique consommée par la bobine est : $\mathcal{P} = ui$.

Comme $u = L\dfrac{di}{dt}$, alors $\mathcal{P} = Li\dfrac{di}{dt}$.

L'énergie emmagasinée dans la bobine pendant la durée dt s'écrit :

$$d\mathcal{E} = \mathcal{P}dt = Lidi.$$

Par conséquent :

$\mathcal{E}$ représente l'énergie électromagnétique emmagasinée par la bobine à la date t.

$$\mathcal{E} = \int_0^{\mathcal{E}} d\mathcal{E} = \int_0^t Lidi = \frac{1}{2}Li^2 \tag{12}$$

QCM

1 On réalise le montage représenté sur la figure 4.9.

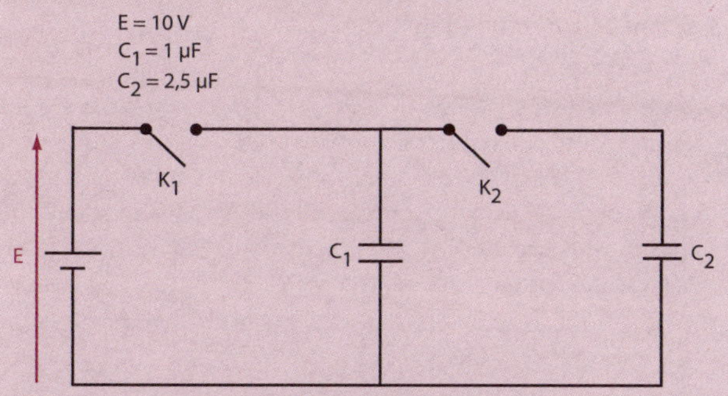

Figure 4.9

1. On bascule l'interrupteur en position 1 :

❑ **a)** la tension aux bornes du condensateur de capacité C_1 est $u_{C_1} = 10$ V ;

❑ **b)** la charge du condensateur est $Q_1 = 10^{-6}$ C,

❑ **c)** l'énergie emmagasinée par ce condensateur est $\mathcal{E}_1 = 5.10^{-5}$ J ;

2) On bascule l'interrupteur en position 2 :

❑ **a)** les charges de chacun des deux condensateurs sont : $Q'_1 = 5\ \mu$C, $Q'_2 = 5\ \mu$C ;

❑ **b)** l'énergie totale des deux condensateurs est de 5.10^{-5} J.

2 Pour charger un condensateur de capacité $C = 1\ \mu$F, on réalise le circuit de la figure 4.10.

Le circuit comprend un générateur, de résistance interne nulle, délivrant une tension constante $U_{PN} = E$, un conducteur ohmique de résistance R et le condensateur de capacité C initialement déchargé. À l'instant $t = 0$, on ferme l'interrupteur K. Les variations de la charge q de l'armature A sont données par la courbe de la figure 4.11.

❑ **a)** La f.é.m. E du générateur vaut 10 V.

❑ **b)** L'intensité du courant dans le circuit à la date t est donnée par le coefficient directeur de la tangente au point de la courbe d'abscisse t.

❑ **c)** À la date $t = 0$, l'intensité du courant dans le circuit est $i_0 = 10$ mA.

❑ **d)** La valeur de la résistance R est de 10 kΩ.

❑ **e)** L'énergie stockée dans le condensateur, pour un temps infiniment lent, vaut 5.10^{-5} J.

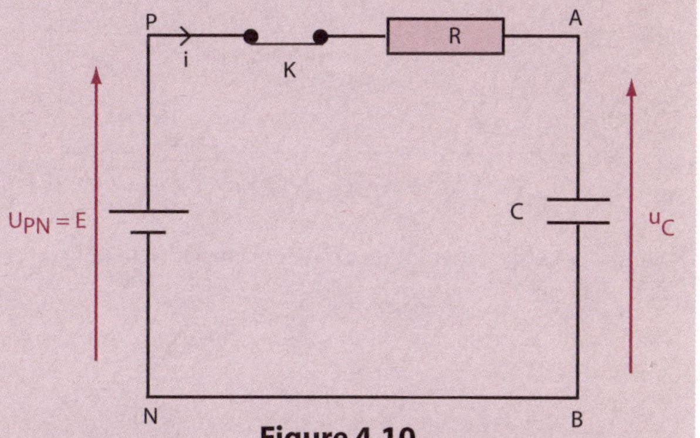

Figure 4.10

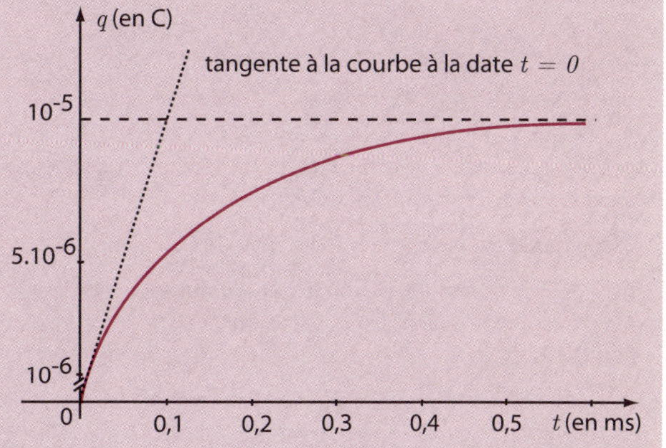

Figure 4.11

Exercices

1. Concours Kiné ASSAS 2007

On considère le montage électrique représenté sur la figure ci-dessous (Fig 4.12) :

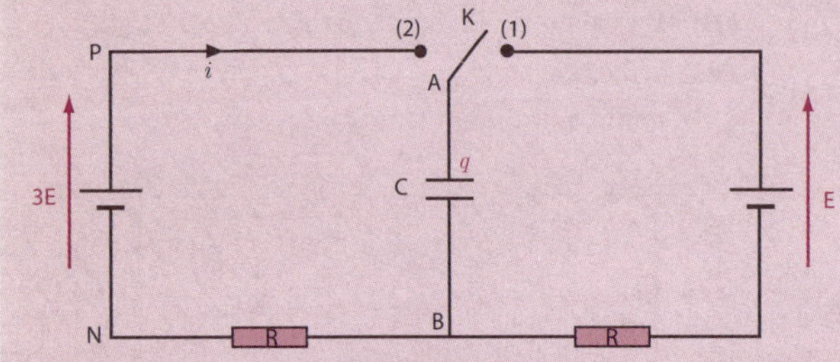

Figure 4.12

On notera C la capacité du condensateur et R la résistance des résistors.

Dans tout le problème on étudiera la charge q portée par l'armature A du condensateur.

Dans un premier temps, on charge le condensateur sous une tension E (l'interrupteur K est en position (1) depuis très longtemps).

1. Donner l'expression de la charge Q_0 prise par l'armature A.

À l'instant $t = 0$ on bascule K en position (2) de telle sorte que le condensateur se trouve relié à un générateur de tension idéal de force électromotrice $3E$.

2. a) Quelle est la charge initiale $q(0)$ de l'armature A ?

b) Lorsque K est en position (2) depuis très longtemps, quelle est l'expression de la charge finale $q_{(\infty)}$ du condensateur ?

3. a) Exprimer l'intensité $i(t)$ du courant et les tensions $u_{AB}(t)$ et $u_{BN}(t)$ en fonction de $q(t)$ et de $\dfrac{dq}{dt}$.

b) En déduire l'équation différentielle à laquelle obéit $q(t)$.

c) La solution de cette équation différentielle est de la forme $q(t) = A + Be^{-\frac{t}{\tau}}$ où A, B et τ sont des constantes.

En utilisant les résultats de la question 2, exprimer A et B en fonction des données du problème. Comment se nomme τ ? Donner son expression.

d) Représenter le graphe de $q(t)$. Faire figurer la constante τ.

4. a) Quelle est l'expression de l'intensité $i(t)$ du courant ? Préciser la valeur initiale de celle-ci.

b) Représenter le graphe de $i(t)$. Faire figurer la constante τ.

2. Décharge d'un condensateur à travers un condensateur

Un condensateur de capacité $C_1 = 10\ \mu$F est chargé sous une tension constante $E = 50$ V. Dès que la charge est terminée, on sépare le condensateur de la source de tension et on connecte ses armatures à celles d'un condensateur non chargé de capacité $C_2 = 30\ \mu$F monté en série avec un conducteur ohmique de résistance R_2 (Fig 4.13).

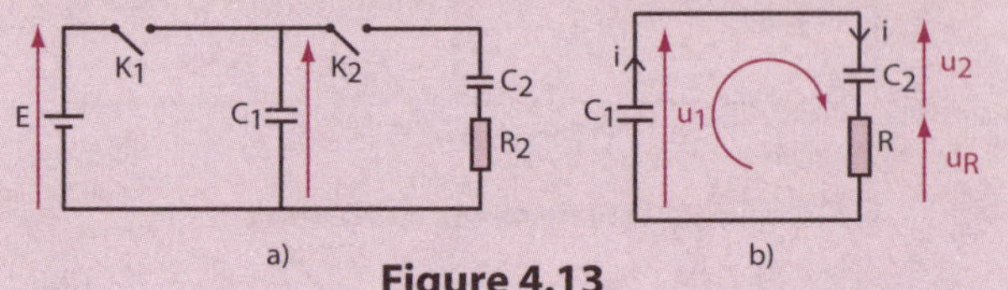

Figure 4.13

Déterminer :

1. La tension finale aux bornes des deux condensateurs ;

2. La charge finale de chaque condensateur ;

3. L'énergie finale emmagasinée dans les deux condensateurs. La comparer à l'énergie initiale emmagasinée dans le condensateur de capacité C_1.

3. Charge et décharge d'un condensateur

Un dipôle AB comporte un générateur de tension de f.é.m. E et un interrupteur K_1. On monte en série avec ce dipôle AB une résistance R_1 et un ensemble de condensateurs de capacité C_1 (Fig. 4.14).

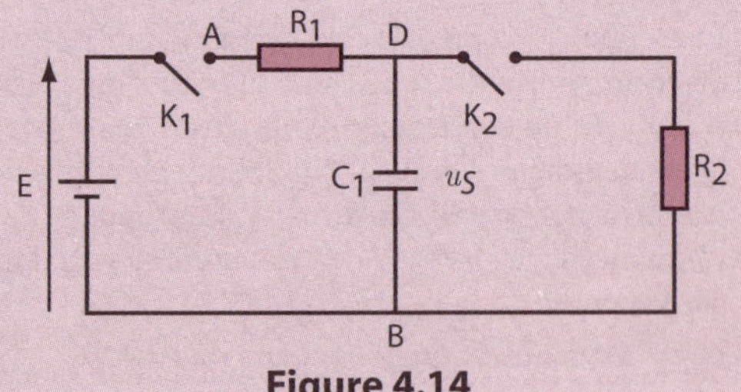

Figure 4.14

1. À l'instant $t = 0$, on ferme l'interrupteur K_1.

a) Quels sont les comportements du condensateur à l'instant $t = 0$, puis au bout d'un temps très long?

En déduire les valeurs correspondantes de u_S, de l'intensité i et de la charge du condensateur de capacité C_1.

b) On pose $\tau_1 = R_1C_1$.

Pour $t > 0$:

b1) Écrire l'équation différentielle à laquelle obéit u_S.

b2) Indiquer l'unité de τ_1.

b3) Établir l'expression de $u_S(t)$ et donner l'allure de la courbe en précisant :

- l'asymptote ;
- les coordonnées de l'intersection de la tangente à l'origine et de l'asymptote.

Application numérique : $R_1 = 1\ \text{k}\Omega$, $C_1 = 1\ \mu\text{F}$ et $E = 10$ V.

2. Une fois le condensateur de capacité C_1 complétement chargé, on ouvre l'interrupteur K_1 et on ferme l'interrupteur K_2. On choisira à cet instant $t = 0$. Le condensateur se décharge dans le circuit à travers la résistance R_2.

a) Établir l'équation différentielle à laquelle obéit la charge $q(t)$ (charge du condensateur à l'instant t).

b) Calculer le temps au bout duquel la charge du condensateur devient égale à Q_0/e (e base des logarithmes népériens et Q_0 charge du condensatuer à $t = 0$).

c) Déterminer la loi de variation en fonction du temps, de l'intensité i du courant de décharge à travers la résistance R_2.

4. Circuit RL

On réalise le circuit comportant, en série, un conducteur ohmique ($R = 4{,}7\ \text{k}\Omega$), une bobine (résistance r très faible négligeable devant R, $L = 50$ mH), un générateur idéal de tension ($E = 6$ V) et un interrupteur K.

À $t = 0$ on ferme l'interrupteur K.

1. Faire un schéma du circuit où l'on indiquera le sens du courant et où l'on notera les tensions u_{bob}, tension aux bornes de la bobine, la tension u_R,tension aux bornes du conducteur ohmique, en mettant en convention récepteur ces deux dipôles.

2. Établir l'équation différentielle vérifiée par i, intensité du courant dans le circuit.

3. a) Déterminer l'expression de τ pour que la fonction du temps suivante :

$$i = \frac{E}{R}\left(1 - e^{-\frac{t}{\tau}}\right)$$

soit la solution de l'équation différentielle précédente.

b) Donner le nom de τ et calculer sa valeur.

c) Montrer que la tension aux bornes de la bobine est :

$$u_{bob} = E.e^{-\frac{t}{\tau}}$$

On considère généralement que le régime permanent est atteint au bout de 5τ.

Quelle est alors l'intensité du courant en régime permanent ?

d) Quel rôle a joué la bobine durant la phase $0 < t < 5\tau$ et quel nom donne-t-on au régime de fonctionnement du circuit pendant cette phase ?

5. Circuit RC, énergie emmagasinée par un condensateur

Un condensateur de capacité $C = 5\ \mu$F est initialement chargé sous une tension U_0. On étudie expérimentalement la décharge de ce condensateur dans un conducteur de résistance R réglable en réalisant les jonctions indiquées sur le schéma (Fig. 4.15).

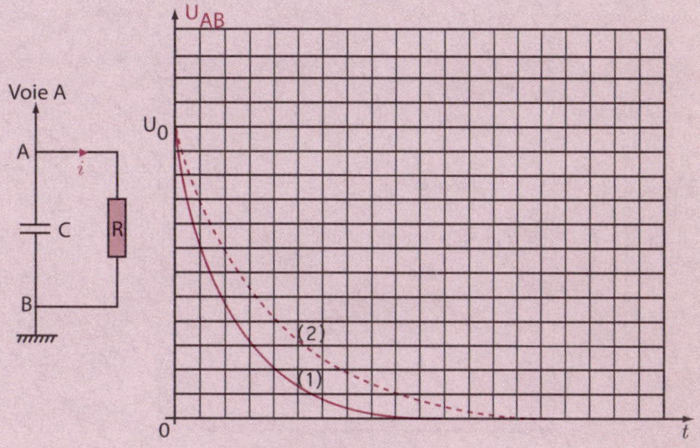

Figure 4.15

L'oscillographe est utilisé en balayage avec les réglages suivants :

- base de temps : 1 ms/div ;
- voie A : 0, 5 V/div.

On prend comme instant $t = 0$, l'instant où l'on ferme le circuit de décharge.

1. Établir, à tout instant, au cours de la décharge, la relation liant i (intensité du courant de décharge) et la dérivée première de u_{AB} par rapport au temps.

En déduire l'équation différentielle :

$$u + RC\frac{du}{dt} = 0, \text{ où } u = u_{AB}.$$

2. Ayant utilisé un conducteur de résistance $R_1 = 500\ \Omega$, on a obtenu sur l'écran de l'oscillographe la courbe 1. On remplace ce premier conducteur de résistance R_1 par un second de résistance R_2; on charge à nouveau le condensateur sous la tension U_0 et on obtient alors, sur l'écran de l'oscillographe, la courbe 2. Déduire de l'examen des deux courbes quelle est la plus grande des deux résistances.

3. a) Déterminer, pour $R = R_1$, la valeur numérique de l'énergie apparue sous forme de chaleur dans le conducteur lorsque la décharge est terminée. Cette énergie est-elle modifiée lorsqu'on utilise la résistance R_2 ? (Justifier la réponse).

b) Pour $R = R_2$ quelle est la valeur numérique de l'énergie apparue sous forme de chaleur dans le conducteur à la date $t = 4$ ms ?

Cette énergie est-elle modifiée lorsqu'on utilise la résistance R_1 ? (Justifier la réponse).

6. Dipôle RL soumis à une tension en dents de scie

Une bobine de résistance négligeable et d'inductance L est montée en série avec un conducteur ohmique de résistance $R = 1{,}0\ \text{k}\Omega$. L'ensemble est alimenté par un générateur de signaux basses fréquences délivrant une tension périodique triangulaire. À l'aide d'un oscilloscope bicourbe, on visualise les tensions $u_{AM}(t)$ et $u_{BM}(t)$ (Fig. 4.16).

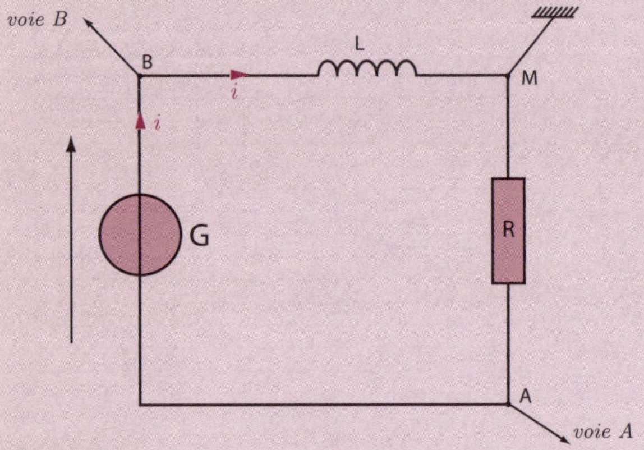

Figure 4.16

Après avoir réglé les niveaux zéros des deux voies, on obtient les oscillogrammes de la figure 4.17.

1. On appelle i l'intensité instantanée du courant qui traverse le circuit ; son sens positif de circulation est indiquée sur la figure 4.16.

a) Le GBF utilisé doit avoir une certaine particularité. Laquelle ? Justifier la réponse.

b) Exprimer littéralement la tension u_{BM} en fonction de i et de L.

c) À partir du circuit de la figure 4.16, montrer que $u_{AM} = -Ri$.

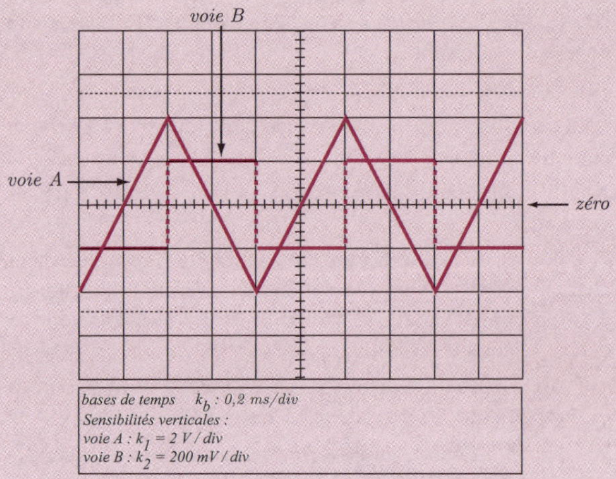

Figure 4.17

d) Déduire des expressions précédentes u_{BM} et u_{AM} que :

$$u_{BM} = -\frac{L}{R}\frac{du_{AM}}{dt}$$

e) Justifier la forme de l'oscillogramme de la voie B par rapport à celle de l'oscillogramme de la voie A.

2. Les réglages de l'oscilloscope sont :

- Voie A : 2 V/ div
- Voie B : 200 mV/div
- Base de temps : 0,2 ms/div
- La ligne médiane horizontale de l'écran correspond à 0 V.

À partir des oscillogrammes :

a) calculer la période et la fréquence des tensions observées ;

b) calculer les valeurs entre lesquelles varient ces tensions ;

c) en justifiant le raisonnement, calculer la valeur de l'inductance L.

Corrigés

QCM

1 **1. Bonnes réponses : 1.a, 1.c**

En régime permanent, $u_{C1} = E$. Comme $E = 10$ V, alors $u_{C1} = 10$ V.
La charge Q est telle que : $Q = C_1.u_{C1}$, soit numériquement $Q = 1.10^{-6} \times 10 = 1.10^{-5}$ C.
L'énergie emmagasinée est $\mathcal{E}_1 = \frac{1}{2}C_1 u_{C1}^2$,

soit numériquement : $\mathcal{E}_1 = \frac{1}{2} \times 1.10^{-6} \times 10^2 = 5.10^{-5}$ J.

Lorsqu'on bascule l'interrupteur en position (2), on a une décharge du condensateur de capacité C_1 à travers le condensateur de capacité C_2.
Lorsqu'on relie le condensateur chargé au condensateur déchargé, le premier condensateur se décharge partiellement jusqu'à ce que l'état d'équilibre soit atteint. La tension finale U atteinte dans ce nouvel état d'équilibre est la même aux bornes des deux condensateurs.
Soient Q'_1 et Q'_2 les nouvelles charges des deux condensateurs.
La conservation de la charge impose :

$$Q_1 = Q'_1 + Q'_2, \quad \text{soit :} \quad C_1 E = C_1 U + C_2 U.$$

Il en résulte donc :

$$U = \frac{C_1}{C_1 + C_2} E.$$

Application numérique :

$$U = \frac{1,0}{1 + 2,5} \times 10 \simeq 2,86 \text{ V}.$$

2. Les charges finales sont :

$$\begin{cases} Q'_1 = C_1 U \\ Q'_2 = C_2 U \end{cases}$$

Application numérique :

$$\begin{cases} Q'_1 = 1.10^{-6} \times 2,86 = 2,86.10^{-6} \text{ C} \\ Q'_2 = 2,5.10^{-6} \times 2,86 = 7,15.10^{-6} \text{ C} \end{cases}$$

3. L'énergie finale emmagasinée dans les deux condensateurs est :

$$\mathcal{E}_f = \frac{1}{2}C_1 U^2 + \frac{1}{2}C_2 U^2 = \frac{1}{2}(C_1 + C_2)U^2.$$

L'énergie initiale emmagasinée par le condensateur de capacité C_1 est :

$$\mathcal{E}_i = \frac{1}{2}C_1 E^2.$$

Numériquement :

$$\begin{cases} \mathcal{E}_i = \frac{1}{2} \times 1,0.10^{-6} \times 10^2 = 5,0.10^{-5} \text{ J} \\ \mathcal{E}_f = \frac{1}{2} \times 3,5.10^{-6} \times 2,86^2 = 1,43.10^{-5} \text{ J} \end{cases}$$

L'énergie perdue par les condensateurs est $\mathcal{E}_{perdue} = 3,6.10^{-5}$ J.
Cette énergie a été transformée en chaleur dans la résistance du circuit lors de la décharge partielle du premier condensateur.

2 **Bonnes réponses : a, b, e**

La charge finale du condensateur est $Q_f = CE$, soit $E = \frac{Q_f}{C}$.
Numériquement :

$$E = \frac{10^{-5}}{1.10^{-6}} = 10 \text{ V}$$

Par définition : $i = \frac{dq}{dt}$. L'intensité i représente donc la pente de la tangente à courbe $q = f(t)$.

$$i = \frac{10^{-5}}{0,1.10^{-3}} = 0,1 \text{ A}, \quad \text{soit} \quad 100 \text{ mA}.$$

Comme $\tau = RC$, alors $R = \frac{\tau}{C}$.
Graphiquement : $\tau = 0,1$ ms.
Ainsi $R = \frac{0,1.10^{-3}}{1.10^{-6}} = 100\ \Omega$

$$\mathcal{E} = \frac{1}{2}CE^2, \quad \text{soit} \quad \mathcal{E} = \frac{1}{2}1.10^{-6} \times 10^2 = 5.10^{-5} \text{ J}$$

Exercices

1 **1.** À l'instant $t = 0$, le condensateur étant complètement déchargé, on a donc $Q_0 = 0$ et $u_C(0) = u_{AB}(0) = 0$.
Pour un temps infiniment long ($t \longrightarrow \infty$), le condensateur est complètement chargé, soit $Q_0 = CE$ et $u_C = E$.

2. a) À l'instant $t = 0$, on bascule l'interrupteur en position (2). La charge initiale de l'armature A est donc $q(0) = Q_0 = CE$.

b) Pour un temps infiniment long, la charge finale est $q_{(\infty)} = C \times 3E = 3CE$.

3. a) Le condensateur est en convention récepteur, donc :

$$i = \frac{dq}{dt}$$

Tensions :

$$u_C = u_{AB} = \frac{q}{C}$$

et

$$u_{BN} = u_R = Ri = R\frac{dq}{dt}$$

La loi des mailles, appliquée au circuit , donne $3E - u_{AB} - u_{BN} = 0$, soit :

$$3E - \frac{q}{C} - R\frac{dq}{dt} = 0 \text{ ou encore } \frac{dq}{dt} + \frac{1}{RC}q = 3\frac{E}{R}$$

c) La solution de l'équation différentielle s'écrit sous la forme :

$$q(t) = A + Be^{-\frac{t}{\tau}} \text{ avec } \frac{dq}{dt} = -\frac{1}{\tau}Be^{-\frac{t}{\tau}}$$

En injectant les expressions de $q(t)$ et celle de $\frac{dq}{dt}$ dans l'équation différentielle, on obtient :

$$-\frac{1}{\tau}Be^{-\frac{t}{\tau}} + \frac{1}{RC}\left(A + Be^{-\frac{t}{\tau}}\right) = 3\frac{E}{R}$$

soit :

$$Be^{-\frac{t}{\tau}}\left(\frac{1}{RC} - \frac{1}{\tau}\right) + \frac{A}{RC} = 3\frac{E}{R}$$

L'égalité précédente est vraie quel que soit t si et seulement si :

$$\frac{1}{RC} - \frac{1}{\tau} = 0 \text{ et } \frac{A}{RC} = 3\frac{E}{R}, \text{ soit } \tau = RC \text{ et } A = 3EC$$

La solution cherchée s'écrit donc :

$$q(t) = 3EC + Be^{-\frac{t}{\tau}} \text{ avec } \tau = RC$$

Appliquons à présent les conditions initiales :
À $t = 0$, $q(0) = Q_0 = CE$, d'où $q(0) = 3EC + B = CE$, soit $B = -2CE$.

Conclusion :

$$q(t) = 3EC - 2CEe^{-\frac{t}{\tau}} = CE(3 - 2e^{-\frac{t}{\tau}})$$

avec $\tau = RC$: constante de temps du circuit.

d) À $t = \tau$, $q(\tau) = CE(3 - 2e^{-1}) \simeq 2{,}26.CE$.

4. a) Comme $i = \frac{dq}{dt}$ et $q(t) = CE(3 - 2e^{-\frac{t}{\tau}})$, alors :

$$i = \frac{2CE}{\tau}e^{-\frac{t}{\tau}} = 2\frac{E}{R}e^{-\frac{t}{\tau}}$$

À $t = 0$, $i(0) = 2\frac{E}{R}$

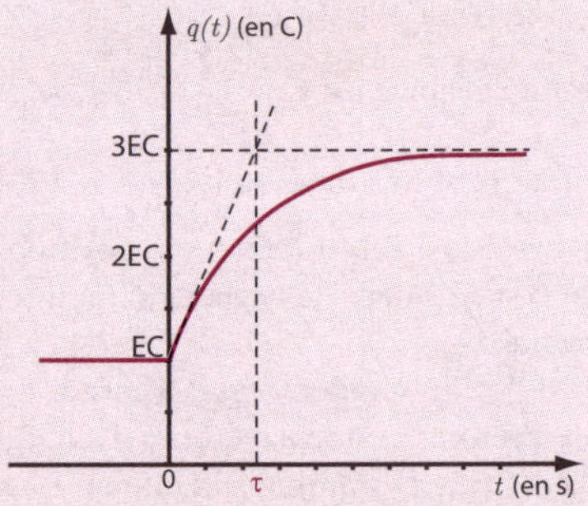

Figure 4.18

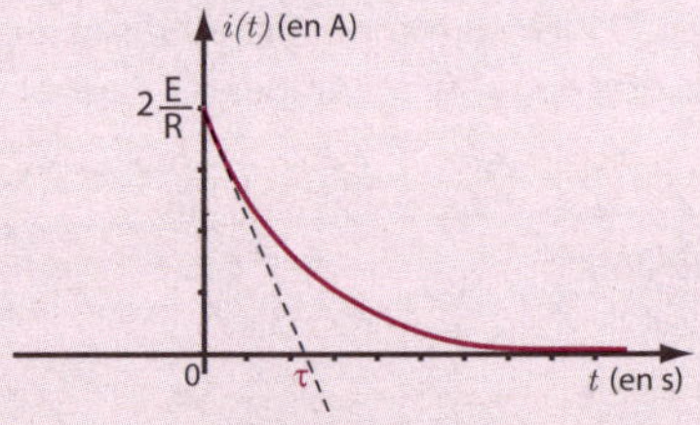

Figure 4.19

2 **1.** La charge initiale emmagasinée par le condensateur de capacité C_1 est $Q_1 = C_1E$.
Lorsqu'on relie le condensateur chargé au condensateur déchargé, le premier condensateur se décharge partiellement jusqu'à ce que l'état d'équilibre soit atteint. La tension finale U atteinte dans ce nouvel état d'équilibre est la même aux bornes des deux condensateurs.
Soient Q'_1 et Q'_2 les nouvelles charges des deux condensateurs.
La conservation de la charge impose : $Q_1 = Q'_1 + Q'_2$, soit :

$$C_1E = C_1U + C_2U.$$

Il en résulte donc : $U = \frac{C_1}{C_1 + C_2}E$.

Application numérique : $U = \frac{10}{10 + 30} \times 50 = 12{,}5$ V.

2. Les charges finales sont :

$$\begin{cases} Q_1' = C_1U \\ Q_2' = C_2U \end{cases}$$

Application numérique :

$$\begin{cases} Q_1' = 10.10^{-6} \times 12{,}5 = 1{,}25.10^{-4}\ \text{C} \\ Q_2' = 30.10^{-6} \times 12{,}5 = 3{,}75.10^{-4}\ \text{C} \end{cases}$$

3. L'énergie finale emmagasinée dans les deux condensateurs est :

$$\mathcal{E}_f = \frac{1}{2}C_1U^2 + \frac{1}{2}C_2U^2 = \frac{1}{2}(C_1 + C_2)U^2.$$

L'énergie initiale emmagasinée par le condensateur de capacité C_1 est :

$$\mathcal{E}_i = \frac{1}{2}C_1E^2.$$

Numériquement :

$$\begin{cases} \mathcal{E}_i = \dfrac{1}{2} \times 10.10^{-6} \times 50^2 = 12{,}5\ \text{mJ} \\ \mathcal{E}_f = \dfrac{1}{2} \times 40.10^{-6} \times 20^2 = 8{,}0\ \text{mJ} \end{cases}$$

L'énergie perdue par les condensateurs est $\mathcal{E}_{perdue} = 4{,}5$ mJ. Cette énergie a été transformée en chaleur dans la résistance lors de la décharge partielle du premier condensateur.

Complément.

Donner la loi d'évolution de l'intensité du courant dans le circuit.

On a :

$$\begin{cases} q_1' + q_2' = Q_1 & \text{(Conservation de la charge)} \\ \dfrac{q_1'}{C_1} - \dfrac{q_2'}{C_2} - R_2i = 0 & \text{(d'après la loi des mailles)} \end{cases}$$

De la relation $\dfrac{q_1'}{C_1} - \dfrac{q_2'}{C_2} - R_2i = 0$ on en déduit $\dfrac{1}{C_1}\dfrac{dq_1'}{dt} - \dfrac{1}{C_2}\dfrac{dq_2'}{dt} - R_2\dfrac{di}{dt} = 0.$

Comme $i = -\dfrac{dq_1'}{dt} = \dfrac{dq_2'}{dt}$, il en résulte :

$$\left(\frac{1}{C_1} + \frac{1}{C_2}\right)i + R_2\frac{di}{dt} = 0 \qquad (13)$$

Les deux condensateurs étant associés en série, on a donc :

$$\frac{1}{C_1} + \frac{1}{C_2} = \frac{1}{C_e}.$$

L'équation 13 donne $\dfrac{1}{C_e}i + R_2\dfrac{di}{dt} = 0$, c'est à dire :

$$\frac{di}{dt} + \frac{1}{\tau}i = 0 \text{ où } \tau = R_2C_e \qquad (14)$$

Après intégration de l'équation 14, on obtient : $i(t) = Ae^{-\frac{t}{\tau}}$.

À $t = 0$, $\dfrac{q_1'(0)}{C_1} + \dfrac{q_2'(0)}{C_2} + R_2i(0) = 0$,

soit $i(0) = -\dfrac{q_1'(0)}{R_2C_1} = -\dfrac{Q_0}{R_2C_1} = -\dfrac{E}{R_2}$.

La solution cherchée est donc : $i(t) = -\dfrac{E}{R}e^{-\frac{t}{\tau}}$.

3 **1. a)** À l'instant $t = 0$, le condensateur étant complétement déchargé, on a donc $Q_0 = 0$ et $u_S(0) = 0$.

Pour un temps infiniment long ($t \longrightarrow \infty$), le condensateur est complétement chargé, soit $q_\infty = C_1E$ et $u_S = E$.

La loi des mailles, appliquée au circuit de charge (Fig. 4.20), donne :

$$E - R_1i - u_S = 0,$$

soit

$$i = \frac{E - u_S}{R_1} \qquad (15)$$

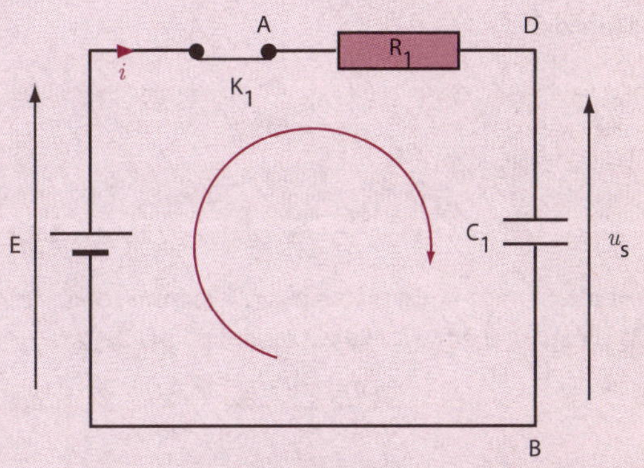

Figure 4.20

On peut donc dresser le tableau ci-dessous :

instant	tension u_S (en V)	charge q (en C)	intensité (en A)
$t = 0$	0	0	$i_0 = \dfrac{E}{R_1}$; $i_0 = 10$ mA
t	u_S	$q = C_1u_S$	$i = \dfrac{E - u_S}{R_1}$
$t \longrightarrow \infty$	$E = 10$ V	$q_\infty = C_1E$; $q_\infty = 10$ µC	$i_\infty = 0$

b) On pose $\tau_1 = R_1C_1$.

b1) On a établi l'équation $E - R_1i - u_S = 0$.

Comme $i = \dfrac{dq}{dt} = C_1\dfrac{du_s}{dt}$ (charge du condensateur), alors

$$E - R_1C_1\frac{du_s}{dt} - u_S = 0,$$

soit

$$R_1C_1\frac{du_s}{dt}+u_S=E \quad \text{ou} \quad \tau_1\frac{du_s}{dt}+u_S=E.$$

En divisant les deux membres de la relation précédente par τ_1, on obtient :

$$\frac{du_s}{dt}+\frac{1}{\tau_1}u_S=\frac{E}{\tau_1} \tag{16}$$

b2) Unité de τ_1

Établissons l'équation dimentionnelle de τ_1.

$$[\tau_1]=[R_1][C_1].$$

• Dimension de R_1

De la loi d'Ohm, on déduit $[R_1]=\dfrac{[U_{R_1}]}{[i]}$.

Comme $i=\dfrac{dq}{dt}$ alors $[i]=\dfrac{[Q]}{[\Delta t]}$,

de sorte que : $[R_1]=\dfrac{[U_{R_1}]}{[Q]}[\Delta t]$.

• Dimension de C_1

On a $u_S=\dfrac{q}{C_1}$, donc : $[C_1]=\dfrac{[Q]}{[u_S]}$.

• Dimension de τ_1

$$[\tau_1]=[R_1][C_1]=\frac{[U_{R_1}]}{[Q]}[\Delta t]\times\frac{[Q]}{[u_S]}=[\Delta t]=T.$$

La dimension de τ_1 est un temps. τ_1 s'exprime donc en seconde.

b3) L'équation différentielle à laquelle obéit u_S est :

$$\frac{du_s}{dt}+\frac{1}{\tau_1}u_S=\frac{E}{\tau_1}.$$

Une solution de cette équation différentielle est :

$$u_S=\underbrace{\lambda e^{-\frac{t}{\tau_1}}}_{\text{(solution générale de l'équation sans second membre)}}+\underbrace{E}_{\text{(solution particulière)}} \tag{17}$$

Comme à $t=0$, $u_S=0$ alors $\lambda=-E$.

La solution cherchée est donc :

$$u_S=E(1-e^{-\frac{t}{\tau_1}})$$

• Asymptote

Pour un temps infiniment long, $t\longrightarrow\infty$, $e^{-\frac{t}{\tau_1}}\longrightarrow 0$ et donc $u_S\longrightarrow E$:

la droite d'équation $u=E$ est donc asymptote à la courbe d'équation $u_S=E(1-e^{-\frac{t}{\tau_1}})$.

• Intersection de la tangente à la courbe et l'asymptote

– Équation de la tangente à la courbe

Elle a pour équation : $u(t)-u(0)=u'(0)[t-0]$.

$$u'(t)=\frac{du}{dt}=E\left(0+\frac{1}{\tau_1}e^{-\frac{t}{\tau_1}}\right)=\frac{E}{\tau_1}e^{-\frac{t}{\tau_1}}.$$

Donc $u'(0)=\dfrac{E}{\tau_1}$.

$$u(0)=E(1-e^{-\frac{0}{\tau_1}})=0.$$

L'équation de la tangente à la courbe en $t=0$ est donc : $u(t)=\dfrac{E}{\tau_1}t$.

– L'asymptote a pour équation : $u=E$.

– L'intersection se fait donc à la date t_1 telle que $\dfrac{E}{\tau_1}t_1=E$, soit $t_1=\tau_1$.

Application numérique :

$$\tau_1=10^3\times 1.10^{-6}=10^{-3}\text{ s} \quad \text{soit} \quad 1\text{ ms}.$$

2. a) Considérons le circuit de décharge de la figure 4.21 :

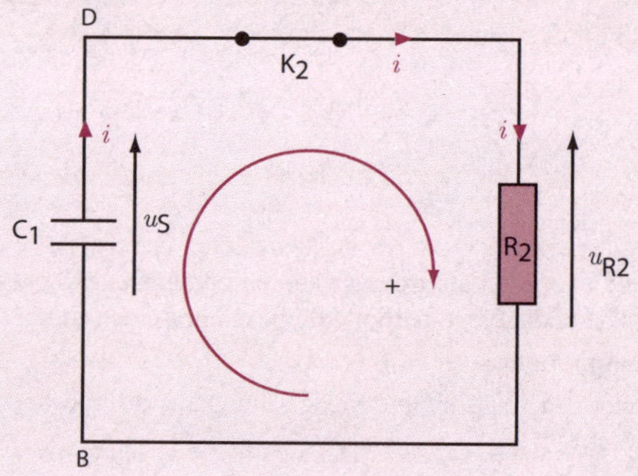

Figure 4.21

La loi de maille appliquée au circuit de la figure 4.21, donne :

$$u_S-U_{R_2}=0, \quad \text{avec} \quad U_{R_2}=R_2i \text{ et } i=-\frac{dq}{dt}.$$

Comme $u_S=\dfrac{q}{C_1}$, l'équation précédente devient :

$$\frac{q}{C_1}+R_2\frac{dq}{dt}=0.$$

En divisant par R_2 et en posant $\tau_2=R_2C_2$, on déduit l'équation différentielle de décharge :

$$\frac{dq}{dt}+\frac{1}{\tau_2}q=0 \tag{18}$$

Une solution de cette équation différentielle s'écrit : $q(t)=\gamma e^{-\frac{t}{\tau_2}}$, où γ est une constante d'intégration.

En appliquant les conditions initiales, soit à $t=0$,

$$q(0)=Q_0=C_1E,$$

on déduit $\gamma=Q_0$.

La solution cherchée s'écrit donc :

$$q(t) = Q_0 e^{-\frac{t}{\tau_2}}$$

b) Soit t_2 le temps au bout duquel $q(t) = \dfrac{Q_0}{e}$.

Comme $q(t) = Q_0 e^{-\frac{t}{\tau_2}}$, il résulte que : $Q_0 e^{-\frac{t_2}{\tau_2}} = \dfrac{Q_0}{e}$,

soit : $e^{-\frac{t_2}{\tau_2}} = e^{-1}$, ce qui entraîne $t_2 = \tau_2$.

c) Au cours de la décharge, on a : $i = -\dfrac{dq}{dt}$.

Comme $q(t) = Q_0 e^{-\frac{t}{\tau_2}}$, alors

$$i = \frac{1}{\tau_2} Q_0 e^{-\frac{t}{\tau_2}} = \frac{E}{R_2} e^{-\frac{t}{\tau_2}} = I_{\max} e^{-\frac{t}{\tau_2}}.$$

4 **1.** Schéma du circuit :

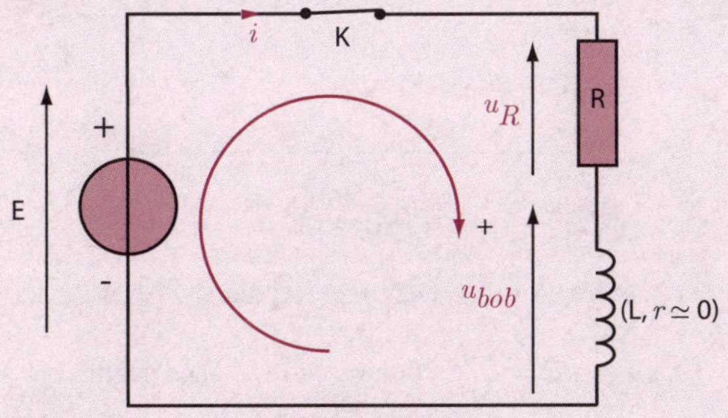

Figure 4.22

2. À l'instant $t = 0$, on ferme l'interrupteur K. Le circuit R, L est donc soumis à la tension E.

Appliquons la loi des mailles au circuit , pour $t \geqslant 0$:

$$E - u_R - u_{bob} = 0$$

En convention récepteur :

$$u_{bob} = L\frac{di}{dt} \text{ (cas d'une bobine idéale)}$$

et

$$u_R = Ri \text{ (d'après la loi d'Ohm)}$$

D'où :

$$L\frac{di}{dt} + Ri = E$$

3. a) Pour que $i(t) = \dfrac{E}{R}(1 - e^{-\frac{t}{\tau}})$ soit solution de l'équation différentielle précédente, il faut qu'elle vérifie cette équation.

Comme $i(t) = \dfrac{E}{R}(1 - e^{-\frac{t}{\tau}})$ alors $\dfrac{di}{dt} = \dfrac{E}{R\tau} e^{-\frac{t}{\tau}}$ et par suite :

$$L.\frac{E}{R\tau} e^{-\frac{t}{\tau}} + R.\frac{E}{R}(1 - e^{-\frac{t}{\tau}}) = E$$

Soit :

$$E e^{-\frac{t}{\tau}} \left(\frac{L}{R\tau} - 1 \right) + E = E$$

L'égalité précédente est vraie quel que soit t si et seulement si $\dfrac{L}{R\tau} - 1 = 0$, soit $\tau = \dfrac{L}{R}$

b) τ représente la constante de temps du circuit R,L et a pour valeur $\tau = \dfrac{50.10^{-3}}{4{,}7.10^3} = 1{,}06.10^{-5}$ s, soit 10,6 µs.

c) La tension aux bornes de la bobine est :

$$u_{bob} = L.\frac{di}{dt}$$

Comme $i(t) = \dfrac{E}{R}(1 - e^{-\frac{t}{\tau}})$ et $\dfrac{di}{dt} = \dfrac{E}{R\tau} e^{-\frac{t}{\tau}}$, alors :

$$u_{bob} = L.\frac{E}{R\tau} e^{-\frac{t}{\tau}} = E e^{-\frac{t}{\tau}} \text{ car } \tau = \frac{L}{R}$$

Lorsque le régime permanent est atteint $i = cste = i_{\max}$, soit $\dfrac{di}{dt} = 0$.

De l'équation différentielle $L\dfrac{di}{dt} + Ri = E$, on en déduit $Ri_{\max} = E$, soit $i_{\max} = \dfrac{E}{R}$.

Autre méthode :

On part de $i(t) = \dfrac{E}{R}(1 - e^{-\frac{t}{\tau}})$. Le régime permanent est atteint pour $t \geqslant 5\tau$, soit :

$$i(5\tau) = \frac{E}{R}(1 - e^{-\frac{5\tau}{\tau}}) = \frac{E}{R}(1 - e^{-5}) \simeq \frac{E}{R} = i_{\max} \; (e^{-5} \simeq 0)$$

d) Pour $0 < t < 5\tau$ la bobine s'oppose à l'établissement du courant dans le circuit : le régime de fonctionnement du circuit correspond au régime transitoire.

5 **1.** Avec l'orientation choisie, on peut écrire :

$$i = -\frac{dq}{dt} \text{ où } q = q_A \text{ (décharge du condensateur)}$$

Comme $q = Cu_{AB}$, alors :

$$i = -C\frac{du_{AB}}{dt} = -C\frac{du}{dt} \text{ avec } u = u_{AB}$$

La loi de maille appliquée au circuit donne :

$$u - u_R = 0$$

Comme $u_R = Ri$ (d'après la loi d'Ohm), alors :

$$u - R.(-C\frac{du}{dt}) = 0, \text{ soit } u + RC\frac{du}{dt} = 0 \quad \text{(équation (1))}$$

L'équation (1) est une équation différentielle du premier ordre dont la solution s'écrit :

$$u(t) = U_0 e^{-\frac{t}{RC}} = U_0 e^{-\frac{t}{\tau}}$$

avec $\tau = RC$ (constante de temps du circuit)

τ correspond à l'intersection de la tangente à la courbe à $t = 0$ avec l'axe des temps.

Graphiquement on observe que $\tau_1 = R_1 C$ est inférieur à $\tau_2 = R_2 C$.

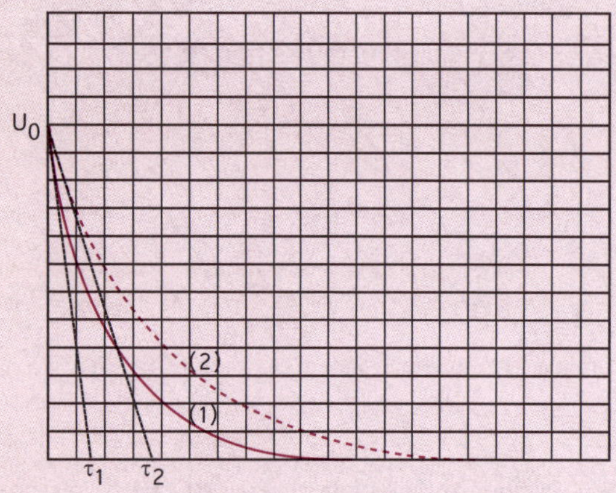

Figure 4.23

Conclusion : $R_1 < R_2$.

3. a) Lorsque la décharge est terminée, toute l'énergie électrique emmagasinée dans le condensateur est perdue par effet Joule à travers le conducteur ohmique.

L'énergie initialement emmagasinée dans le condensateur est :

$$\mathcal{E}_i = \frac{1}{2} C U_0^2$$

Soit numériquement $\mathcal{E}_i = \dfrac{1}{2} \times 5.10^{-6} \times 6^6 = 9.10^{-5}$ J soit 90 μJ.

L'énergie initiale $\mathcal{E}_i$ ne dépend pas de R : cette énergie n'est donc pas modifiée lorsqu'on utilise la résistance R_2.

b) Pour $R = R_2$: on exploite donc l'oscillogramme (2).

À la date $t = 4$ ms, $u_{AB} = 2{,}1$ V.

L'énergie dissipée par effet joule correspond à la différence entre l'énergie initiale et l'énergie emmagasinée dans le condensateur à la date $t = 4$ ms, soit :

$$\mathcal{E}_J = \frac{1}{2} C U_0^2 - \frac{1}{2} C u_{AB}^2 (\text{à } t = 4 \text{ ms})$$

soit numériquement :

$$\mathcal{E}_J = \frac{1}{2} \times 5.10^{-6} \times (6^6 - 2{,}1^2) = 7{,}9.10^{-5} \text{ J soit } 79 \text{ μJ}$$

Lorsqu'on utilise la résistance R_1, on a $u_{AB}(1) < u_{AB}(2)$ et par suite $\mathcal{E}_{J,1} > \mathcal{E}_{J,2}$.

6 **1. a)** Oui, dans ce cas, il est indispensable d'utiliser un générateur de « type double isolation ». En effet, en utilisant un générateur à « masse flottante », on isole la masse du générateur de la terre.

Dans le cas contraire, la masse de l'oscilloscope et la masse du générateur sont reliées à la terre. Les points M et A se trouvent ainsi au même potentiel : la tension aux bornes de la résistance R est donc nulle (la résistance est court-circuitée).

b) Soit le circuit :

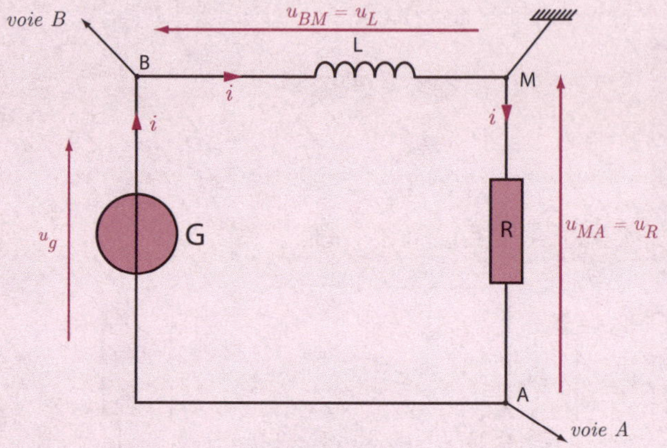

Figure 4.24

Pour la bobine - En convention récepteur :

$$u_{BM} = u_L = L\frac{di}{dt} \text{ (bobine de résistance négligeable)}$$

c) Pour le conducteur ohmique - En convention récepteur :

$$u_{MA} = u_R = Ri, \text{ soit } u_{AM} = -u_R = -Ri$$

Et par suite :

$$i = -\frac{u_{AM}}{R}$$

d) Comme $u_{BM} = L\dfrac{di}{dt}$

alors :

$$u_{BM} = L\frac{d}{dt}\left(-\frac{u_{AM}}{R}\right) = -\frac{L}{R}\frac{du_{AM}}{dt} \text{ (car } R \text{ est constant)}$$

e) Tensions visualisées :

Voie A : tension u_{AM}

Voie B : tension u_{BM}

L'observation des oscillogrammes montre que :

- sur la voie A : on a une tension en dents de scie. C'est une image de la tension délivrée par le générateur, soit la tension aux bornes de R. C'est donc la tension $u_{MA} = u_R$. La tension créneau est une fonction affine par morceaux.
- sur la voie B : on a une tension créneau. C'est donc la tension aux bornes de la bobine.

En effet, $u_{BM} = -\frac{L}{R}\frac{du_{AM}}{dt}$ et la dérivée d'une fonction affine est une fonction constante.

– Lorsque la pente de u_{AM} est négative, $\frac{du_{AM}}{dt} = cste < 0$, et par suite $u_{BM} = cste > 0$

– Lorsque la pente de u_{AM} est positive, $\frac{du_{AM}}{dt} = cste > 0$, et par suite $u_{BM} = cste < 0$

2. Les réglages de l'oscilloscope sont :

- Voie A : 2 V/div ;
- Voie B : 200 mV/div ;
- Base de temps : 0,2 ms/div ;
- La ligne médiane horizontale de l'écran correspond à 0 V.

À partir des oscillogrammes :

a) Une période correspond à 4 divisions, soit :

$$T = 4 \times 0{,}2 = 0{,}8 \text{ ms et } f = \frac{1}{0{,}8.10^{-3}} = 1\,250 \text{ Hz}$$

b) La tension u_{BM} varie entre −200 mV et +200 mV.

La tension u_{AM} varie entre −4 V et +4 V.

c) Voie reliée au point A : voie 2 (on visualise la tension aux bornes de la bobine),

Voie reliée au point B : voie 1 (on visualise la tension aux bornes de la résistance).

Valeurs extrêmes (voir figure 4.25).

L'oscillogramme est donné par la figure ci-après :

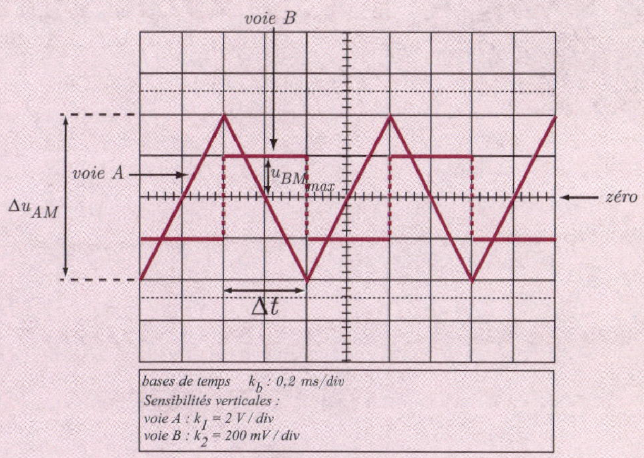

Figure 4.25

N.B. : pour une question de clarté sur le schéma, le calcul de $\frac{du_{AM}}{dt}$ est effectué sur la deuxième demi-période.

Remarque : sur la première demi-période, u_{BM} est négatif alors que $\frac{du_{AM}}{dt}$ est positif

$$u_{BM} = 1{,}0 \times 200.10^{-3} = 0{,}2 \text{ V}$$

$$\frac{du_{AM}}{dt} = \frac{-2 \times 4}{2 \times 0{,}2.10^{-3}} = -2{,}0.10^{4} \text{ V. s}^{-1}$$

De la relation :

$$u_{BM} = -\frac{L}{R}\frac{du_{AM}}{dt}$$

il en résulte :

$$L = -R\frac{u_{BM}}{\frac{du_{AM}}{dt}}$$

Soit numériquement :

$$L = -1{,}0.10^{3} \times \frac{0{,}2}{-2{,}0.10^{4}} = 0{,}01 \text{ H}$$

5 Les oscillateurs

1. Les oscillations libres des oscillateurs mécaniques

Définitions et résultats fondamentaux

Qu'est ce qu'un oscillateur ?

Définition

On appelle oscillateur tout système qui effectue des mouvements de va-et-vient autour d'une position d'équilibre stable.

Un oscillateur est un système écarté de sa position d'équilibre stable. Le système se trouve donc dans une cuvette de potentiel.

Si $\mathcal{E}_p$ représente l'énergie potentielle du système, son évolution en fonction de la position x peut être donnée par le graphe de la figure ci-dessous (Fig. 5.1) :

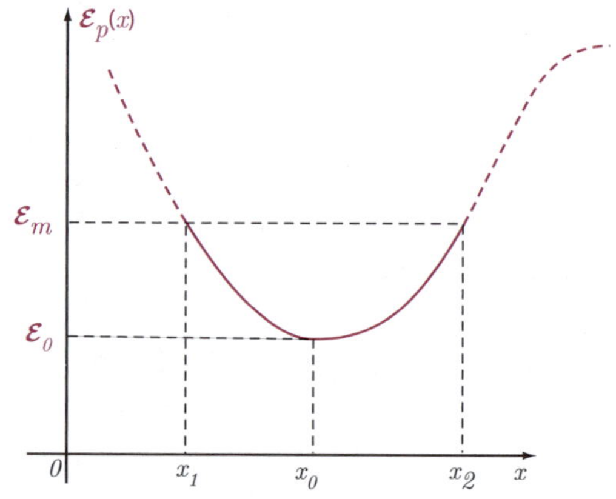

Figure 5.1

Les oscillations sont libres quand, une fois écarté de sa position d'équilibre, l'oscillateur est abandonné à lui même.

L'oscillateur harmonique

L'oscillateur est dit harmonique si sa cuvette de potentiel est parabolique (Fig.5.2). Dans le cas représenté ci-dessus, la position d'équilibre stable correspond à $x = x_0$.

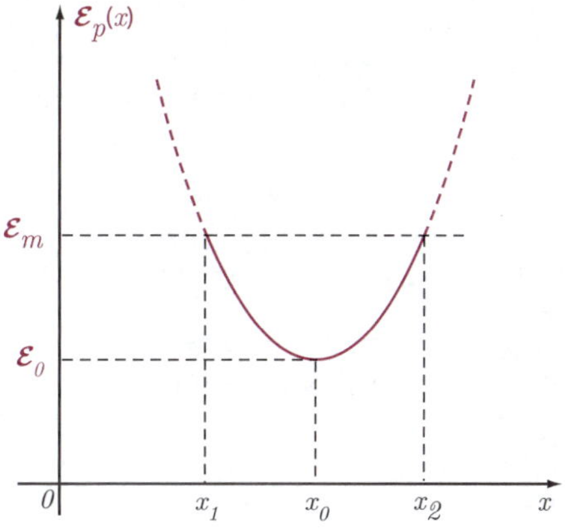

Figure 5.2

Ce mouvement n'a pas de branches infinies, puisque x est limité à l'intervalle $[x_1, x_2]$: le mouvement de l'oscillateur dans la cuvette de potentiel est donc un mouvement lié.

Dans le cas d'un oscillateur mécanique en translation selon un axe $x'Ox$, par exemple , l'énergie potentielle s'écrit donc sous la forme :

$$\mathcal{E}_p(x) = Ax^2 + \mathcal{E}_0 \qquad \text{avec } A = cste > 0 \qquad (1)$$

Par quoi est caractérisé un oscillateur ?

Un oscillateur libre est caractérisé par la variation, au cours du temps, d'une grandeur physique de part et d'autre d'une valeur d'équilibre.

Cette grandeur physique peut être une abscisse $x(t)$ ou une vitesse $\dot{x}(t)$, un angle $\theta(t)$ ou une vitesse angulaire $\omega = \dot{\theta}(t)$.

Les oscillateurs mécaniques d'usage courant

- **Le pendule simple**

Il est constitué d'un objet ponctuel de masse m suspendu à un point fixe par un fil de longueur l et de masse négligeable, dans une région de l'espace où règne le champ de pesanteur $\overrightarrow{g}$ uniforme.

À l'équilibre, le pendule est vertical. On l'écarte de sa position d'équilibre d'un angle θ_0 puis on le lâche sans vitesse initiale. On observe qu'il effectue des allers et retours autour de sa position d'équilibre : on dit que le pendule oscille (Fig. 5.3).

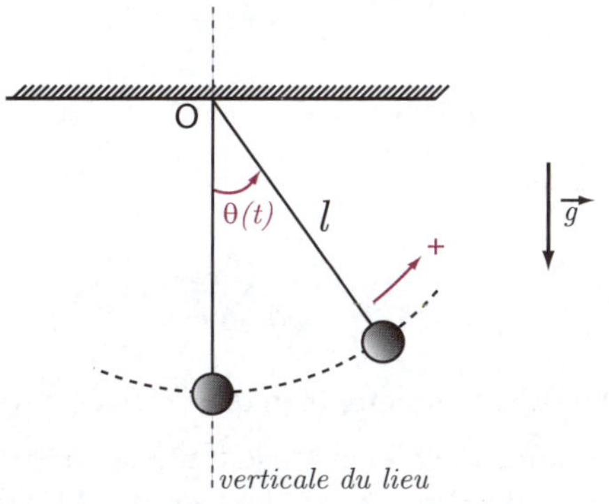

Figure 5.3

La grandeur physique associée à l'oscillateur est l'angle $\theta(t)$ appelé élongation angulaire.

$\theta(t)$ désigne l'écart angulaire entre la position du pendule à l'instant t et celle d'équilibre.

L'élongation $\theta(t)$ est une grandeur algébrique.

Remarque : Le pendule simple est un oscillateur et la durée d'un aller-retour du pendule (ou cycle) correspond à une période d'oscillation.

- **Le pendule élastique**

Il est constitué d'un mobile oscillant (solide S de masse m et de centre d'inertie G) et d'un ressort de constante de raideur k.

Lorsqu'on écarte le solide de sa position d'équilibre puis on le lâche, il effectue un mouvement oscillatoire de translation autour de la position d'équilibre (Fig. 5.4).

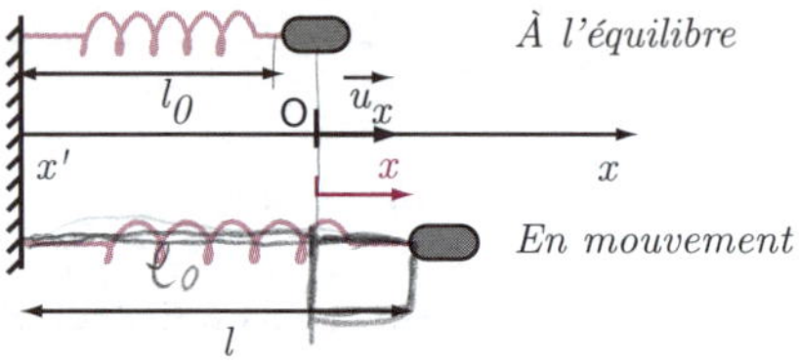

Figure 5.4

La grandeur physique associée à l'oscillateur est l'élongation $x(t)$.
$x(t)$ désigne l'écart entre la position du pendule à l'instant t et celle d'équilibre. L'élongation $x(t)$ est une grandeur algébrique.

Quelle est l'expression de la force de rappel correspondant à une cuvette de potentielle parabolique ?

Dans le cas d'une cuvette parabolique et pour un oscillateur mécanique en translation selon l'axe $x'Ox$, $\mathcal{E}_p(x) = Ax^2 + \mathcal{E}_0$ avec $A = cste > 0$.

En l'absence de force de frottements (oscillateur non amorti) l'énergie mécanique se conserve, donc

$$\mathcal{E}_m = \mathcal{E}_p + \mathcal{E}_c = cste \qquad (2)$$

Soit,

$$d\mathcal{E}_p = -d\mathcal{E}_c \qquad (3)$$

Comme $\mathcal{E}_p(x) = Ax^2 + \mathcal{E}_0$, alors $d\mathcal{E}_p = 2Axdx$, et par suite :

$$d\mathcal{E}_c = -2Axdx$$

Ainsi $\delta W = -2Axdx$ (car $d\mathcal{E}_c = \delta W$, d'après le théorème de l'énergie cinétique).

Comme $\delta W = \overrightarrow{F}.\overrightarrow{dl} = F(x).dx$, alors :

$$F(x) = -2Ax \qquad (4)$$

La relation précédente montre bien que $F(x)$ et x sont de signes opposés : le vecteur force $\overrightarrow{F}$ correspond donc bien à une force de rappel qui tend à ramener l'oscillateur vers sa position d'équilibre stable, soit ici $x_{\text{eq}} = 0$.

Étude de l'oscillateur harmonique

Comment traiter un problème d'oscillateur harmonique ?

L'oscillateur étant défini, les oscillations se font autour d'une position d'équilibre stable :

$x_{eq} = 0$: cas du pendule élastique horizontal ;

$\theta_{eq} = 0$: cas du pendule simple.

Par exemple, dans le cas du pendule élastique, la méthode à suivre est la suivante :

1. On détermine la position d'équilibre stable, x_{eq}, du système autour de laquelle on souhaite étudier les oscillations par une étude dynamique ou une étude énergétique.

2. On applique la 2e loi de Newton au système étudié.

On aboutit à une équation différentielle du second ordre régissant le mouvement du paramètre oscillant $x(t)$.

3. On met l'équation différentielle sous la forme :

$$\ddot{x} + \omega_0^2 x = 0$$

| x en m |
| $\ddot{x}$ en m.s^{-2} |
| ω_0 en rad.s^{-1} |

Les solutions de cette équation différentielle sont de la forme :

$$x(t) = A\cos(\omega_0 t + \varphi)$$

| x et A en m |
| ω_0 en rad.s^{-1} |
| t en s |
| φ en rad |

A et φ sont des constantes à déterminer à partir des conditions initiales $x(0)$ et $\dot{x}(0)$.

Remarque : La solution générale peut aussi être recherchée sous la forme :

$$x(t) = A\cos\omega_0 t + B\sin\omega_0 t \quad (5)$$

En explicitant les conditions initiales (à $t = 0$) dans les expressions de $x(t)$ et $\dot{x}(t)$, il vient :

$$x(t) = A\cos\omega_0 t + \frac{\dot{x}_0}{\omega_0}\sin\omega_0 t \quad (6)$$

Étude du pendule élastique horizontal

Le système est constitué d'un solide de masse m qui peut coulisser sans frottement sur un axe horizontal. Il est attaché à l'extrémité d'un ressort de raideur k et l'autre extrémité du ressort est fixe.

- **Étude dynamique**

Le système étudié est le solide de masse m et de centre d'inertie G.

On écarte le solide de sa position d'équilibre de $x = a$ puis on le lâche sans vitesse initiale.

Dans le référentiel terrestre supposé galiléen, le système est soumis à trois forces : son poids $\overrightarrow{P}$, la réaction normale de l'axe $\overrightarrow{R_N}$ et la force de rappel du ressort $\overrightarrow{T}$ (Fig. 5.5).

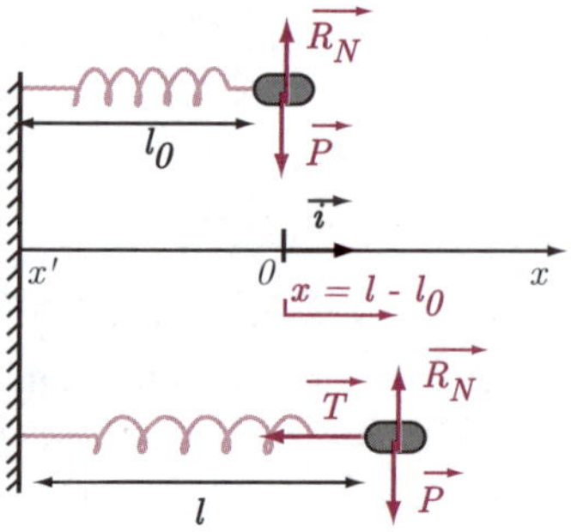

Figure 5.5

À l'équilibre : $\overrightarrow{P} + \overrightarrow{R_N} = \overrightarrow{0}$

En mouvement : $\overrightarrow{P} + \overrightarrow{R_N} + \overrightarrow{T} = m\overrightarrow{a}$

Soit, après projection sur l'axe $x'Ox$:

$$-kx = m\ddot{x}$$

D'où :

$$\ddot{x} + \frac{k}{m}x = 0 \qquad (7)$$

Pour les oscillateurs mécaniques, les équations différentielles découlent directement de la 2e loi de Newton.

En posant $\omega_0^2 = \dfrac{k}{m}$, on retrouve l'équation différentielle du second ordre, équation de l'oscillateur harmonique.

Les solutions sont de la forme :

$$x(t) = A\cos(\omega_0 t + \varphi) \qquad (8)$$

À $t = 0$, on a $\begin{cases} x(0) = a \\ \text{et} \\ \dot{x}(0) = 0 \end{cases}$

Déterminons $\dot{x}(t)$.

Comme $x(t) = A\cos(\omega_0 t + \varphi)$, alors :

$$\dot{x}(t) = -A\omega_0 \sin(\omega_0 t + \varphi) = A\omega_0 \cos(\omega_0 t + \varphi + \frac{\pi}{2}) \qquad (9)$$

L'évolution dans le temps des variables du système sera donnée par la résolution d'équations différentielles linéaires à coefficients constants, du moins dans le cas des mouvements de faible amplitude

Les conditions initiales appliquées aux équations (8) et (9) donnent :

$$\begin{cases} x(0) = A\cos(\varphi) = a & (1) \\ \text{et} & \\ \dot{x}(0) = -A\omega_0 \sin(\varphi) = 0 & (2) \end{cases}$$

Les oscillations d'un pendule élastique non amorti sont sinusoïdales (on dit aussi harmoniques).
La période propre des oscillations est $T_0 = \frac{2\pi}{\omega_0} = 2\pi\sqrt{\frac{m}{k}}$.
T_0 ne dépend que des paramètres mécaniques de l'oscillateur : son inertie (masse m) et la constante k du ressort.

Comme A et ω_0 sont non nulles alors

$$\begin{cases} A\cos(\varphi) = a \\ \text{et} \\ \sin(\varphi) = 0 \end{cases}, \quad \text{soit} \quad \begin{cases} A = a \\ \text{et} \\ \varphi = 0 \end{cases}$$

La solution cherchée s'écrit donc :

$$x(t) = a\cos\omega_0 t \qquad \text{avec } \omega_0 = \sqrt{\frac{k}{m}} \qquad (10)$$

- **Étude énergétique**

– Énergie mécanique du système

L'énergie mécanique du système est égale à la somme de son énergie potentielle et de son énergie cinétique, soit :

$$\mathcal{E}_m = \mathcal{E}_p + \mathcal{E}_c$$

avec :

$$\mathcal{E}_p = \frac{1}{2}kx^2 \quad \text{et} \quad \mathcal{E}_c = \frac{1}{2}mv^2 = \frac{1}{2}m\dot{x}^2 \qquad (11)$$

Comme $x(t) = a\cos\omega_0 t$, alors $\dot{x}(t) = -a\omega_0 \sin\omega_0 t$.
Ainsi :

$$\mathcal{E}_m = \frac{1}{2}m\dot{x}^2 + \frac{1}{2}kx^2 = \frac{1}{2}m.(-a\omega_0\sin\omega_0 t)^2 + \frac{1}{2}k.(a\cos\omega_0 t)^2$$

Par suite,

$$\mathcal{E}_m = \frac{1}{2}ma^2\omega_0^2\sin^2\omega_0 t + \frac{1}{2}ka^2\cos^2\omega_0 t$$

Comme $\omega_0^2 = \frac{k}{m}$, alors :

$$\mathcal{E}_m = \frac{1}{2}ma^2\frac{k}{m}\sin^2\omega_0 t + \frac{1}{2}ka^2\cos^2\omega_0 t$$

$$\mathcal{E}_m = \frac{1}{2}ka^2(\sin^2\omega_0 t + \cos^2\omega_0 t)$$

Soit,

$$\mathcal{E}_m = \frac{1}{2}ka^2 = cste \qquad (12)$$

En l'absence de frottement, le pendule élastique est un système conservatif : son énergie mécanique est constante.

On rappelle que : $(u^2)' = 2u.u'$.

Remarque : On peut retrouver l'équation différentielle à partir de considération énergétique.

En effet, en dérivant la grandeur $\mathcal{E}_m = \frac{1}{2}m\dot{x}^2 + \frac{1}{2}kx^2$ par rapport au temps, on obtient :

$$\frac{1}{2}m.(2\dot{x}\ddot{x}) + \frac{1}{2}k.(2x\dot{x}) = 0$$

En simplifiant par $\dot{x}$, il vient :

$$m\ddot{x} + kx = 0, \text{ soit } \ddot{x} + \frac{k}{m}x = 0$$

On retrouve donc l'équation différentielle de l'oscillateur harmonique.

– Transformations énergétiques

Les transformations, énergie potentielle élastique $\mathcal{E}_p \leftrightarrows$ énergie cinétique $\mathcal{E}_c$, du pendule élastique peuvent être suivies sur les diagrammes ci-dessous (Fig. 5.6) :

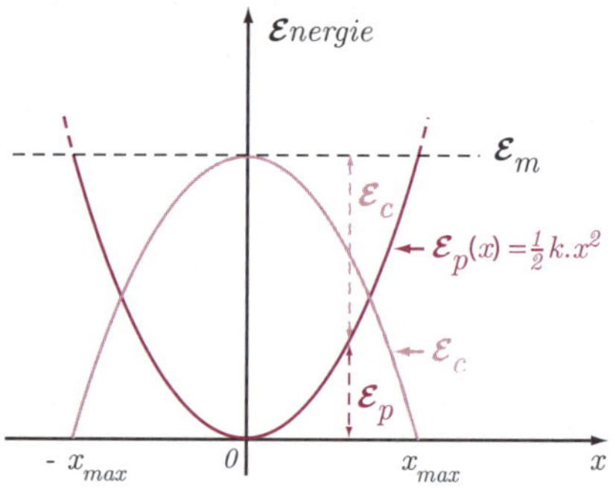

Figure 5.6

2. Les oscillations libres des oscillateurs électriques

Oscillations libres dans un circuit RLC

Schéma du montage

On dispose d'un ordinateur et d'une carte d'acquisition permettant d'observer les évolutions de la tension $u_c(t)$, tension aux bornes du condensateur, et celle de l'intensité du courant $i(t)$ dans le circuit.

L'interrupteur, initialement en position 1, permet de charger le condensateur grâce à un générateur délivrant une tension continue de f.é.m. E.

Une fois le condensateur complètement chargé, on bascule l'interrupteur en position 2. On observe :

- sur la voie A : l'évolution de la tension u_C, tension aux bornes du condensateur,
- sur la voie B : l'évolution de la tension u_R, tension aux bornes du conducteur ohmique.

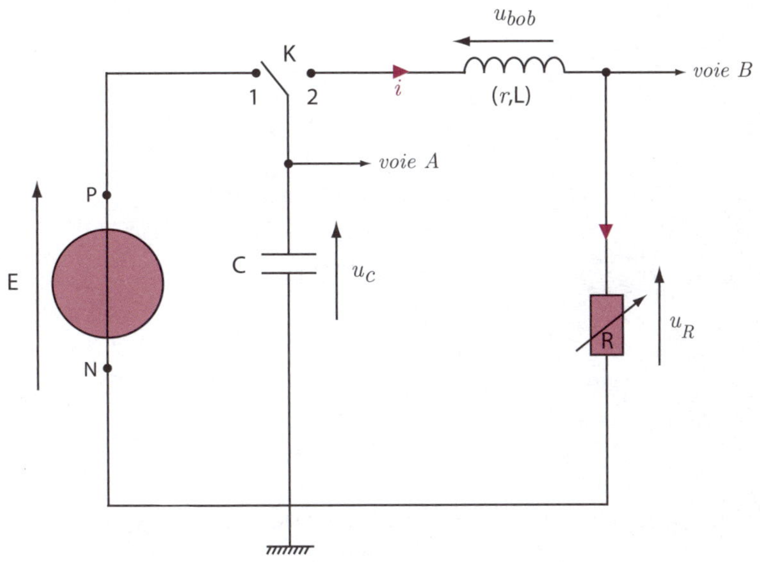

Figure 5.7

Les observations

- **Grandeurs mesurées**

– **En voie A :**

Avec les conventions choisies : $q = Cu_C$

La convention adoptée pour le condensateur est la convention générateur ; on a :

$$i = -\frac{dq}{dt}, \quad \text{soit} \quad i = -C\frac{du_C}{dt}$$

La tension u_C traduit, à une constante multiplicative positive près, l'évolution de la charge q.

– **En voie B :**

En convention récepteur pour le conducteur ohmique : $u_R = Ri$

La tension u_R traduit, à une constante multiplicative positive près, l'évolution de l'intensité i.

- **Conditions initiales**

– **Tension u_C**

Il y a continuité de la tension aux bornes du condensateur : $u_C(t = 0) = E$.

– **Tension u_R**

Il y a continuité de l'intensité i du courant qui traverse la bobine (donc continuité de la tension u_R), soit : $i(t = 0) = 0$; $u_R(t = 0) = 0$.

Notion de régime pseudo-périodique

Lorsqu'on bascule l'interrupteur en position 2, on observe un régime transitoire au cours duquel la tension u_C décrit des oscillations libres amorties :

- les oscillations sont amorties car leur amplitude décroît à chaque nouvelle oscillation ; l'énergie initialement emmagasinée dans la bobine est progressivement dissipée par effet Joule dans le conducteur ohmique.
- les oscillations sont libres car aucun système n'est ajouté au montage pour fournir continûment de l'énergie au système et entretenir les oscillations.

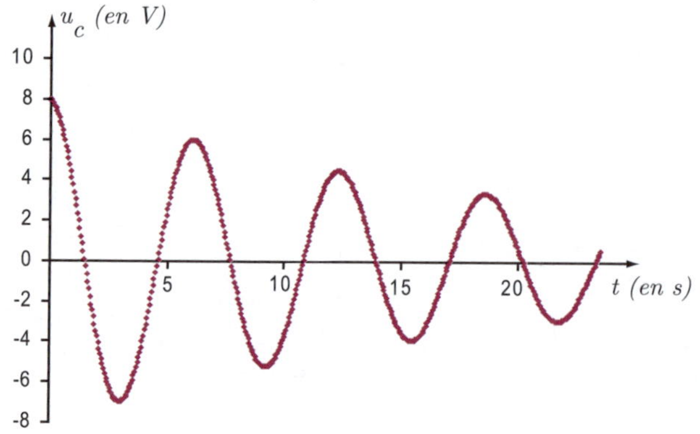

Figure 5.8

Dans le cas où l'amortissement est faible, le régime est dit pseudo-périodique : on appelle pseudo-période et on note T la durée séparant deux passages consécutifs de u_C par un maximum local.

Influence de *R*

En régime pseudo-périodique, on constate que plus R augmente, plus l'amortissement des oscillations est rapide ; en particulier, le nombre d'oscillations détectables diminue pour des valeurs croissantes de R (Fig. 5.9).

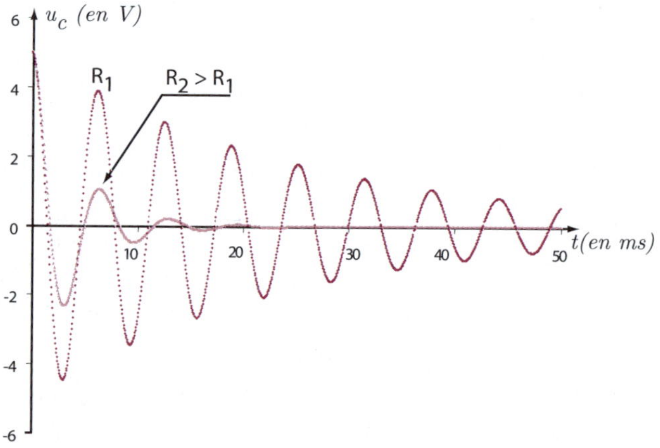

Figure 5.9

À partir d'une certaine valeur de la résistance notée R_C, la dernière oscillation visible disparaît : la tension décroît alors lentement sans osciller ; on parle de régime critique (Fig. 5.10).

Pour des valeurs de R supérieures à R_C, on n'observe plus d'oscillations ; on note en particulier que la tension tend d'autant plus rapidement à s'annuler que R est grand ; on parle de régime apériodique.

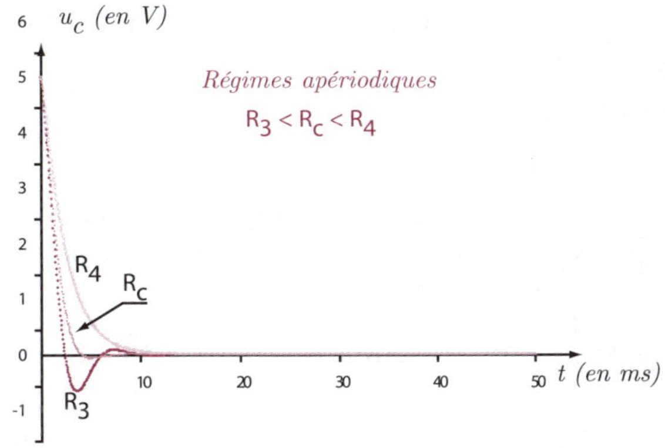

Figure 5.10

Étude théorique du circuit LC non amorti

Équation caractéristique du circuit LC

On considère un circuit formé d'un condensateur préalablement chargé et d'une bobine d'inductance L et de résistance négligeable.

Lorsque l'on ferme le circuit, le condensateur se décharge à travers la bobine.

Soit q la charge du condensateur et i l'intensité du courant dans le circuit.

Avec les conventions choisies, on a :

$$i = -\frac{dq}{dt} = -C\frac{du_C}{dt}$$

- **Tension aux bornes du condensateur :**

$$u_{AB} = u_c = \frac{q}{C}$$

- **Tension aux bornes de la bobine :**

$$u_{CD} = u_L = L\frac{di}{dt} = LC\frac{d^2u_C}{dt^2}$$

- **Loi des mailles (maille ABCDA) :**

$$u_C - u_L = 0$$

Soit :

$$LC\frac{d^2u_C}{dt^2} + u_C = 0$$

L'équation d'évolution de la charge q s'écrit :

$$LC\frac{d^2q}{dt^2} + q = 0$$

Solution de l'équation

La solution est une fonction sinusoïdale du temps :

$$q(t) = Q_{\max} \cos\left(\frac{2\pi}{T_0}t + \varphi_0\right)$$

$Q_{\max}$ et φ_0 sont deux constantes dépendant des conditions initiales d'excitation

$Q_{\max}$: charge maximale du condensateur
$T_0 = 2\pi\sqrt{LC}$: période propre de l'oscillateur LC
φ_0 : phase à l'origine

L'intensité i du courant dans le circuit est :

$$i = -\frac{dq}{dt} = \frac{2\pi}{T_0} Q_{\max} \sin\left(\frac{2\pi}{T_0}t + \varphi_0\right) = i_{\max} \sin\left(\frac{2\pi}{T_0}t + \varphi_0\right)$$

imax

Étude énergétique

L'énergie totale, notée $\mathcal{E}_{\text{em}}$ du circuit est la somme de l'énergie électrique $\mathcal{E}_{\text{e}}$ emmagasinée par le condensateur et de l'énergie magnétique $\mathcal{E}_{\text{m}}$ emmagasinée par la bobine, soit :

$$\mathcal{E}_{\text{em}} = \mathcal{E}_{\text{e}} + \mathcal{E}_{\text{m}}$$

Comme :

$$\mathcal{E}_{\text{e}} = \frac{1}{2}\frac{q^2}{C} = \frac{1}{2C} Q_{\max}^2 \cos^2\left(\frac{2\pi}{T_0}t + \varphi_0\right)$$

et

$$\mathcal{E}_{\text{m}} = \frac{1}{2}Li^2 = \frac{1}{2}Li_{\max}^2 \sin^2\left(\frac{2\pi}{T_0}t + \varphi_0\right)$$

L'énergie totale du circuit oscillant LC est constante;

alors :

$$\mathcal{E}_{\text{em}} = \frac{1}{2C} Q_m^2 \cos^2\left(\frac{2\pi}{T_0}t + \varphi_0) + \frac{1}{2}L(\frac{2\pi}{T_0}Q_m\right)^2 \sin^2\left(\frac{2\pi}{T_0}t + \varphi_0\right)$$

$$= \frac{1}{2}\frac{Q_m^2}{C} = \frac{1}{2}Li_{\max}^2 = \frac{1}{2}Cu_{\max}^2 = cste$$

Remarque : En réalité, le circuit perd de l'énergie sous forme de chaleur à travers la résistance (effet Joule) et par suite l'énergie décroit au cours du temps.

Oscillations électriques entretenues

L'amortissement des oscillations électriques est la conséquence de la perte d'énergie par effet Joule à la travers la résistance du circuit.

Si R représente la résistance totale du circuit, l'équation caractéristique est :

$$\frac{q}{C} + L\frac{di}{dt} + Ri = 0$$

Pendant la durée dt, l'énergie totale $\mathcal{E}_{\text{em, t}} = \dfrac{1}{2C}q^2 + \dfrac{1}{2}Li^2$ varie de :

$$d\mathcal{E}_{\text{em, t}} = \frac{1}{C}q\frac{dq}{dt} + Li\frac{di}{dt} \text{ avec } i = \frac{dq}{dt}$$

Soit :

$$\frac{d\mathcal{E}_{\text{em, t}}}{dt} = i\left(\frac{q}{C} + L\frac{di}{dt}\right)$$

De l'équation $\frac{q}{C} + L\frac{di}{dt} + Ri = 0$, il vient $\frac{q}{C} + L\frac{di}{dt} = -Ri$ et par suite :

$$\frac{d\mathcal{E}_{\text{em, t}}}{dt} = -Ri^2$$

• Si $R = 0$ alors $\frac{d\mathcal{E}_{\text{em, t}}}{dt} = 0$: l'énergie totale $\mathcal{E}_{\text{em, t}}$ est constante.

• Si $R \neq 0$ alors $\frac{d\mathcal{E}_{\text{em, t}}}{dt} < 0$: l'énergie totale $\mathcal{E}_{\text{em, t}}$ décroît. Un cicruit RLC perd donc de l'énergie par effet Joule au milieu extérieur.

L'amortissement disparaît si, à chaque instant, on fournit au circuit électrique l'énergie dissipée par effet Joule à l'aide d'un générateur équivalent à une « résistance négative » (Fig. 5.11).

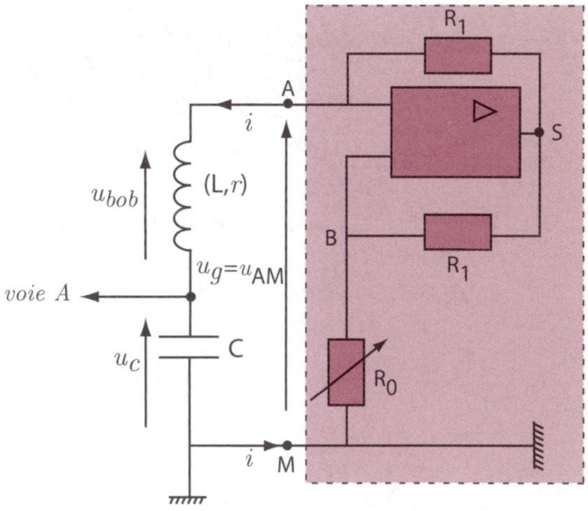

Figure 5.11

QCM

1 Un oscillateur élastique horizontal est constitué d'un ressort de masse négligeable, de raideur k et d'un solide de masse m. On donne une compression x_0 au système et on le libère. La période des oscillations est T_0. On remplace le solide de masse m par un autre solide de masse m' puis on libère l'oscillateur dans les mêmes conditions que précédemment. La période augmente de 50 %.

Quelle relation existe-t-iI entre l'énergie cinétique maximale $\mathcal{E}_{c\,\max}$ du solide de masse m et l'énergie cinétique maximale $\mathcal{E}'_{c\,\max}$ du solide de masse m' ?

❑ **a.** $\mathcal{E}'_{c\,\max} = \frac{2}{5}\mathcal{E}_{c\,\max}$

❑ **b.** $\mathcal{E}'_{c\,\max} = \frac{2}{3}\mathcal{E}_{c\,\max}$

❑ **c.** $\mathcal{E}'_{c\,\max} = \mathcal{E}_{c\,\max}$

❑ **d.** $\mathcal{E}'_{c\,\max} = \frac{3}{2}\mathcal{E}_{c\,\max}$

❑ **e.** $\mathcal{E}'_{c\,\max} = \frac{9}{4}\mathcal{E}_{c\,\max}$

2 Une horloge à balancier, assimilable à un pendule simple, est construite pour être exacte au niveau de la mer. On l'amène au sommet du Mont Blanc, où son fonctionnement est perturbé.

Comment modifier l'horloge pour qu'elle soit à nouveau exacte ?

❑ **a.** Diminuer la longueur du balancier.

❑ **b.** Allonger le balancier.

❑ **c.** Augmenter la masse à l'extrémité du balancier

❑ **d.** Diminuer la masse à l'extrémité du balancier

❑ **e.** Modifier l'amplitude du mouvement du balancier

3 Un oscillateur élastique est constitué d'un solide de masse m attaché à l'extrémité d'un ressort à spires non jointives, de masse négligeable et de constante de raideur $k = 10{,}0\ \text{N.m}^{-1}$. Le solide S oscille sans frottement selon un axe horizontal $x'Ox$. On repère la position, à l'instant t, du centre d'inertie G du solide par l'abscisse $x(t)$. L'origine O du repère correspond à la position du centre d'inertie G à l'équilibre (Fig. 5.12).

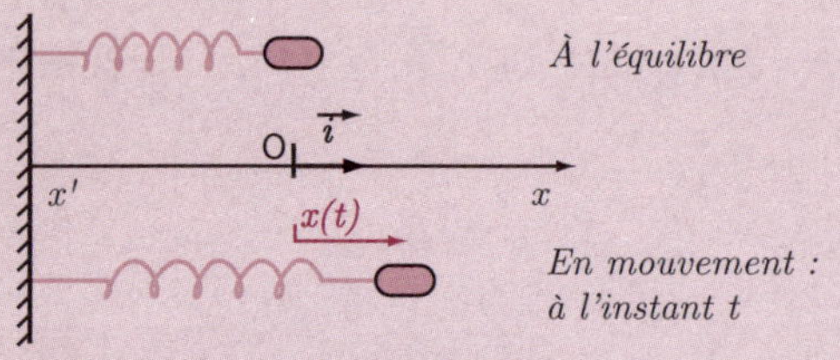

Figure 5.12

L'équation horaire du mouvement s'écrit :

$x(t) = 8{,}00.10^{-2} \cos(10{,}0.t + 0{,}500)$ | $x(t)$ en m, t en s

Parmi les affirmations suivantes, lesquelles sont exactes ?

- ❑ **a.** À l'instant $t = 0$, le solide est lâché sans vitesse initiale.
- ❑ **b.** L'énergie mécanique de l'oscillateur est de 7,2 mJ.
- ❑ **c.** La vitesse maximale du solide est $v_{max} = 0{,}800\ \text{m.s}^{-1}$.
- ❑ **d.** La masse m du solide est de 100 g.
- ❑ **e.** L'accélération maximale du solide est $9{,}00\ \text{m.s}^{-2}$.

4 Donnée : on prendra $\pi^2 = 10$.

Un oscillateur peut être modélisé par un condensateur de capacité C et une inductance pure de valeur $L = 25$ mH. Dans le but de connaître les variations de l'intensité i du courant en fonction du temps, on place un conducteur ohmique de faible résistance r dans le circuit.
La tension aux bornes de r à l'oscillographe permet de déterminer i.
On néglige l'énergie dissipée dans le circuit.
On dispose d'un ordinateur et d'une carte d'acquisition permettant d'observer l'évolution de l'intensité du courant $i(t)$ dans le circuit (Figures 5.13 et 5.14).
La capacité du condensateur est :

- ❑ **a.** 2,5 nF ;
- ❑ **b.** 2,5 μF.

L'énergie électrique emmagasinée dans le circuit est :

- ❑ **c.** 0,3 J ;
- ❑ **d.** 0,3 μJ ;
- ❑ **e.** 0,3 mJ.

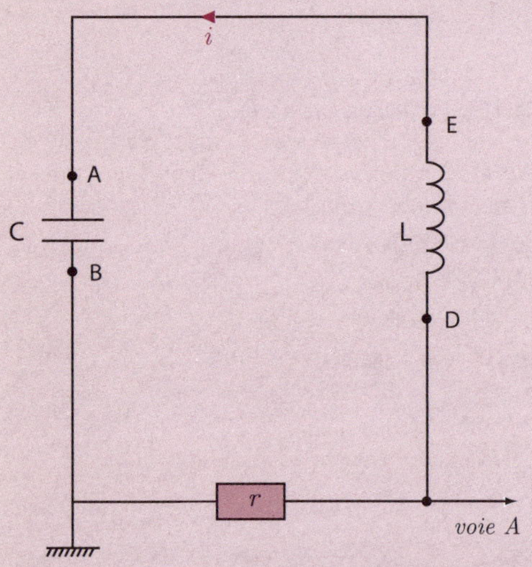

Figure 5.13

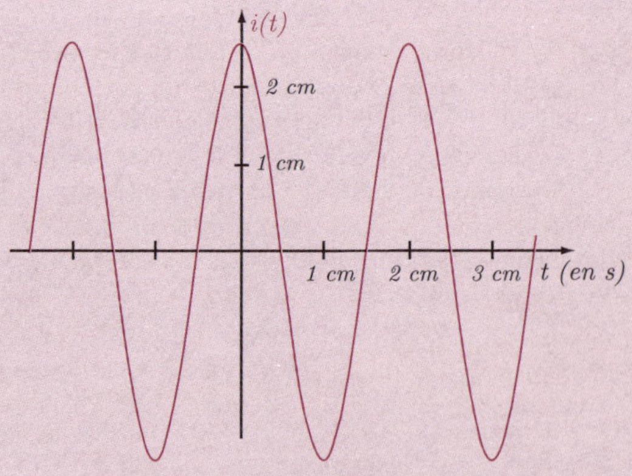

Sensibilité horizontale : 25μs /cm
Sensibilté de déviation verticale : 2mA /cm

Figure 5.14

Exercices

1. Étude d'un pendule simple

Un pendule simple est constitué d'une bille de masse $m = 200$ g et de centre d'inertie G. Cette bille, assimilable à un objet ponctuel, est accrochée à l'extrémité O d'un fil inextensible de longueur $l = 80$ cm et de masse négligeable (Fig. 3.7).

On écarte le pendule de sa position d'équilibre d'un angle $\theta_0 = 10°$ avec la verticale et on le lâche sans vitesse initiale.

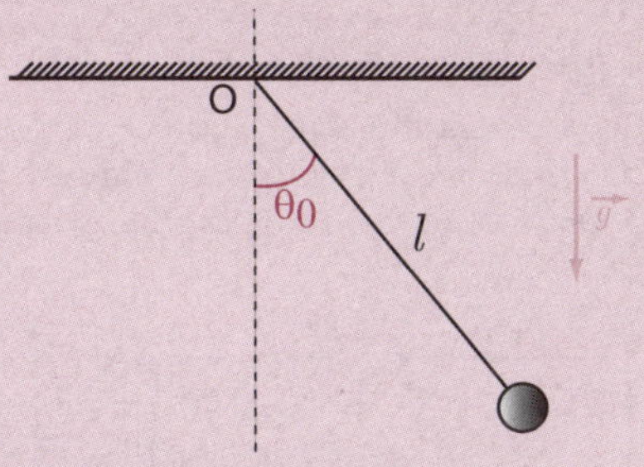

Figure 5.15

I- Dans cette partie, on supposera les frottements négligeables.

1. On propose les expressions suivantes de la période propre T_0 de cet oscillateur :

a) $T_0 = 2\pi\sqrt{\dfrac{m}{g}}$

b) $T_0 = 2\pi\sqrt{\dfrac{l}{m}}$

c) $T_0 = 2\pi\sqrt{\dfrac{l}{g}}$

Par analyse dimentionnelle, choisir l'expression correcte de la période propre T_0.

Calculer numériquement T_0.

On prendra $g = 9{,}8$ m.s^{-2}.

2. On prend comme référence pour l'énergie potentielle de pesanteur le plan horizontal comprenant la position d'équilibre de la bille. On repère la position du pendule à un instant quelconque par la valeur de l'angle θ que fait le fil avec la verticale ; $\theta \in [-\theta_0 ; +\theta_0]$.

a) Comment évolue l'énergie mécanique $\mathcal{E}_m$ du système {terre ; pendule} au cours du temps.

b) Montrer que l'énergie mécanique du système a pour expression :

$$\mathcal{E}_m = mgl(1 - \cos\theta_0).$$

c) Calculer numériquement $\mathcal{E}_m$.

d) Calculer la valeur de la vitesse de la bille lors du passage par la position d'équilibre.

e) Pour quelle(s) valeur(s) de l'angle θ l'énergie cinétique $\mathcal{E}_c$ est-elle égale à l'énergie potentielle de pesanteur $\mathcal{E}_{pp}$?

3. a) Dans le cas d'oscillations de faibles amplitudes, déterminer l'équation régissant le mouvement de ce pendule.

b) Donner la solution $\theta(t)$ puis l'allure de la courbe $\theta = f(t)$.

II- En réalité, les oscillations du pendule s'amortissent progressivement. On suppose que la puissance des forces de frottement peut s'écrire sous la forme $\mathcal{P} = -\lambda v^2$ où λ représente le coefficient de frottement.

1. Établir l'équation différentielle vérifiée par θ.

2. Donner l'allure de la courbe $\theta = f(t)$ si les frottements sont faibles.

2. Oscillations d'un glaçon

Soit un cube de glace d'arête h placé à la surface de l'eau contenue dans une cuve. L'altitude de la surface de l'eau est supposée constante, le volume de la cuve étant très grand devant celui du glaçon. Soit $z(t)$ l'ordonnée de la surface inférieure du glaçon (Fig. 5.16).

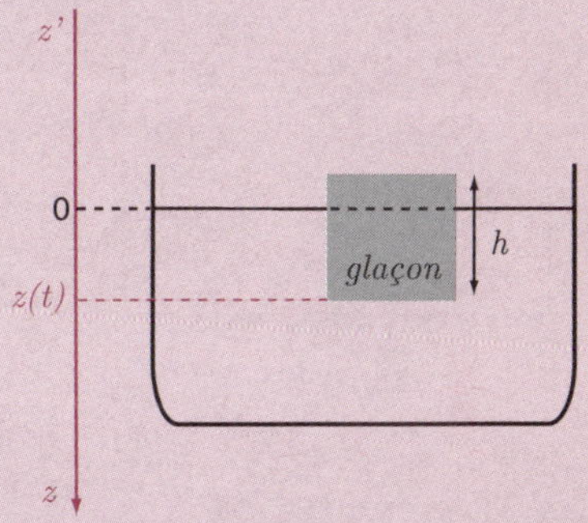

Figure 5.16

1. Établir la relation entre l'ordonnée à l'équilibre $z_{éq}$ et l'arête h lorsque le glaçon est immobile.

On donne :
masse volumique de l'eau : $\rho_{eau} = 1$ g.mL^{-1} ;

masse volumique de la glace : $\rho_{glace} = 0{,}9$ g.mL^{-1}.

2. On enfonce le cube de glace jusqu'à ce que sa face inférieure soit à une ordonnée z_0 telle que $z_{éq} < z_0 < h$ puis on lâche le cube sans vitesse initiale.

a) Les frottements sont supposés négligeables.

Établir l'équation différentielle du mouvement du glaçon. Montrer qu'elle est de la forme :

$$\frac{d^2z}{dt^2} + \omega_0^2 z = g$$

où ω_0 est une constante que l'on précisera.

b) L'équation différentielle a pour solution

$$z(t) = A\cos(\omega_0 t) + B\sin(\omega_0 t) + C$$

Exprimer les constantes A, B et C en fonction de z_{eq} et z_0.

■■■

3. Système de deux ressorts C.E.E.R.R.F. 2008

Dans le référentiel terrestre supposé galiléen, on considère R_1 et R_2, deux ressorts à spires non jointives, disposés suivant la verticale IJ, et de constantes de raideur respectives k_1 et k_2 (Fig. 5.17). Les ressorts sont reliés par une masse m ponctuelle et leurs extrémités I et J sont fixes.

On note l_1 et l_2 les longueurs respectives de R_1 et R_2 ; l_{01} et l_{02} sont les longueurs à vide. On note $D = IJ$. Le pendule ainsi constitué peut osciller verticalement sans frottements.

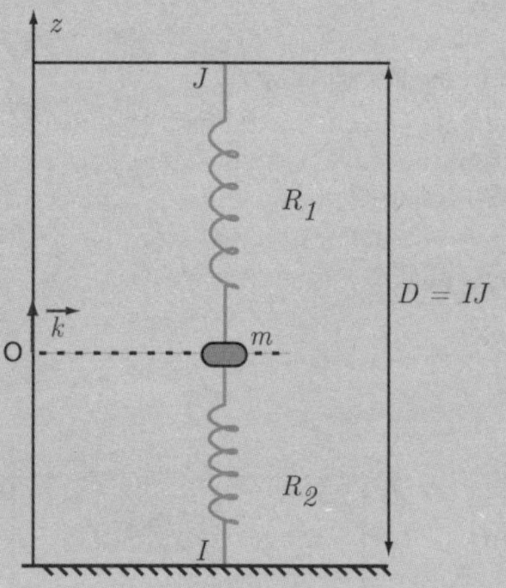

Figure 5.17

1. Étude statique

À l'équilibre, la côte de la masse m coïncide avec l'origine de l'axe.

a) La masse m est au repos, écrire les tensions de R_1 et R_2 (exercées sur m), respectivement notées $\overrightarrow{T_1}$ et $\overrightarrow{T_2}$, dans le repère (O, $\overrightarrow{k}$).

b) Écrire la condition vectorielle d'équilibre.

c) En déduire une expression de la masse m.

2. Étude dynamique

a) À $t = 0$, on écarte la masse de sa position d'équilibre et on la lâche sans vitesse initiale : établir l'équation différentielle du mouvement de m.

b) La fonction $z(t) = Z_m\cos(2\pi f_0 t + \varphi)$ est solution de cette équation différentielle : nommer et donner les unités des constantes Z_m, f_0 et φ dans le système international.

c) Déterminer l'expression de f_0.

d) Les conditions initiales sont : $v_z(0) = 0$ et $z(0) = Z_0$, avec $Z_0 < 0$. Déterminer l'expression de la loi horaire du mouvement en fonction de Z_0, k_1, k_2 et m.

e) En déduire une expression de $z(t)$ en fonction des mêmes constantes, mais avec une fonction sinus.

3. Nouveau repère

L'origine de l'axe est maintenant décalé vers le bas : elle coïncide avec la côte du point I.

a) Refaire le schéma en indiquant sur l'axe : z_e, la côte de la masse à l'équilibre et D.

b) À partir de la condition vectorielle d'équilibre, déterminer une expression de la masse m, notamment en fonction de z_e et de D.

■■■

4. Circuit RLC

On étudie la décharge d'un condensateur dans une bobine inductive. On place une résistance R en série avec la bobine (Fig. 5.18). On charge le condensateur (interrupteur en position 1).

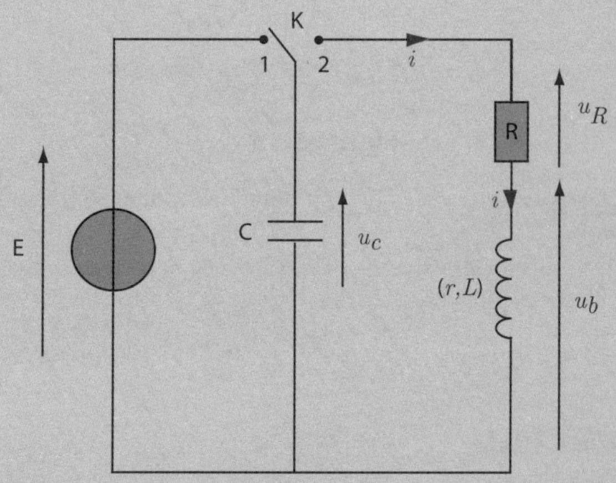

Figure 5.18

On bascule l'interrupteur en position 2 puis on déclenche la prise de mesures. On obtient l'évolution de la tension u_c (tension aux bornes du condensateur) pour $C = 2{,}0\ \mu F$; $r = 10\ \Omega$; $L = 0{,}5\ H$; $E = 5{,}0\ V$ et $R = 60\ \Omega$. Le logiciel de traitements de données permet d'obtenir l'énergie emmagasinée dans la bobine $\mathcal{E}_m$, l'énergie emmagasinée dans le condensateur $\mathcal{E}_e$, ainsi que l'énergie totale $\mathcal{E}_{em} = \mathcal{E}_e + \mathcal{E}_m$.

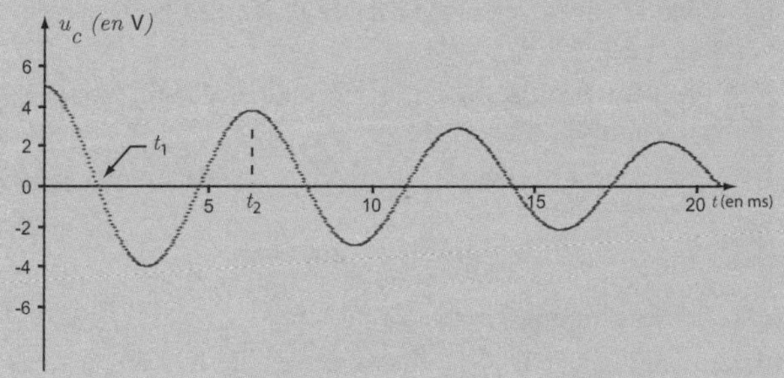

Figure 5.19

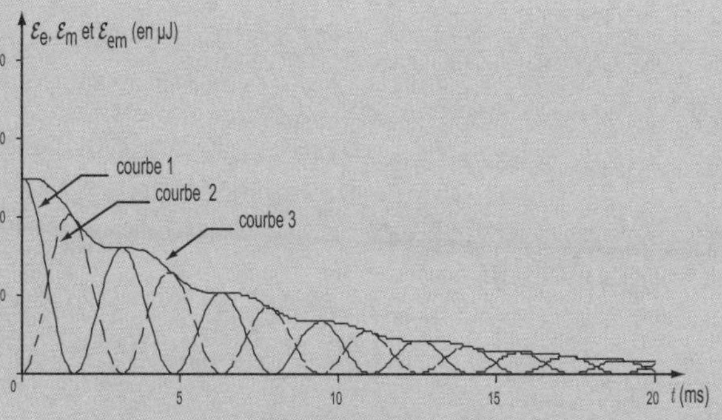

Figure 5.20

1. Étude des oscillations

a) Quelle est la nature des oscillations ? Justifier la réponse.

b) Déterminer la pseudo-période T des oscillations.

Comparer avec la période propre T_0 du circuit.

c) Établir la relation entre l'intensité du courant i et la tension u_c aux bornes du condensateur en respectant les conventions indiquées sur le schéma (Fig. 5.18).

d) À partir de la courbe donnant l'évolution de $u_c(t)$ (Fig. 5.19), donner la valeur de i aux instants t_1 et t_2.

e) Les oscillations ne s'observent que lorsque la résistance totale du circuit est inférieure à une valeur $Rc = 2\sqrt{\frac{L}{C}}$.

e1) Donner la valeur de Rc.

e2) Représenter et nommer les différents régimes pour $R < Rc$, $R = Rc$ et $R > Rc$.

2. Étude énergétique

On souhaite étudier l'énergie totale $\mathcal{E}_{em}$ de l'oscillateur électrique.

a) Indiquer les expressions littérales permettant le calcul des différentes formes d'énergies à partir des mesures de u_c et $i = \frac{u_R}{R}$ et des caractéristiques du circuit.

b) Identifier les différentes courbes de la figure 5.20 en justifiant la réponse.

c) Que représente la dérivée, $\frac{d\mathcal{E}_{em}}{dt}$, de l'énergie totale $\mathcal{E}$ par rapport au temps ? L'exprimer en fonction de $i(t)$. Justifier et interpréter l'aspect de la courbe $\mathcal{E}_{em}(t) = f(t)$.

5. Circuit RLC

Un condensateur ($C = 2{,}0\ \mu$F) est préalablement chargé (Charge initiale $Q_0 = 8{,}0.10^{-6}$ C) puis connecté aux bornes d'une inductance ($L = 30$ mH et de résistance r négligeable).

1. Établir l'équation différentielle vérifiée par la tension u_c, tension aux bornes du condensateur, en utilisant les lois de l'électrocinétique.

2. En utilisant le principe de conservation de l'énergie, retrouver l'équation précédente.

3. Vérifier que $u = A\cos(\omega_0 t + \varphi)$ est solution de cette équation (si ω_0 est égal à une certaine expression que l'on déterminera). Déterminer ensuite φ et A.

6. L'oscillateur électrique

On considère un circuit constitué d'un générateur de f.é.m E, d'une résistance r, d'un condensateur de capacité C, d'une bobine d'inductance L de résistance négligeable et de deux interrupteurs K_1 et K_2 (Fig. 5.21).

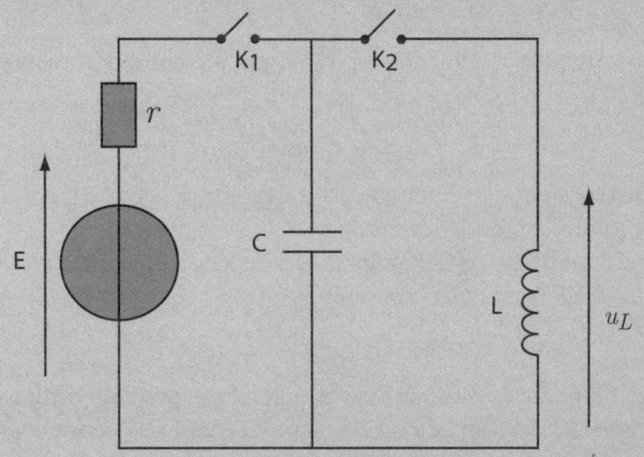

Figure 5.21

1. Le condensateur est initialement déchargé.

On abaisse l'interrupteur K_1, K_2 étant ouvert.

a) Déterminer la durée au bout de laquelle la charge du condensateur a atteint 90 % de sa valeur maximale.

b) Calculer la valeur de l'énergie maximale emmagasinée par le condensateur.

2. On se place maintenant en fin de charge du condensateur. On ouvre l'interrupteur K_1 puis on ferme l'interrupteur K_2.

a) Décrire briévement ce qui se passe alors dans le circuit.

b) Établir l'équation différentielle régissant l'évolution de la tension $u_c(t)$, tension aux bornes du condensateur.

c) Vérifier que $u_c(t) = U_{c\,max}\cos\left(\frac{2\pi}{T_0}t + \varphi\right)$ est solution de l'équation différentielle si T_0 est égale à une certaine expression que l'on déterminera. Déterminer ensuite les valeurs de $U_{c\,max}$ et φ.

3. On constate en fait sur l'écran d'un oscilloscope que $u_c(t)$ est sinusoïdale amortie et que le rapport $\frac{u_{n+1}}{u_n}$ entre les amplitudes de deux sinusoïdes consécutives est de 0,95.

a) Interpréter ce fait.

b) Quelle fraction d'énergie est perdue au cours d'une période.

Données :

$E = 12$ V ; $r = 50\ \Omega$; $L = 0{,}1$ H ; $C = 2\ \mu$F

Corrigés

QCM

1 Bonne réponse : c

L'oscillateur est non amorti, l'énergie mécanique se conserve et :

$$\mathcal{E}_m = \mathcal{E}_c + \mathcal{E}_p = \frac{1}{2}kx_0^2$$

Lorsque l'énergie cinétique est maximale, l'énergie potentielle est minimale (nulle) et vice-versa.
Les conditions initiales étant identiques, l'énergie cinétique maximale reste donc constante.

2 Bonne réponse : a

On rappelle que la période propre d'un pendule simple de longueur l dans un lieu où la valeur du champ de pensanteur est g, est donnée par :

$$T_0 = 2\pi\sqrt{\frac{l}{g}}$$

Au sommet du mont Blanc, g est plus faible qu'au niveau de la mer (g diminue avec l'altitude) : pour conserver la même période il faut diminuer la longueur l du balancier.

3 Bonnes réponses : c, d

• Comme $x(t) = 8{,}00.10^{-2}\cos(10{,}0.t + 0{,}500)$, alors la vitesse est :

$$\begin{aligned}\dot{x}(t) &= -10{,}0 \times 8{,}00.10^{-2}\sin(10{,}0.t + 0{,}500)\\ &= -8{,}00.10^{-1}\sin(10{,}0.t + 0{,}500)\end{aligned}$$

Donc, à $t = 0$, $\dot{x}(0) = -8{,}00.10^{-1}\sin(0{,}500) = -0{,}380$ m.s^{-1}
• L'énergie mécanique d'un oscillateur non amorti est constante et :

$$\mathcal{E}_m = \frac{1}{2}ka^2$$

où $a = x_{\max}$, représente l'amplitude des oscillations.
On a $a = 8{,}00.10^{-2}$ m et $k = 10{,}0$ N.m^{-1}.
Numériquement :

$$\mathcal{E}_m = \frac{1}{2} \times 10{,}0 \times (8{,}00.10^{-2})^2 = 0{,}0320 \text{ J}, \quad \text{soit} \quad 32{,}0 \text{ mJ}.$$

• On a vu que $\dot{x}(t) = -8{,}00.10^{-1}\sin(10{,}0.t + 0{,}500)$, de la forme $\dot{x}(t) = -v_{\max}\sin(10{,}0.t + 0{,}500)$.
Donc $v_{\max} = 0{,}800$ m.s^{-1}.
• On a $\omega_0 = 10{,}0$ rad.s^{-1}.

Comme $\omega_0^2 = \dfrac{k}{m}$, alors $m = \dfrac{k}{\omega_0^2}$.

Numériquement : $m = \dfrac{10{,}0}{(10{,}0)^2} = 0{,}100$ kg, soit 100 g.

• On a $\dot{x}(t) = -0{,}800\sin(10{,}0.t + 0{,}500)$, donc :

$$\begin{aligned}\ddot{x}(t) &= -0{,}800 \times 10{,}0\cos(10{,}0t + 0{,}500)\\ &= -8{,}00\cos(10{,}0.t + 0{,}500)\end{aligned}$$

L'accélération maximale vaut donc 8,00 m.s^{-2}.

4 Bonnes réponses : a, d

La période propre de l'oscillateur est donnée par :

$$T_0 = 2\pi\sqrt{LC}, \quad \text{soit} \quad C = \frac{T_0^2}{4\pi^2 L}$$

L'énergie électrique emmagasinée dans le circuit est :

$$\mathcal{E}_{e,t} = \mathcal{E}_e + \mathcal{E}_m = \mathcal{E}_{e,\max} = \mathcal{E}_{m,\max}$$

$\mathcal{E}_{e,\max} = \dfrac{1}{2}Cu_{\max}^2$: énergie électrique maximale

$\mathcal{E}_{m,\max} = \dfrac{1}{2}Li_{\max}^2$: énergie magnétique maximale

L'analyse de la courbe $i = f(t)$ donne $T_0 = 50$ µs et $i_{\max} = 5$ mA.
Numériquement :

$$C = \frac{(50.10^{-6})^2}{4 \times 10 \times 25.10^{-3}} = 2{,}5.10^{-9} \text{ F}, \quad \text{soit} \quad 2{,}5 \text{ nF}.$$

$$\mathcal{E}_{e,t} = \mathcal{E}_{m,\max} = \frac{1}{2} \times 25.10^{-3} \times (5.10^{-3})^2 \simeq 3.10^{-7} \text{ J},$$

soit 0,3 µJ.

Exercices

1 I- Oscillateur harmonique

1. Supposons que la période T_0 s'exprime par une relation de la forme :

$$T_0 = Cste.m^{\alpha} l^{\beta} g^{\gamma}$$

La relation doit être homogène, donc

$$[T_0] = [m]^{\alpha} [l]^{\beta} [g]^{\gamma}$$

Comme $[m] = M$, $[l] = L$ et $[g] = L.T^{-2}$, alors :

$$[T_0] = T = M^{\alpha}.L^{\beta}.(L.T^{-2})^{\gamma} = M^{\alpha}.L^{\beta+\gamma}.T^{-2\gamma}$$

L'identification des exposants des différentes dimensions conduit à :

$$\begin{cases} \alpha = 0 \\ \beta + \gamma = 0 \\ -2\gamma = 1 \end{cases} \quad \text{d'où} \quad \begin{cases} \alpha = 0 \\ \beta = \dfrac{1}{2} \\ \gamma = -\dfrac{1}{2} \end{cases}$$

La période du pendule simple s'écrit donc :

$$T_0 = Cste.l^{\frac{1}{2}} g^{-\frac{1}{2}} = Cste\sqrt{\frac{l}{g}}$$

L'expression correcte est donc :

$$T_0 = 2\pi\sqrt{\frac{l}{g}}$$

Numériquement : $T_0 = 2\pi\sqrt{\dfrac{0{,}80}{9{,}8}} \simeq 1{,}8$ s

2. a) Les frottements sont négligeables : l'énergie mécanique du sytème se conserve.

b) Le poids $\overrightarrow{P}$ est une force conservative et dérive d'une énergie potentielle $\mathcal{E}_p$ telle que :

$$\delta W = d\mathcal{E}_p$$

Soit,

$$W(\overrightarrow{P})_{1\mapsto 2} = -\int_1^2 d\mathcal{E}_p = -(\mathcal{E}_{p1} - \mathcal{E}_{p2}) = \mathcal{E}_{p1} - \mathcal{E}_{p2}$$

Déterminons le travail du poids $\overrightarrow{P}$ au cours du passage du centre d'inertie du solide de la position G_0 (position 1) à la position A (position 2) (Fig. 5.22).

On a $W(\overrightarrow{P})_{1\mapsto 2} = mgz$ avec $z = OA - OH_0$

Comme $OA = l$ et $OH_0 = l\cos\theta_0$ (le triangle OH_0G_0 est rectangle en H_0), alors :

$$z = l - l\cos\theta_0$$

et par suite :

$$W(\overrightarrow{P})_{1\mapsto 2} = mgl(1 - \cos\theta_0)$$

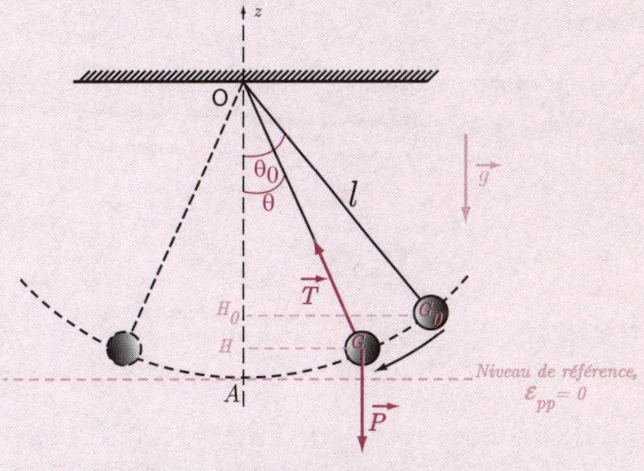

Figure 5.22

$\mathcal{E}_{p2} = 0$ (niveau de référence des énergies potentielles de pesanteur), d'où

$$\mathcal{E}_{p1} = mgl(1 - \cos\theta_0)$$

L'énergie mécanique est égale à la somme de l'énergie cinétique et de l'énergie potentielle de pesanteur, soit :

$$\mathcal{E}_m = \mathcal{E}_c + \mathcal{E}_{pp}$$

En (1) la vitesse est nulle, donc $\mathcal{E}_{c1} = 0$.

D'où

$$\mathcal{E}_m = \mathcal{E}_{m1} = mgl(1 - \cos\theta_0)$$

c) Application numérique

$$\mathcal{E}_m = \mathcal{E}_{m1} = 0{,}200 \times 9{,}8 \times 0{,}80 \times (1 - \cos 10) \simeq 0{,}024 \text{ J},$$

soit 24 mJ

d) L'énergie mécanique se conserve, donc :

$$\mathcal{E}_{m1} = \mathcal{E}_{m2}, \quad \text{soit} \quad \frac{1}{2}mv^2 = mgl(1 - \cos\theta_0).$$

On en déduit :

$$v = \sqrt{2gl(1 - \cos\theta_0)}$$

Application numérique :

$$v = \sqrt{2 \times 9{,}8 \times 0{,}80 \times (1 - \cos 10)} \simeq 0{,}49 \text{ m.s}^{-1}.$$

e) On a $\mathcal{E}_c = \mathcal{E}_{pp}$ lorsque :

$$\mathcal{E}_c = \mathcal{E}_{pp} = \frac{1}{2}\mathcal{E}_m$$

soit,

$$mgl(1 - \cos\theta) = \frac{1}{2}mgl(1 - \cos\theta_0)$$

ou encore

$$1 - \cos\theta = \frac{1}{2} - \frac{1}{2}\cos\theta_0$$

d'où :

$$\cos\theta = \frac{1}{2}(1+\cos\theta_0)$$

Soit numériquement : $\theta = \cos^{-1}\left[\frac{1}{2}(1+\cos 10)\right] \simeq 7{,}1\,°$.

3. a) L'énergie mécanique du système se conserve, donc $\mathcal{E}_m = cste$ et par suite $\dfrac{d\mathcal{E}_m}{dt} = 0$.

On a :

$$\mathcal{E}_m = \mathcal{E}_{pp} + \mathcal{E}_c = mgz + \frac{1}{2}mv^2 \text{ avec } \left|\begin{array}{c} z = l(1-\cos\theta) \\ \text{et} \\ v = l\dot{\theta} \end{array}\right.$$

D'où :

$$\mathcal{E}_m = mgl(1-\cos\theta) + \frac{1}{2}m(l\dot{\theta})^2$$

En dérivant la grandeur $\mathcal{E}_m = mgl(1-\cos\theta) + \frac{1}{2}m(l\dot{\theta})^2$ par rapport au temps, on obtient :

$$mgl(\sin\theta.\dot{\theta}) + \frac{1}{2}m.(2l^2\dot{\theta}\ddot{\theta}) = 0$$

Soit :

$$g\sin\theta + l\ddot{\theta} = 0$$

Dans le cas des oscillations de faibles amplitudes, on a $\sin\theta \simeq \theta$, donc l'équation devient :

$$g\theta + l\ddot{\theta} = 0$$

soit encore :

$$\ddot{\theta} + \frac{g}{l}\theta = 0 \qquad (1)$$

C'est l'équation différentielle de l'oscillateur harmonique. Les oscillations sont donc sinusoïdales, de pulsation propre $\omega_0 = \sqrt{\dfrac{g}{l}}$. La période propre T_0 des oscillations est $T_0 = \dfrac{2\pi}{\omega_0} = 2\pi\sqrt{\dfrac{l}{g}}$.

b) Une solution de l'équation (1) est de la forme $\theta(t) = A\cos(\omega_0 t + \varphi)$ avec $\omega_0 = \sqrt{\dfrac{g}{l}}$

et donc :

$$\dot{\theta}(t) = -A\omega\sin(\omega_0 t + \varphi)$$

Avec les conditions initiales , à $t = 0$ $\left\{\begin{array}{c} \theta(0) = \theta_0 \\ \text{et} \\ \dot{\theta}(0) = 0 \end{array}\right.$

En appliquant les conditions initiales à $\theta(t)$ et à $\dot{\theta}(t)$, on obtient le système :

$$\left\{\begin{array}{c} \theta(0) = A\cos(\varphi) = \theta_0 \\ \text{et} \\ \dot{\theta}(0) = -A\omega_0\sin(\varphi) = 0 \end{array}\right.$$

La deuxième équation donne $\sin(\varphi) = 0$, d'où $\left\{\begin{array}{c} \varphi = 0 \\ \text{ou} \\ \varphi = \pi \end{array}\right.$

La solution $\varphi = \pi$ entraîne $A < 0$. Comme A est une amplitude (donc une grandeur positive), alors la seule solution qui convient est $\varphi = 0$.

Il en résulte donc $A = \theta_0$

Conclusion : la solution cherchée s'écrit :

$$\theta(t) = \theta_0\cos(\omega_0 t) \text{ avec } \omega_0 = \sqrt{\frac{g}{l}}$$

L'évolution de $\theta(t)$ est donnée par le graphe ci-dessous.

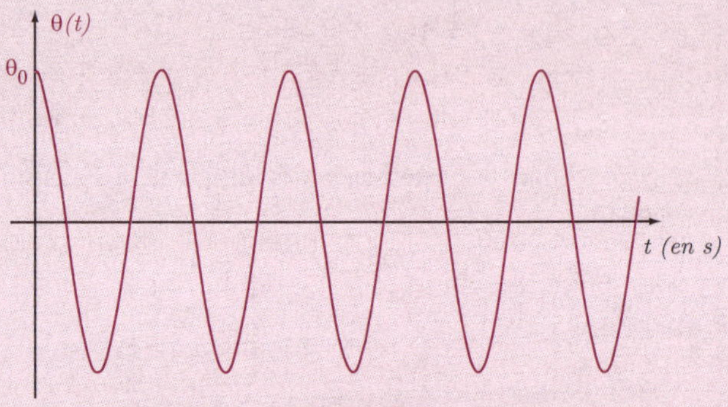

Figure 5.23

II- Oscillateur faiblement amorti.

1. La puissance cinétique de la force de frottement $\vec{f}$ est telle que :

$$\mathcal{P} = \vec{f}.\vec{v} = -f.v \text{ car } \vec{f} \text{ et } \vec{v} \text{ sont opposés.}$$

Comme $\mathcal{P} = -\lambda v^2$ alors $\vec{f} = \lambda\vec{v}$ (force de frottement fluide).

La 2e loi de Newton appliquée au système donne :

$$\vec{P} + \vec{T} + \vec{f} = m\vec{a}$$

Le mouvement est un mouvement plan circulaire : on choisit donc le repère mobile de Frenet comme repère de projection (Fig. 5.24).

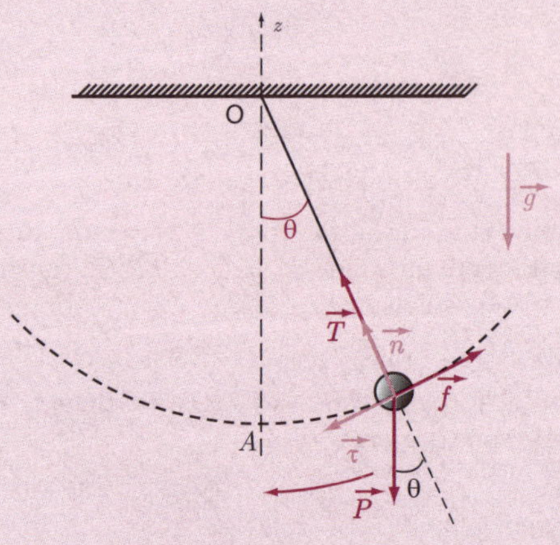

Figure 5.24

Après projection selon $\overrightarrow{\tau}$, l'équation devient :

$$P\sin\theta - \lambda v = m\frac{dv}{dt}$$

Comme $v = \dot{\theta}l$ (mouvement circulaire), alors :

$$mg\sin\theta - \lambda\dot{\theta}l = m\frac{d(\dot{\theta}l)}{dt} = ml\ddot{\theta}$$

Dans le cas des oscillations de faibles amplitudes, on a $\sin\theta \simeq \theta$, et par suite

$$\ddot{\theta} + \frac{\lambda}{m}\dot{\theta} + \frac{g}{l}\theta = 0$$

En posant $\tau = \frac{m}{\lambda}$ et $\omega_0^2 = \frac{g}{l}$, l'équation devient :

$$\ddot{\theta} + \frac{1}{\tau}\dot{\theta} + \omega_0^2\theta = 0$$

La constante $\tau = \frac{m}{\lambda}$ a la dimension d'un temps. Si λ est assez faible pour que le pendule garde un comportement oscillatoire, τ donne un ordre de grandeur du temps que met le système pour regagner sa position d'équilibre stable. τ correspond au temps de relaxation de l'oscillateur : τ est grand si λ est faible (oscillateur faiblement amorti).

2. Les frottements sont faibles : le coefficient λ est petit, donc $\tau = \frac{m}{\lambda}$ est grand. Le régime est un régime pseudo-périodique faiblement amorti (Fig. 5.25).

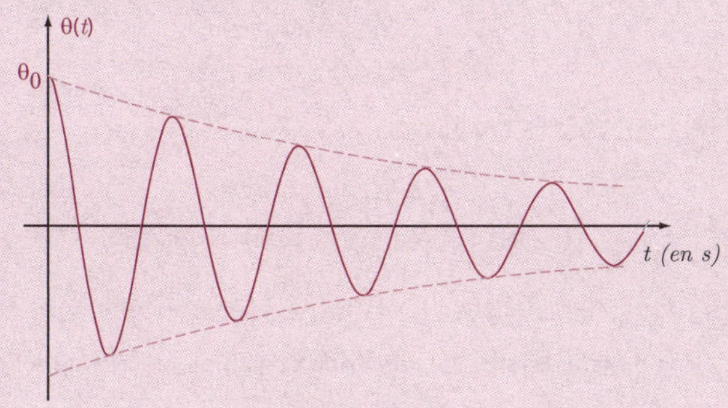

Figure 5.25

2 **1.** Système étudié : {le glaçon de masse m et de centre d'inertie G}.

Le glaçon est soumis à deux forces : son poids $\overrightarrow{P}$ et la poussée d'Archimède $\overrightarrow{F_A}$.

L'équilibre du glaçon se traduit par :

$$\overrightarrow{P} + \overrightarrow{F_A} = \overrightarrow{0}$$

Soit, après projection selon l'axe Oz :

$$P - F_A = 0$$

Comme :

$$P = \rho_g V g = \rho_g.S.h.g$$
et
$$F_A = \rho_{\text{eau}} V_{f.d}.g = \rho_{\text{eau}}.S.z_{\text{eq}}.g$$

où S représente la surface latérale du cube

alors :

$$\rho_{\text{glace}}.S.h.g - \rho_{\text{eau}}.S.z_{\text{eq}}.g = 0.$$

Soit,

$$z_{\text{eq}} = \frac{\rho_{\text{glace}}}{\rho_{\text{eau}}}.h \qquad (1)$$

Application numérique :

$$z_{\text{eq}} = 0{,}9h$$

2. En cours d'oscillations, appliquons la $2^{\text{ème}}$ loi de Newton au glaçon lorsque l'ordonnée de la surface inférieure du glaçon vaut $z(t)$:

$$m\frac{d\overrightarrow{v}}{dt} = \overrightarrow{P} + \overrightarrow{F_A}$$

Après projection selon l'axe Oz, il en résulte :

$$m\frac{d^2z}{dt^2} = \rho_g.S.h.g - \rho_{\text{eau}}.S.z.g$$

Comme $m = \rho_{\text{glace}}.S.h$, alors :

$$\frac{d^2z}{dt^2} + \frac{g.\rho_{\text{eau}}}{h.\rho_{\text{glace}}}z = g \qquad (2)$$

On a établi que $\frac{h.\rho_{\text{glace}}}{\rho_{\text{eau}}} = z_{eq}$.

Ainsi l'équation (2) devient :

$$\frac{d^2z}{dt^2} + \frac{g}{z_{\text{eq}}}z = g$$

Équation de la forme :

$$\frac{d^2z}{dt^2} + \omega_0^2.z = g, \text{ avec } \omega_0^2 = \frac{g}{z_{\text{eq}}} \qquad (3)$$

La pulsation propre de l'oscillateur harmonique est $\omega_0 = \sqrt{\frac{g}{z_{\text{eq}}}}$

b) Exprimons les constantes A, B et C en fonction de z_{eq} et z_0.

Les solutions de l'équation sont de la forme :

$$z(t) = A\cos(\omega_0 t) + B\sin(\omega_0 t) + C \qquad (3)$$

D'après les conditions initiales, à $t = 0$ $\begin{cases} z(0) = z_0 \\ \text{et} \\ \dot{z}(0) = 0 \end{cases}$

Déterminons $\dot{z}(t)$.

$$\dot{z}(t) = -A\omega_0\sin(\omega_0 t) + B\omega_0\cos(\omega_0 t).$$

Les conditions initiales donnent :

$$z(0) = A + C = z_0 \quad (4)$$

et

$$\dot{z}(0) = B\omega_0 = 0 \quad (5)$$

L'équation (5) donne $B = 0$.
Ainsi, l'équation (3) devient :

$$z(t) = A\cos(\omega_0 t) + C \quad (6)$$

L'équation précédente est solution de l'équation différentielle (2) si et seulement elle satisfait cette équation.
Déterminons $\ddot{z}(t)$ puis injectons les expressions de $\ddot{z}(t)$ et $z(t)$ dans l'équation (2).
De $z(t) = A\cos(\omega_0 t) + C$, on en déduit $\dot{z}(t) = -A\omega_0 \sin(\omega_0 t)$ et $\ddot{z}(t) = -A\omega_0^2 \cos(\omega_0 t)$.
L'équation (2) donne :

$$-A\omega_0^2 \cos(\omega_0 t) + \omega_0^2.(A\cos(\omega_0 t) + C) = g$$

D'où

$$C = \frac{g}{\omega_0^2} = \frac{g}{\frac{g}{z_{eq}}} = z_{eq}$$

et par suite

$$A = C - z_0 = z_{eq} - z_0$$

La solution cherchée est donc :

$$z(t) = (z_{eq} - z_0)\cos(\omega_0 t) + z_{eq} \text{ avec } \omega_0 = \sqrt{\frac{g}{z_{eq}}}$$

3 **1.** Étude statique.

a) À l'équilibre, le ressort R_1 est étiré alors que le ressort R_2 est comprimé. Si $l_{1,eq}$ et $l_{2,eq}$ sont les longueurs des deux ressorts à l'équilibre, alors les tensions des deux ressorts ont pour expression :

$\overrightarrow{T_1} = k_1(l_{1,eq} - l_{01})\overrightarrow{k}$: $\overrightarrow{T_1}$ dirigé de la masse vers le ressort
$\overrightarrow{T_2} = -k_2(l_{2,eq} - l_{02})\overrightarrow{k}$: $\overrightarrow{T_2}$ dirigé du ressort vers la masse

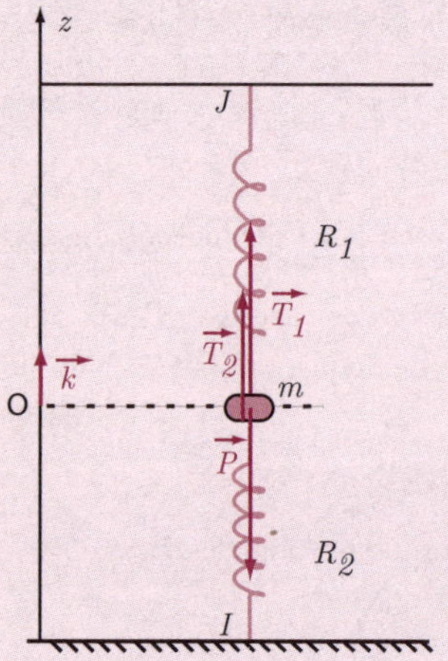

Figure 5.26

b) Le système étudié étant la masse m. Il est soumis à trois forces : son poids $\overrightarrow{P} = m\overrightarrow{g} = -mg\overrightarrow{k}$ et les deux tensions $\overrightarrow{T_1}$ et $\overrightarrow{T_2}$.
À l'équilibre :

$$\overrightarrow{P} + \overrightarrow{T_1} + \overrightarrow{T_2} = \overrightarrow{0}$$

Soit :

$$-mg\overrightarrow{k} + k_1(l_{1,eq} - l_{01})\overrightarrow{k} - k_2(l_{2,eq} - l_{02})\overrightarrow{k} = \overrightarrow{0}$$

c) On projette les deux membres de l'équation vectorielle selon l'axe Oz :

$$-mg + k_1(l_{1,eq} - l_{01}) - k_2(l_{2,eq} - l_{02}) = 0$$

Soit :

$$m = \frac{k_1(l_{1,eq} - l_{01}) - k_2(l_{2,eq} - l_{02})}{g}$$

2. Étude dynamique.

a) Soit z la côte de la masse m à l'instant t (avec $z > 0$). Les nouvelles longueurs des deux ressorts sont :

$$l_1 = l_{1,eq} - z$$
et
$$l_2 = l_{2,eq} + z$$

Par suite, les tensions ont pour expressions :

$$\overrightarrow{T_1} = k_1(l_{1,eq} - l_{01} - z)\overrightarrow{k}$$
$$\overrightarrow{T_2} = -k_2(l_{2,eq} - l_{02} + z)\overrightarrow{k}$$

D'après la 2e loi de Newton, on peut écrire :

$$\overrightarrow{T_1} + \overrightarrow{T_2} + \overrightarrow{P} = m\overrightarrow{a}$$

Soit :

$$k_1(l_{1,eq} - l_{01} - z)\overrightarrow{k} + -k_2(l_{2,eq} - l_{02} + z) - mg\overrightarrow{k} = m\overrightarrow{a}$$

On projette les deux membres de l'équation précédente selon l'axe Oz :

$$k_1(l_{1,eq} - l_{01} - z) - k_2(l_{2,eq} - l_{02} + z) - mg = m\frac{d^2z}{dt^2}$$

Soit :

$$k_1(l_{1,eq} - l_{01}) - k_2(l_{2,eq} - l_{02}) - mg - (k_1 + k_2)z = m\frac{d^2z}{dt^2}$$

Comme :

$k_1(l_{1,eq} - l_{01}) - k_2(l_{2,eq} - l_{02}) - mg = 0$: condition d'équilibre

alors :

$$-(k_1 + k_2)z = m\frac{d^2z}{dt^2}$$

soit :

$$\frac{d^2z}{dt^2} + \frac{k_1 + k_2}{m} z = 0$$

L'équation précédente représente l'équation différentielle du mouvement : c'est une équation différentielle du second ordre et sans second membre ; c'est celle de l'oscillateur harmonique.

b) La fonction $z(t) = Z_m \cos(2\pi f_0 t + \varphi)$ étant solution de l'équation différentielle :

Z_m représente l'amplitude des oscillations ; Z_m en m
f_0 représente la fréquence propre des oscillations ; f_0 en Hz
φ représente la phase à l'origine ; φ en rad

c) L'équation différentielle est de la forme :

$$\frac{d^2z}{dt^2} + \omega_0^2 z = 0$$

avec $\omega_0 = \sqrt{\frac{k_1 + k_2}{m}}$: pulsation propre en rad.s^{-1}

Comme $\omega_0 = 2\pi f_0$, alors :

$$f_0 = \frac{1}{2\pi}\sqrt{\frac{k_1 + k_2}{m}}$$

d) Les conditions initiales sont : $v_z(0) = 0$ et $z(0) = Z_0$, avec $Z_0 < 0$.

Comme $z(t) = Z_m \cos(2\pi f_0 t + \varphi)$ alors

$$\dot{z}(t) = v_z(t) = -2\pi f_0 Z_m \sin(2\pi f_0 t + \varphi).$$

Ainsi :

$$(1)\ z(0) = Z_m \cos(\varphi) = Z_0$$
et
$$(2)\ v_z(0) = -2\pi f_0 Z_m \sin(\varphi) = 0$$

L'équation (2) entraîne $\sin(\varphi) = 0$, soit $\left|\begin{array}{c}\varphi = 0 \\ \text{ou} \\ \varphi = \pi\end{array}\right.$

De l'équation (1) on déduit Z_m : $Z_m = \dfrac{Z_0}{\cos(\varphi)}$.

Comme $Z_m > 0$ et $Z_0 < 0$, alors $\varphi = \pi$.

La solution cherchée est donc :

$$z(t) = Z_m \cos\left(\sqrt{\frac{k_1 + k_2}{m}} t + \pi\right) \text{ avec } Z_m = |Z_0|$$

e) Exprimons la solution précédente avec une fonction sinus.

Sachant que $\cos(x + \pi) = \sin(x - \frac{\pi}{2})$, alors :

$$z(t) = Z_m \sin\left(\sqrt{\frac{k_1 + k_2}{m}} t - \frac{\pi}{2}\right) \text{ avec } Z_m = |Z_0|$$

3. Nouveau repère.

a) L'origine de l'axe est maintenant décalé vers le bas : elle coïncide avec la côte du point I, d'où le schéma :

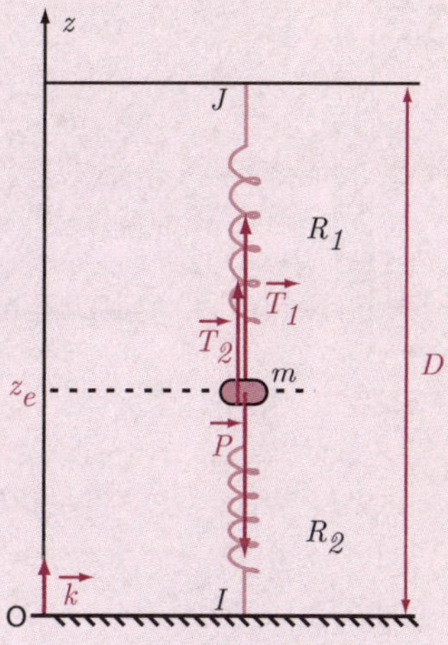

Figure 5.27

b) À l'équilibre :

$$\vec{P} + \vec{T_1} + \vec{T_2} = \vec{0}$$

Soit :

$$m = \frac{k_1(l_{1,\text{eq}} - l_{01}) - k_2(l_{2,\text{eq}} - l_{02})}{g}$$

avec $l_{2,\text{eq}} = z_e$ et $l_{1,\text{eq}} = D - z_e$

D'où :

$$m = \frac{k_1(D - z_e - l_{01}) - k_2(z_e - l_{02})}{g} = \frac{k_1(D - l_{01}) + k_2 l_{02} - (k_1 + k_2)z_e}{g}$$

4

1. Étude des oscillations

a) Nature des oscillations

On observe des oscillations libres (aucun système n'est ajouté au montage pour fournir continûment de l'énergie au système et entretenir les oscillations) et amorties (l'amplitude décroît à chaque oscillation).

b) De la figure 5.19, on détermine la valeur de la pseudo-période (pour une bonne précision on mesure trois pseudo-périodes).

On trouve $T \simeq 6{,}2$ ms.

La période propre du circuit LC est : $T_0 = 2\pi\sqrt{LC}$.

Numériquement : $T_0 = 2\pi\sqrt{0{,}5 \times 2{,}0.10^{-6}} \simeq 6{,}3$ ms.

L'écart relatif entre les deux valeurs est :

$$\frac{\Delta T}{T} = \frac{6{,}3 - 6{,}2}{6{,}2} \times 100 = 1{,}6\,\%.$$

c) Soit le circuit oscillant LC suivant :

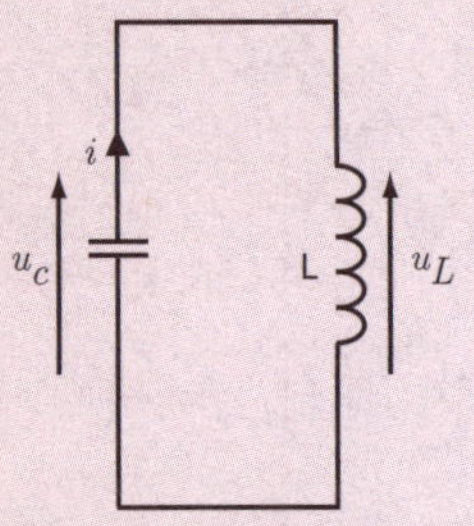

Figure 5.28

$i = -\dfrac{dq}{dt}$ (condensateur en convention générateur).
Comme $q = Cu_c$, alors :

$$i = -C\frac{du_c}{dt}$$

d) À la date t_2, la tension u_C est maximale, donc $\dfrac{du_c}{dt} = 0$ et par suite $i(t_2) = 0$.

À la date t_1. Déterminons $\dfrac{du_c}{dt}$.

Sur un intervalle de temps dt autour de la date t_1, on peut assimiler la courbe à une droite :

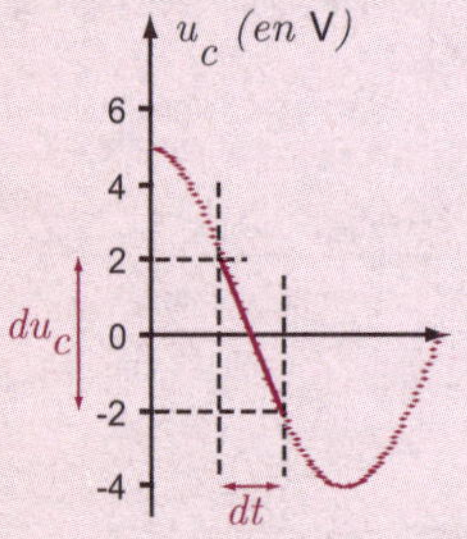

Figure 5.29

Graphiquement :

$$du_c = -4 \text{ V}$$
$$dt = 1{,}0 \text{ ms}$$

et par suite :

$$\frac{du_c}{dt} = 4.10^3 \text{ V.s}^{-1}$$

Comme $i = -C\dfrac{du_c}{dt}$,

alors : $i(t_1) = -2{,}0.10^{-6} \times 4.10^3 = 8{,}0.10^{-3}$ A, soit 8,0 mA.

e₁) La valeur de la résistance critique est :

$$R_C = 2 \times \sqrt{\frac{0{,}5}{2{,}0.10^{-6}}} = 1\,000\ \Omega$$

e₂) Pour différentes valeurs de R, on observe les différents régimes :

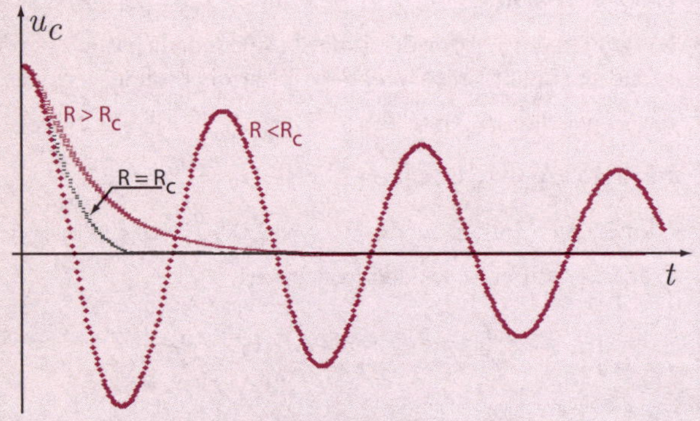

Figure 5.30

$R < Rc$: régime pseudo-périodique
$R = Rc$: régime apériodique critique
$R > Rc$: régime apériodique

2. Étude énergétique. On souhaite étudier l'énergie totale $\mathcal{E}_{\text{em}}$ de l'oscillateur électrique.

a) Expressions littérales permettant le calcul des différentes formes d'énergies à partir des mesures de u_c et $i = \dfrac{u_R}{R}$ et des caractéristiques du circuit.

$\mathcal{E}_c(t) = \dfrac{1}{2}Cu_c^2$; $\mathcal{E}_L(t) = \dfrac{1}{2}Li^2 = \dfrac{1}{2}L\left(\dfrac{u_R}{R}\right)^2$

et $\mathcal{E}_{\text{em}}(t) = \dfrac{1}{2}Cu_c^2 + \dfrac{1}{2}Li^2$

b) Identification des courbes :

- À $t = 0$, $u_c = u_{c\,\max}$ et $i = 0$: la courbe (1) correspond donc à $\mathcal{E}_c(t)$ et la courbe (2) celle de $\mathcal{E}_L(t)$.
- La courbe (3) correspond à l'évolution de

$$\mathcal{E}_{\text{em}}(t) = \frac{1}{2}Cu_c^2 + \frac{1}{2}Li^2.$$

5 **1.** Considérons le circuit LC suivant :

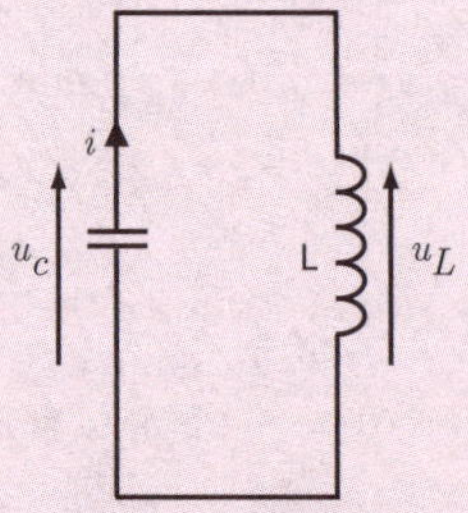

Figure 5.31

La loi des mailles appliquée au circuit donne :

$$u_c - u_L = 0$$

avec $u_L = L\dfrac{di}{dt}$, $i = -\dfrac{dq}{dt} = -C\dfrac{du_c}{dt}$ (condensateur en convention générateur)

Ainsi :

$$u_c - L.\frac{d}{dt}\left(-C\frac{du_c}{dt}\right) = 0, \text{ soit } u + LC\frac{d^2u_c}{dt^2} = 0$$

ou encore

$$\frac{d^2u_c}{dt^2} + \frac{1}{LC}u = 0 \qquad (1)$$

2. On peut retrouver l'équation différentielle à partir de considération énergétique.

En effet, en dérivant la grandeur $\mathcal{E}_{em} = \frac{1}{2}Cu_c^2 + \frac{1}{2}Li^2$ par rapport au temps, on obtient :

$$\frac{1}{2}C.\left(2u_c.\frac{du_c}{dt}\right) + \frac{1}{2}L.\left(2i.\frac{di}{dt}\right) = 0$$

(On rappelle que : $(f^2)' = 2f.f'$)

Comme $i = C\frac{du_c}{dt}$ et $\frac{di}{dt} = C\frac{d^2u_c}{dt^2}$ alors

$$\frac{1}{2}C.\left(2u_c\frac{du_c}{dt}\right) + \frac{1}{2}L.\left(2C\frac{du_c}{dt}.C\frac{d^2u_c}{dt^2}\right) = 0$$

Soit :

$$C\frac{du_c}{dt}\left[u_c + LC\frac{d^2u_c}{dt^2}\right] = 0, \text{ soit } u_c + LC\frac{d^2u_c}{dt^2} = 0$$

On retrouve bien l'équation différentielle de l'oscillateur libre LC.

3. $u_c(t) = A\cos(\omega_0 t + \varphi)$ est solution de l'équation (1) si elle satisfait cette équation.

Comme $u_c(t) = A\cos(\omega_0 t + \varphi)$

alors

$$\dot{u}_c(t) = \frac{du_c}{dt} = -A\omega_0 \sin(\omega_0 t + \varphi)$$

$$\ddot{u}_c(t) = \frac{d^2u_c}{dt^2} = -A\omega_0^2 \cos(\omega_0 t + \varphi)$$

En injectant les expressions de $u_c(t)$ et $\ddot{u}_c(t)$ dans (1), il s'ensuit :

$$-A\omega_0^2\cos(\omega_0 t + \varphi) + \frac{1}{LC}A\cos(\omega_0 t + \varphi) = 0$$

Soit :

$$A\cos(\omega_0 t + \varphi)\left[-\omega_0^2 + \frac{1}{LC}\right] = 0$$

L'égalité précédente est vraie quelque soit t si et seulement si $-\omega_0^2 + \frac{1}{LC} = 0$, soit :

$$\omega_0^2 = \frac{1}{LC}$$

Et par suite

$$\omega_0 = \sqrt{\frac{1}{LC}}$$

Comme $\omega_0 = \frac{2\pi}{T_0}$, alors :

$$T_0 = 2\pi\sqrt{LC}$$

Déterminons à présent les constantes A et φ.

À la date $t = 0$, on a $u_c(0) = \frac{Q_0}{C}$ et $i(0) = 0$

Comme $i(t) = -C\frac{du_c}{dt}$, alors $i(t) = C\omega_0\sin(\omega_0 t + \varphi)$.

$i(0) = 0$, d'où $C\omega_0\sin(\varphi) = 0$ et par suite $\varphi = 0$.

$$u(0) = A\cos(\varphi) = A = \frac{Q_0}{C}$$

$$u_c(t) = u_{max}\cos\left(\frac{2\pi}{T_0}t\right) \text{ avec } u_{max} = \frac{Q_0}{C} \text{ et } T_0 = 2\pi\sqrt{LC}$$

Numériquement :

$$u_{max} = \frac{8{,}0.10^{-6}}{2{,}0.10^{-6}} = 4{,}0 \text{ V}$$

$$T_0 = 2\pi\sqrt{30.10^{-3} \times 2{,}0.10^{-6}} \simeq 1{,}5.10^{-3} \text{ s}$$

$$\omega_0 = \sqrt{\frac{1}{30.10^{-3} \times 2{,}0.10^{-6}}} \simeq 4{,}1.10^3 \text{ rad.s}^{-1}$$

La solution cherchée est donc :

$$u_c(t) = 4{,}0.\cos(4{,}1.10^3.t)$$

6 Lorsqu'on abaisse l'interrupteur K_1 (K_2 étant ouvert), on observe la charge du condensateur de capacité C à travers la résistance r.

On considère le circuit constitué d'un conducteur ohmique de résistance R en série avec un condensateur de capacité C : l'ensemble est soumis à une tension E (fig. 5.32).

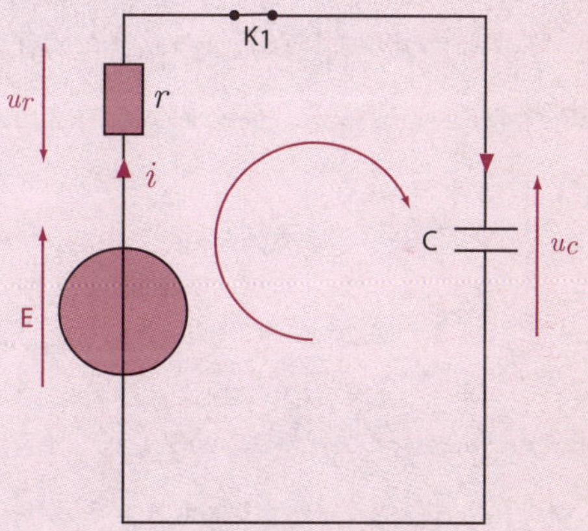

Figure 5.32

Établissement de l'équation différentielle

L'intensité du courant dans le circuit est telle que $i = \frac{|dq|}{dt}$, comme $dq > 0$ (au cours de la charge) alors $i = +\frac{dq}{dt}$.

Appliquons la loi de maille au circuit de charge :

$$E - u - U_R = 0,$$

soit :

$$u + u_r = E \qquad (1)$$

Comme $u_r = ri$ (d'après la loi d'Ohm), alors l'équation (1) devient :

$$u + ri = E \qquad (2)$$

Exprimons l'intensité i, du courant, en fonction de u, tension aux bornes du condensateur.

On a $i = +\frac{dq}{dt}$, et comme $q = cu$ alors $i = +C\frac{du}{dt}$ et $u_r = rC\frac{du}{dt}$

En remplaçant u_r par son expression, l'équation (2) devient :

$$u + RC\frac{du}{dt} = E \text{ ou } \frac{du}{dt} + \frac{1}{rC}u = \frac{E}{rC}$$

On pose $\tau = rC$: constante de temps du circuit

$$\frac{du}{dt} + \frac{1}{rC}u = \frac{E}{rC} \qquad (3)$$

Résolution de l'équation différentielle

L'équation (3) est une équation différentielle linéaire du premier ordre à coefficients constants et avec second membre.

Les solutions de l'équation (3) peuvent se mettre sous la forme :

$$u = Ae^{\alpha t} + \beta$$

Comme $u = Ae^{\alpha t} + \beta$, alors $\frac{du}{dt} = \alpha A e^{\alpha t}$.

On injecte les expressions de u et $\frac{du}{dt}$ dans l'équation différentielle, soit :

$$\alpha A e^{\alpha t} + \frac{1}{rC}(Ae^{\alpha t} + \beta) = \frac{E}{rC}, \text{ soit } Ae^{\alpha t}(\alpha + \frac{1}{rC}) + \beta.\frac{1}{rC} = \frac{E}{rC}$$

L'égalité précédente est vraie quel que soit t si et seulement si :

$$\begin{cases} \alpha + \frac{1}{rC} = 0 \\ \text{et} \\ \beta.\frac{1}{rC} = \frac{E}{rC} \end{cases}, \text{ soit } \begin{cases} \alpha = -\frac{1}{rC} \\ \text{et} \\ \beta = E \end{cases}$$

D'où :

$$u_c = Ae^{-\frac{1}{rC}t} + E$$

De plus, comme à $t = 0$, $u_c = 0$, alors

$$Ae^{-\frac{1}{rC}\times 0} + E = 0, \text{ soit } A = -E$$

La solution cherchée s'écrit donc :

$$u_c = E(1 - e^{-\frac{1}{rC}t}) = E(1 - e^{-\frac{t}{\tau}}) \text{ avec } \tau = rC$$

Déterminons à présent la durée t_1, durée au bout de laquelle la charge du condensateur a atteint 90 % de sa valeur maximale, soit :

$$u_c(t_1) = 0{,}90.E$$

Ainsi :

$$E(1 - e^{-\frac{t_1}{\tau}}) = 0{,}90.E$$

$$1 - e^{-\frac{t_1}{\tau}} = 0{,}90$$

$$e^{-\frac{t_1}{\tau}} = 0{,}10$$

D'où :

$$-\frac{t_1}{\tau} = \ln\frac{1}{10} \text{ ou encore } t_1 = \tau \ln 10$$

Numériquement :

$$t_1 = 50 \times 2.10^{-6} \times \ln 10 = 2{,}3.10^{-4} \text{ s soit } 0{,}23 \text{ ms}$$

b) L'énergie emmagasinée par le condensateur est $\mathcal{E}_c = \frac{1}{2}Cu_c^2$.

En fin de charge $u_c = E$, soit $\mathcal{E}_{c,tot} = \frac{1}{2}\times 2.10^{-6}\times 12^2 = 1{,}4.10^{-}$

2. a) On a le circuit LC : on observe des oscillations libres.

Considérons le circuit LC suivant :

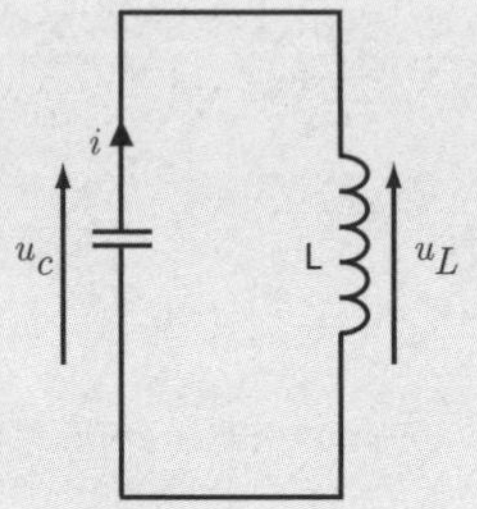

Figure 5.33

D'après la loi de maille, on a :

$$u - u_L = 0$$

avec

$$u = u_c$$
$$u_L = L\frac{di}{di}$$
$$i = -\frac{dq}{dt} = -C\frac{du}{dt} \text{ (condensateur en convention générateur)}$$

Ainsi :

$$u - L.\frac{d}{dt}\left(-C\frac{du}{dt}\right) = 0,$$

soit

$$u + LC\frac{d^2u}{dt^2} = 0 \text{ ou encore } \frac{d^2u}{dt^2} + \frac{1}{LC}u = 0 \qquad (4)$$

2. $u(t) = A\cos(\frac{2\pi}{T_0}t + \varphi)$ est solution de l'équation (4) si elle satisfait cette équation.

Comme $u(t) = A\cos(\omega_0 t + \varphi)$

alors

$$\dot{u}(t) = -A \times \frac{2\pi}{T_0}\sin\left(\frac{2\pi}{T_0}t + \varphi\right)$$

$$\ddot{u}(t) = -A \times \left(\frac{2\pi}{T_0}\right)^2 \cos\left(\frac{2\pi}{T_0}t + \varphi\right)$$

En injectant les expressions de $u(t)$ et $\ddot{u}(t)$ dans (1), il s'ensuit :

$$-A \times \left(\frac{2\pi}{T_0}\right)^2 \cos\left(\frac{2\pi}{T_0}t + \varphi\right) + \frac{1}{LC}A\cos\left(\frac{2\pi}{T_0}t + \varphi\right) = 0$$

Soit :

$$A\cos\left(\frac{2\pi}{T_0}t + \varphi\right)\left[-\left(\frac{2\pi}{T_0}\right)^2 + \frac{1}{LC}\right] = 0$$

L'égalité précédente est vraie quelque soit t si et seulement si $-\left(\frac{2\pi}{T_0}\right)^2 + \frac{1}{LC} = 0$, soit :

$$\left(\frac{2\pi}{T_0}\right)^2 = \frac{1}{LC}$$

Et par suite

$$\frac{2\pi}{T_0} = \sqrt{\frac{1}{LC}}$$

Soit :

$$T_0 = 2\pi\sqrt{LC}$$

Déterminons à présent les constantes A et φ.

à la date $t = 0$, on a $\left| \begin{array}{c} u(0) = \frac{q_0}{C} \\ \text{et} \\ i(0) = 0 \end{array} \right.$

Comme $i(t) = -C\frac{du}{dt}$, alors $i(t) = C \times \frac{2\pi}{T_0} \sin\left(\frac{2\pi}{T_0}t + \varphi\right)$.

$i(0) = 0$, alors $C \times \frac{2\pi}{T_0} \sin(\varphi) = 0$. D'où $\varphi = 0$.

$u(0) = A\cos(\varphi) = A = \frac{q_0}{C}$

$$u(t) = \frac{q_0}{C} \cos\left(\frac{2\pi}{T_0}t\right) \quad \text{avec } T_0 = 2\pi\sqrt{LC}$$

3. a) Si le rapport $\frac{u_{n+1}}{u_n}$ entre les amplitudes de deux sinusoïdes consécutives est de 0,95 c'est que l'amplitude des oscillations diminue : le régime est donc pseudo-périodique amortie.

Comme $\frac{u_{n+1}}{u_n} = 0{,}95$, alors $u_{n+1} = 0{,}95.u_n$

À la date t_n, l'énergie emmagasinée par le condensateur est $\mathcal{E}_n = \frac{1}{2}Cu_n^2$

À la date t_{n+1}, l'énergie est $\mathcal{E}_{n+1} = \frac{1}{2}Cu_{n+1}^2$.

Comme $u_{n+1} = 0{,}95.u_n$, alors :

$$\mathcal{E}_{n+1} = \frac{1}{2}C \times (0{,}95u_n)^2 = 0{,}95^2 \times \frac{1}{2}Cu_n^2 = 0{,}95^2\mathcal{E}_n$$

L'énergie perdue (dissipée par effet Joule) est donc :

$$\Delta\mathcal{E} = \mathcal{E}_n - \mathcal{E}_{n+1} = \mathcal{E}_n - 0{,}95^2\mathcal{E}_n = \mathcal{E}_n(1 - 0{,}95^2) \simeq 0{,}10\mathcal{E}_n$$

Á chaque période, le système perd 10 % de l'énergie.

6 Le noyau et les transformations nucléaires

1. Le noyau atomique

Les nucléons

Les noyaux atomiques sont des assemblages de nucléons de deux types : les protons et les neutrons.

- **Les protons** : découverts en 1910 par **E.Rutherford**. Ils portent une charge élémentaite $q_p = +e$.
- **Les neutrons** : découverts en 1932 par **J.Chadwick**. Ils sont électriquement neutres.

Les caractéristiques de ces particules, comparées à celles de l'électron, sont données dans le tableau ci-dessous :

	Masse au repos (en kg)	Charge (en C)	$\frac{m}{m_e}$ (Rapport des masses)	$\frac{q}{\lvert q_e \rvert}$ (Rapport des charges)
Proton	$1{,}6724.10^{-27}$	$1{,}6.10^{-19}$	1 836	+1
Neutron	$1{,}6747.10^{-27}$	0	1 839	0

Le nombre de protons que contient le noyau est appelé **nombre de charges**, ou **numéro atomique** ; il est noté Z. Un noyau à Z protons porte la charge + Ze.
Le nombre total des nucléons (protons + neutrons) est appelé nombre de masse ; il est noté A. Le nombre de neutrons est donc N = A - Z (N, Z et A sont des entiers).

Remarque : On pense actuellement que les nucléons sont constitués de particules élémentaires « hypothétiques » de charge électrique fractionnaire : les quarks.
Il existe six types (ou « saveurs ») de quarks :

Nom	**bas (down)**	**haut (up)**	**étrange (strange)**	**charme (charm)**	**beauté (beauty) ou bottom**	**sommet (top) ou truth**
charge électrique	$-\frac{1}{3}e$	$+\frac{2}{3}e$	$-\frac{1}{3}e$	$+\frac{2}{3}e$	$-\frac{1}{3}e$	$+\frac{2}{3}e$
symbole	d	u	s	c	b	t

Les nucléons seraient la combinaison de deux types de quarks : quarks up et quarks down.
On vérifie ainsi :
- pour un proton de charge $+e$: $p = u + u + d$;
- pour un neutron de charge nulle : $n = u + d + d$.

Les nucléides

Définition

L'ensemble des noyaux qui possèdent le même nombre de protons et le même nombre de neutrons est appelé un **nucléide**.

Un nucléide X est noté :

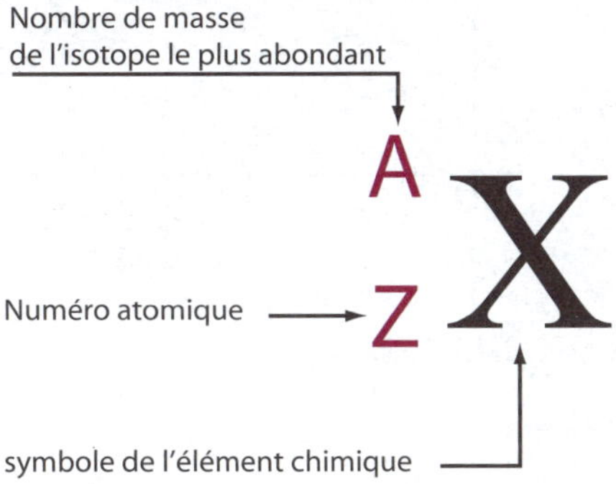

A : nombre de masse ou nombre de nucléons
Z : nombre de charge ou nombre de protons

Un noyau de sodium constitué de 23 nucléons (11 protons et 12 neutrons) sera noté $^{23}_{11}\mathrm{Na}$.

Isotopes, isotones, isobares

Définition

On appelle **isotopes d'un élément chimique**, les nucléides ayant le même nombre de protons et des nombres de neutrons différents : les nucléides $^{A}_{Z}X$ et $^{A'}_{Z}X$ sont isotopes.

À un même numéro atomique Z correspondent en général plusieurs isotopes.

Sur le diagramme $N = f(Z)$ (Fig. 6.1) :

1. Les nucléides placés sur une même verticale ont le même Z : ce sont des isotopes.
2. Les nucléides placés sur une même horizontale ont le même N = A - Z : ce sont des isotones.
3. Les nucléides placés sur une même perpendiculaire à la première bissectrice ont le même A : ce sont des isobares.

Le nombre de masse A est un entier pour un isotope : sa valeur est voisine de la **masse atomique relative** m_a.

La masse atomique relative m_a d'un élément est la moyenne des **masses isotopiques relatives** m_i, soit

$$m_a = \sum_i x_i m_i \qquad (1)$$

(x_i : pourcentages des différents isotopes)

$^{16}_{8}$O : 8 **protons** + 8 **neutrons**
$^{17}_{8}$O : 8 **protons** + 9 **neutrons**
$^{18}_{8}$O : 8 **protons** + 10 **neutrons**
sont isotopes

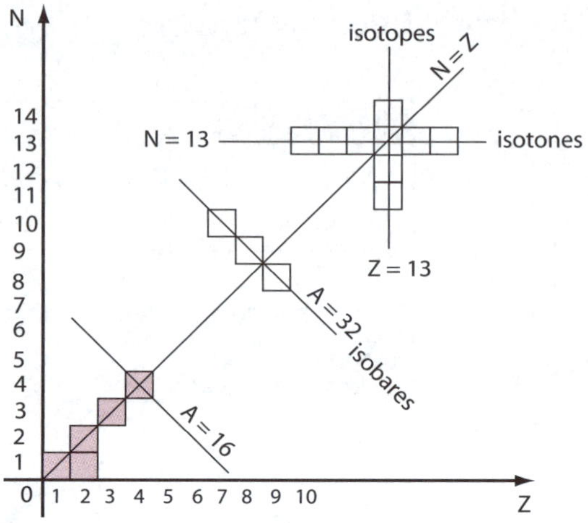

Figure 6.1

Masse d'un noyau

Grâce à la spectrographie de masse on peut mesurer avec précision la masse isotopique relative d'un ion et en déduire par la suite (connaissant le nombre d'électrons de l'ion) la masse du noyau $^{A}_{Z}$X.

Le noyau représente pratiquement toute la masse de l'atome (environ 99,75 %).

• Pour exprimer les masses, nous utiliserons l'unité de masse atomique (u.m.a.) de symbole u.

L'unité de masse atomique est par convention le douzième de la masse de l'atome isotope 12 du carbone (isotope le plus abondant), soit

$$1\ \mathrm{u} = \frac{1}{12} m_i(^{12}_{6}\mathrm{C}) \qquad (2)$$

Comme $m_i(^{12}_{6}\mathrm{C}) = \dfrac{12}{\mathcal{N}_A}$, où $\mathcal{N}_A$ représente le nombre d'Avogadro, alors

$$1\ \mathrm{u} = \frac{1}{\mathcal{N}_A} = 1{,}66055.10^{-24}\ \mathrm{g} \qquad (3)$$

ou encore :

$$1\ \mathrm{g} = 6{,}022.10^{23}\ \mathrm{u}$$

• **Correspondance entre l'unité de masse atomique et le** MeV/c^2

La relation d'Einstein s'écrit :

$\mathcal{E}_0 = m_0 c^2$	$\mathcal{E}_0$: énergie de masse en J m_0 : masse au repos en kg c : célérité de la lumière dans le vide en m.s^{-1}

La relation d'Einstein introduit la notion d'équivalence masse-énergie.

Pour $m =$ u, on obtient :

$$\mathcal{E}_0 = uc^2,\ \text{soit}\ 1\ \mathrm{u} = \frac{\mathcal{E}_0}{c^2}$$

Numériquement :

$$1\ \mathrm{u} \simeq 931\ \mathrm{MeV}.c^{-2} \qquad (4)$$

Rayon du noyau

Les expériences montrent que les noyaux atomiques sont presques sphériques et que le volume V du noyau est proportionnel au nombre de masse A, soit :

$$V = A.V_0$$
(V$_0$: volume d'un nucléon)

• Pour un nucléon : si r_0 représente son rayon alors son volume est $V_0 = \frac{4}{3}\pi r_0^3$.

• Pour un noyau supposé sphérique : si r représente son rayon alors son volume est $V = \frac{4}{3}\pi r^3$.

Comme $V = A.V_0$ alors $\frac{4}{3}\pi r^3 = A \times \frac{4}{3}\pi r_0^3$, soit :

Les noyaux atomiques ont des rayons de quelques fermis alors que les atomes ont des rayons de quelques angströms (1 Å = 10^{-10} m), soit donc un rapport : $\frac{r_a}{r} \simeq 10^5$: l'atome a une structure lacunaire.

$$r = r_0 A^{\frac{1}{3}} \quad (5)$$
(r_0=1,2 fm)

où 1 fm (femtomètre, anciennement le fermi) $= 10^{-15}$ m.

Masse volumique du noyau

La masse volumique du noyau est :

$$\rho = \frac{m_{\text{noyau}}}{V_{\text{noyau}}}$$

Comme $m_{\text{noyau}} \simeq mA$, où m est la masse d'un nucléon, et $V_{\text{noyau}} = A \times \frac{4}{3}\pi r_0^3$, alors :

$$\rho = \frac{m}{\frac{4}{3}\pi r_0^3} = \frac{3m}{4\pi r_0^3}$$

La masse volumique du noyau est extrêmement grande et à peu près la même pour tous les noyaux.
De telles densités sont inobservables à l'échelle macroscopique, sauf dans certaines étoiles (étoiles à neutrons) et les pulsars.

Application numérique
Avec $m \simeq 1{,}67.10^{-27}$ kg, $r_0 = 1{,}2$ fm $= 1{,}2.10^{-15}$ m, on trouve $\rho \simeq 2{,}3.10^{17}$ kg. m^{-3} soit une densité $d = 2{,}3.10^{14}$.

2. Stabilité des noyaux

Les noyaux stables

Le noyau est un assemblage de protons et de neutrons. Les protons, particules de charges positives, se repoussent électriquement et les forces gravitationnelles qui s'exercent entre les nucléons, forces attractives, sont négligeables devant les forces électriques. Pour rendre compte de la cohésion du noyau et l'existence de noyaux stables, il faut donc faire intervenir une autre force qui lie les nucléons.

Cette force fut découverte par le physicien japonais Hideki Yukawa en 1935. Elle est attractive et s'exerce entre les nucléons indépendamment de la charge. Elle est de très courte portée (distances de quelques fermis) et extrêmement intense (interaction forte).

Cependant, parmi les isotopes possibles d'un élément, certains sont instables et se décomposent spontanément : ce sont des nucléides radioactifs.

Parmi les 1 500 nucléides connus, environ 275 sont stables.

Un nucléide est qualifié de stable s'il ne subit aucune modification au cours du temps et instable (radioactif) s'il est susceptible à tout moment de subir un changement.

La stabilité des noyaux est liée à la proportion des protons et neutrons qu'ils renferment.

La figure 6.2 donne le diagramme de stabilité des noyaux.

Les noyaux, apparemment stables, se groupent autour d'une courbe régulière qui se confond avec la première bissectrice (pour Z < 30) : ces noyaux contiennent à peu près autant de protons que de neutrons.

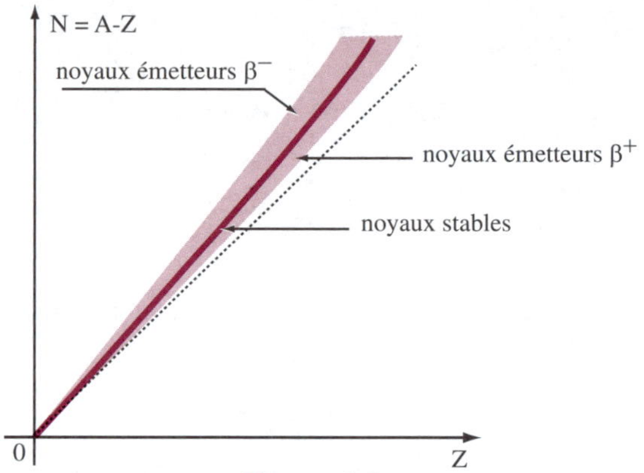

Figure 6.2

Énergie de liaison

La masse d'un noyau est toujours inférieure à la somme des masses de ses nucléons.

Le défaut de masse est donné par la relation d'Einstein :

$$\mathcal{E}_l = \Delta m . c^2 \quad (6)$$

($\mathcal{E}_l$: énergie de liaison en J, Δm : défaut de masse en kg, c : célérité de la lumière en m. s^{-1})

L'énergie de liaison $\mathcal{E}_l$ (ou énergie de cohésion) représente l'énergie qu'il faut fournir à un noyau pour le séparer en ses nucléons.

Soit un nucléide ${}^{A}_{Z}X$ constitué de Z protons et de A - Z neutrons.

Déterminons l'énergie qu'il faut fournir à un noyau pour le séparer en Z protons et N = A - Z neutrons.

Imaginons le schéma de la figure 6.3.

Le défaut de masse est :

$$\Delta m = m_{\text{finale}} - m_{\text{initiale}} = \left[Zm_p + (A - Z)m_n\right] - m({}^{A}_{Z}X)$$

et

$$\mathcal{E}_l = \left[(Zm_p + (A - Z)m_n) - m({}^{A}_{Z}X)\right] c^2$$

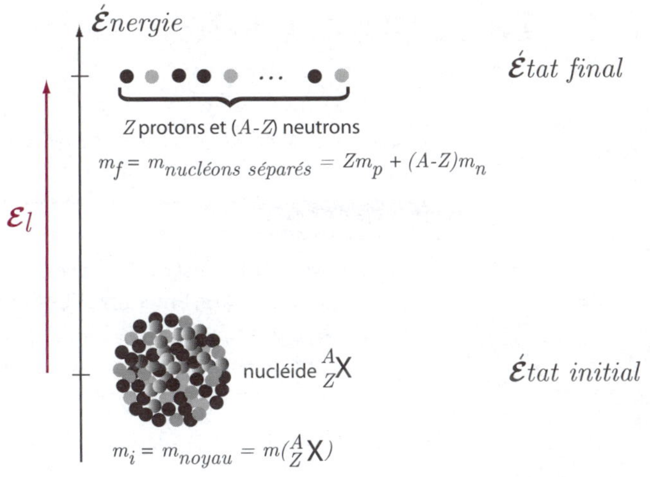

Figure 6.3

Pour la plupart des nucléides, $\mathcal{E}_l/A$ est proche de 8 MeV/nucléon.

Pour comparer les noyaux entres eux, il faut déterminer l'énergie moyenne de liaison par nucléon, soit :

$$\mathcal{E}_l/\mathrm{A} = \frac{\left[(Zm_p + (\mathrm{A} - \mathrm{Z})m_n) - m(^{\mathrm{A}}_{\mathrm{Z}}\mathrm{X})\right] c^2}{\mathrm{A}} \quad (7)$$

($\mathcal{E}_l/\mathrm{A}$: énergie de liaison par nucléon)

La figure 6.4 (courbe d'Aston) représente $\mathcal{E}_l/\mathrm{A}$ en fonction de A : elle montre que les éléments de masse atomique moyenne sont les plus stables.

En général les noyaux légers et lourds présentent une énergie de liaison par nucléon plus faible que celle des noyaux moyens. Ils ont donc tendance, soit spontanément, soit sous l'action d'une cause extérieure, à se souder (**fusion**) ou à se scinder (**fission**).

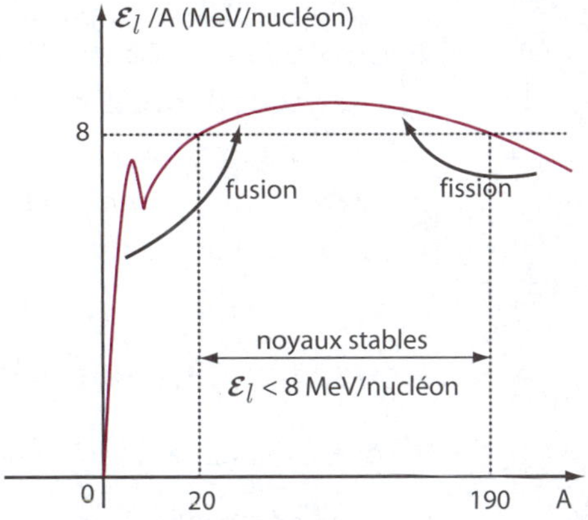

Figure 6.4

3. La radioactivité

Définition de la radioactivité

Définition

Certains nucléides instables peuvent se tranformer spontanément au cours du temps : ils se désintègrent en émettant d'autres particules, suivies parfois, d'un rayonnement électromagnétique. De tels nucléides sont dits radioactifs et les transformations correspondantes sont des **réactions nucléaires spontanées**.

Il s'agit d'une transformation physique et non d'une réaction chimique : elle ne concerne que le noyau et non le cortège électronique.

Schéma d'une réaction nucléaire :

$$\underset{\text{(noyau père)}}{{}^{A}_{Z}\mathrm{X}} \longrightarrow \underset{\text{(noyau fils)}}{{}^{A'}_{Z'}\mathrm{Y}} + \text{particule} + \text{rayonnement}$$

Les transformations radioactives sont :

1. spontanées : il n'y a pas d'intervenant extérieur ;
2. inéluctables : chaque noyau radioactif finira tôt ou tard par se désintégrer ;
3. aléatoires : on ne peut prévoir quel noyau se désintégrera à tel instant ;
4. indépendantes de la combinaison chimique dont le noyau fait partie ;
5. indépendantes des paramètres usuels (pression, température, ...) ainsi que de la combinaison chimique dont le noyau fait partie.

Lois générales de conservation (Lois de Soddy)

La radioactivité est un phénomène nucléaire spontané et vérifie, comme toutes les autres réactions nucléaires, les quatre lois de conservation :

- conservation de la quantité de mouvement ;
- conservation de l'énergie ;
- conservation de la charge électrique ;
- conservation du nombre de nucléons.

Les différentes radioactivités

Il existe de nombreux modes de transformations.

- **Les phénomènes primaires**

1. La radioactivité α : c'est l'émission d'un noyau d'hélium ${}^{4}_{2}\mathrm{He}$;
2. la radioactivité β^- : c'est l'émission d'électrons ${}^{0}_{-1}e$;
3. la radioactivité β^+ : c'est l'émission de positrons ${}^{0}_{+1}e$.

L'émission γ accompagne généralement les radioactivités α, β^- et β^+.

Dans certains cas, le noyau fils peut rester un certain temps dans son état excité avant de passer à l'état fondamental : ce noyau se trouve dans un état métastable appelé un isomère. Le retour à l'état fondamental est appelé une transformation isomérique.

- **Les phénomènes secondaires**

Le rayonnement γ : c'est l'émission de photons γ. Ils sont de nature électromagnétique et proviennent de la désexcitation d'un noyau excité.

La radioactivité α

Ce phénomène radioactif est caractéristique des noyaux lourds (A > 200).

L'équation-bilan de la désintégration α est :

$$ {}^{A}_{Z}X \longrightarrow {}^{A-4}_{Z-2}Y + {}^{4}_{2}He + \mathcal{E}_{\alpha} \qquad (8)$$

L'émission γ

Des photons γ sont émis lorsque le noyau fils, obtenu dans un état excité, passe à un autre état excité ou à l'état fondamental.

Les photons γ émis sont très énergétiques (énergies de l'ordre du MeV) et leurs énergies sont quantifiées : ils présentent un spectre d'émission discontinu.

Exemple : la désintégration du bismuth ${}^{212}_{83}Bi$ fournit du thallium ${}^{208}_{81}Tl$ suivant l'équation-bilan :

$$ {}^{212}_{83}Bi \longrightarrow {}^{208}_{81}Tl + {}^{4}_{2}He $$

L'analyse par action d'un champ magnétique du rayonnement émis montre que les particules α ne possèdent pas la même énergie cinétique. De plus ces énergies sont quantifiées.

Le diagramme de la figure 6.5 donne les différents niveaux du thallium :

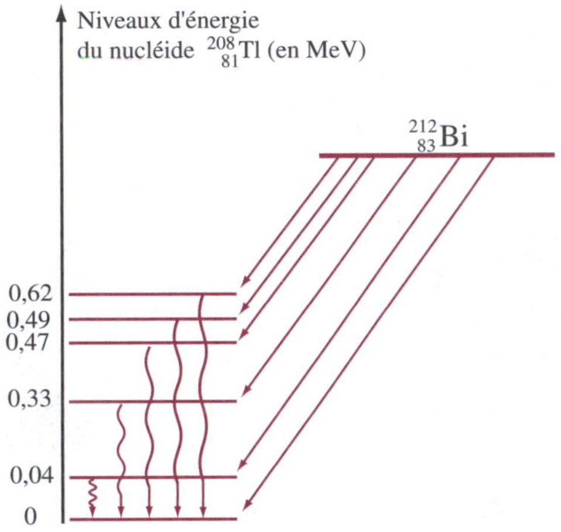

Figure 6.5

Les transformations isobariques

Elles correspondent aux transformations β^-, β^+. L'instabilité de tels noyaux est due soit à un excès de neutrons, soit à un excès de protons. Les noyaux père et fils sont sur la même ligne isobarique : ils ont le même nombre de masse A mais leur nombre de charge Z diffère d'une unité.

Tout se passe comme si un neutron se tranforme spontanément en un proton avec émisssion d'un électron et d'un antineutrino

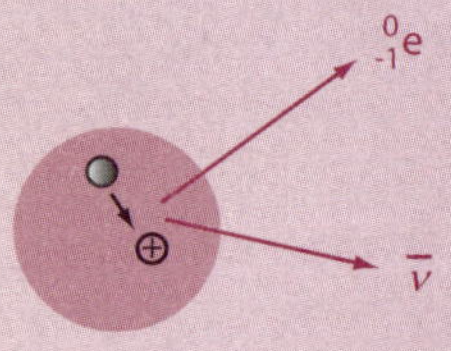

$^{1}_{0}n \longrightarrow ^{1}_{1}p + ^{0}_{-1}e + \overline{\nu}$

L'énergie libérée est répartie de façon aléatoire entre les deux particules e^- et $\overline{\nu}$: le spectre du rayonnement β^- est un spectre continu. Le nouveau nucléide formé $^{A}_{Z+1}Y$ se rapproche ainsi de la zone de stabilité.

Tout se passe comme si un proton se tranforme spontanément en un neutron avec émisssion d'un positon et d'un neutrino

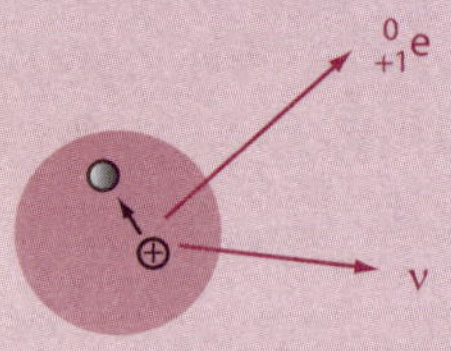

$^{1}_{1}p \longrightarrow ^{1}_{0}n + ^{0}_{+1}e + \nu$

avec émission d'un positon et d'un neutrino.

- **La radioactivité β^-**

La radioactivité β^- correspond à la désintégration d'un noyau avec émission d'un électron : elle est caractéristique des noyaux trop riches en neutrons (Fig. 6.6).

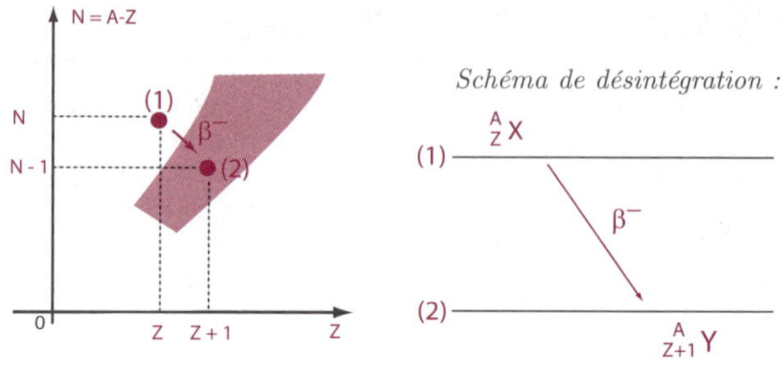

Figure 6.6

L'équation-bilan de la désintégration β^- est :

$$^{A}_{Z}X \longrightarrow {}^{A}_{Z+1}Y^* + {}^{0}_{-1}e + \overline{\nu} \tag{9}$$

suivie généralement d'une émission γ :

$$^{A}_{Z+1}Y^* \longrightarrow {}^{A}_{Z+1}Y + \gamma$$

- **La radioactivité β^+**

Elle correspond à la désintégration d'un noyau avec émission d'un positon et d'un neutrino : elle s'observe pour des nucléides artificiels qui présentent un défaut de neutrons par rapport aux nucléides stables -Fig. 6.7). Elle est donc caractéristique des noyaux trop riches en protons.

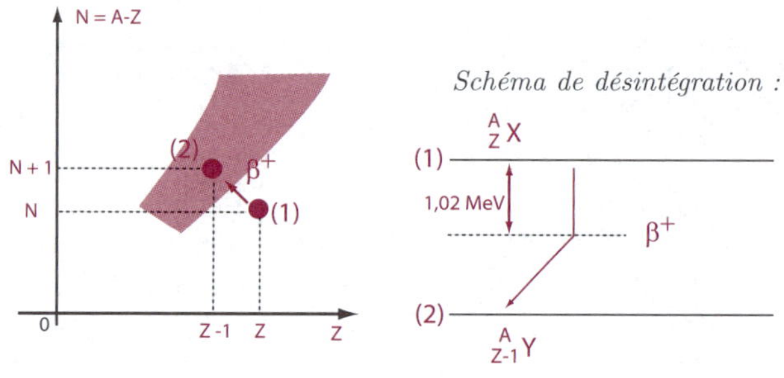

Figure 6.7

L'équation-bilan de la désintégration β^+ est :

$$^{A}_{Z}X \longrightarrow {}^{A}_{Z-1}Y^* + {}^{0}_{+1}e + \nu \tag{10}$$

Les noyaux fils ${}_{Z-1}^{A}Y$ obtenus peuvent être dans un état excité ; la désintégration s'accompagne alors d'une émission γ :

$$ {}_{Z-1}^{A}Y^* \longrightarrow {}_{Z-1}^{A}Y + \gamma $$

De même que pour les β^-, l'énergie libérée est répartie de façon aléatoire entre les deux particules e^+ et ν : le spectre du rayonnement β^+ est un spectre continu.

Les particules β^+ ont une durée de vie très courtes. Il peut arriver que le positon émis (l'anti-électron) rencontre un électron du nuage électronique (Fig. 6.8) Il se produit alors une annihilation de matière, avec émission d'au moins deux photons :

$$ e^+ + e^- \longrightarrow \gamma + \gamma $$

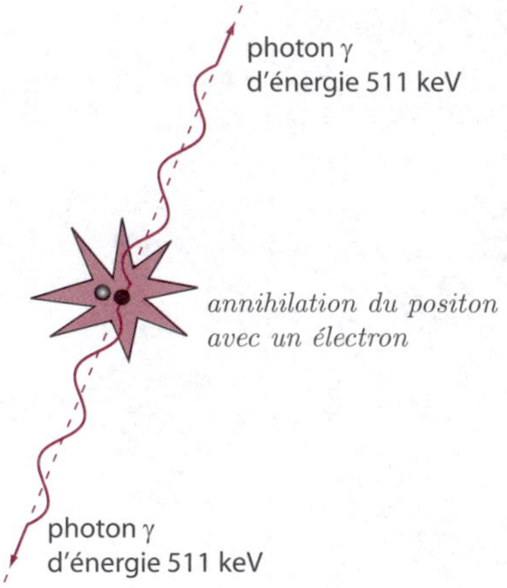

Figure 6.8

Décroissance radioactive

Loi d'évolution

Les noyaux instables d'une espèce donnée ne se transmutent pas tous en même temps. Il est impossible de prévoir quand l'un des noyaux se désintégrera. En revanche, chaque noyau est caractérisé par une probabilité définie de désintégration.

Si N représente le nombre de noyaux d'une espèce donnée, le nombre de noyaux ayant subi une désintégration pendant la durée Δt est $\lambda N \Delta t$, où λ représente la probabilité de désintégration d'un noyau par unité de temps, appelée constante radioactive.

La variation ΔN du nombre N pendant la durée Δt s'écrit donc :

$$ \Delta N = -\lambda N \Delta t $$

λ : constante de désintégration radioactive (en s^{-1})
N : noyaux de noyaux à la date t
Δt : durée (en s)

Si Δt tend vers zéro, la relation devient :

$$ dN = -\lambda N dt, \quad \text{soit } -\frac{dN}{dt} = \lambda N \text{ ou encore } \frac{dN}{dt} + \lambda N = 0 \quad (11) $$

L'activité représente le nombre moyen de désintégrations par seconde.
L'unité d'activité est le Becquerel :
1 Bq = 1 désintégration/seconde.

$-\dfrac{dN}{dt}$ repésente le nombre de désintégration par unité de temps et est noté $\mathcal{A}$, appelé activité de l'espèce radioactive.

On a donc :

$$ \mathcal{A} = -\frac{dN}{dt} = \lambda N $$

L'équation $\dfrac{dN}{dt} + \lambda N = 0$ est une équation différentielle du 1er ordre à coefficient constant et sans second membre.

Si N_0 représente le nombre de noyaux à la date $t_0 = 0$, alors :

$$N = N_0 e^{-\lambda t} = N_0 e^{-\frac{t}{\tau}},$$
$(\tau = \frac{1}{\lambda}$, constante de temps en s)

$$\text{soit } \ln N(t) = \ln N_0 - \lambda t \qquad (12)$$

Le nombre de noyaux d'un échantillon radioactif décroît exponentiellement avec le temps (Fig. 6.9).

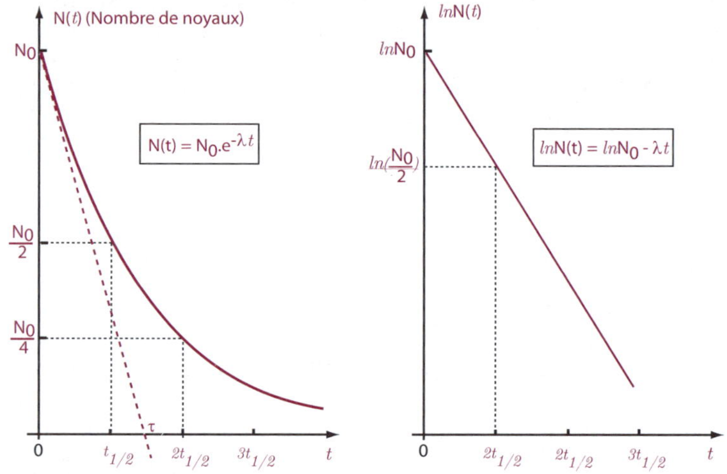

Figure 6.9

Période radioactive

Définition

On appelle période ou demi-vie d'un nucléide radioactif, l'intervalle de temps noté $t_{1/2}$, au bout duquel la moitié des noyaux s'est désintégrée.

Si N représente le nombre de noyaux à la date t, au bout d'une durée $t_{1/2}$ le nombre de noyaux restants est $\dfrac{N}{2}$, soit

De la relation $N(t) = N_0 e^{-\lambda t}$ on en déduit $N(t) = \dfrac{N_0}{2^{\frac{t}{t_{1/2}}}}$.

$$N(t + t_{1/2}) = \frac{N(t)}{2}$$

Si N_0 représente le nombre de noyaux à la date $t_0 = 0$, alors :

$$N(t) = N_0 e^{-\lambda t} \text{ et } N(t + t_{1/2}) = N_0 e^{-\lambda(t + t_{1/2})}$$

d'où

$$\frac{e^{-\lambda(t+t_{1/2})}}{e^{-\lambda t}} = \frac{1}{2}$$

La durée $\tau = \frac{1}{\lambda}$, telle que la probabilité pour que l'atome se désintègre soit égale à 1, est appellée vie moyenne ou durée probable de vie du nucléide radioactif : elle correspond à la durée au bout de laquelle le nombre de noyaux restants est $\frac{N_0}{e}$, où e représente la base des logarithmes népériens.

soit

$$e^{-\lambda t_{1/2}} = \frac{1}{2} \qquad \text{ou } t_{1/2} = \frac{\ln 2}{\lambda} \qquad (13)$$

Les familles radioactives

Il existe trois familles radioactives naturelles :

- **Famille de l'uranium :** l'ancêtre est l'uranium $^{238}_{92}$U.

Elle comprend 17 éléments dont le radium et le polonium, dernier élément actif de la série qui, émettant un noyau d'hélium $^{4}_{2}$He, engendre un noyau de plomb stable $^{206}_{82}$Pb.

- **Famille du thorium :** l'ancêtre est le thorium $^{232}_{90}$Th.

Elle comprend 12 éléments et aboutit à l'isotope du plomb $^{208}_{82}$Pb.

- **Famille de l'actinium :** l'ancêtre est l'uranium $^{235}_{92}$U, aboutit à $^{207}_{82}$Pb.

Une application de la radioactivité - La datation

De toutes les méthodes radiochronologiques, la plus connue est la datation par le carbone 14.

Dans la haute atmosphère, l'action des neutrons dus au rayonnement cosmique sur l'azote ^{14}N engendre du carbone ^{14}C selon la réaction :

$$^{1}_{0}n + {}^{14}_{7}\text{N} \longrightarrow {}^{14}_{6}\text{C} + {}^{1}_{1}\text{H} \text{ ; réaction (1)}$$

Aussitôt formé, le carbone $^{14}_{6}$C s'oxyde avec l'oxygène pour donner du CO_2 qui se mélange avec le reste de l'atmosphère et participe ainsi au cycle de la matière vivante.

Le carbone $^{14}_{6}$C est radioactif β^- :

$$^{14}_{6}\text{C} \longrightarrow {}^{14}_{7}\text{N} + {}^{0}_{-1}\text{e} \text{ ; réaction (2)}$$

C'est le chimiste et physicien américain William Frank Libby (prix Nobel en 1960) qui a montré qu'un équilibre s'établit entre sa production par la réaction (1) et sa disparition (désintégration) par la réaction (2).

Le rapport carbone 14 / carbone 12 est à peu près constant, soit :

$$r_0 = \frac{\text{N}(^{14}\text{C})}{\text{N}(^{12}\text{C})} = \text{ctse} = 10^{-12}$$

Un organisme vivant échange du carbone (sous forme de CO_2) avec l'atmosphère. Ainsi cet organisme contient du carbonc avec une proportion :

$$r = \frac{\text{N}(^{14}\text{C})}{\text{N}(^{12}\text{C})}$$

À sa mort, il n'y a plus d'échange de carbone avec l'atmosphère : la quantité de carbone 14 diminue, donc r diminue.

Comme N(^{12}C) reste constant, alors r suit la même loi de décroissance que N(^{14}C), soit :

$$r(t) = r_0 e^{-\lambda t}$$

De la mesure de $r(t) = \dfrac{\mathrm{N}(^{14}\mathrm{C})}{\mathrm{N}(^{12}\mathrm{C})}$, on peut donc déduire l'âge de l'organisme.

Exemple : La mesure de l'activité d'un morceau prélevé d'une momie donne $r = 6.10^{-13}$.

De $r(t) = r_0 e^{-\lambda t}$, on déduit t, soit :

$$t = -\frac{1}{\lambda} \ln \frac{r}{r_0}$$

La constante radioactive du carbone 14 est : $\lambda = 1{,}24.10^{-4}$ an^{-1}.

L'âge de la momie est donc :

$$t = -\frac{1}{1{,}24.10^{-4}} \ln \frac{6.10^{-13}}{10^{-12}} = 4\,120 \text{ ans}$$

4. Les réactions nucléaires provoquées

Ces réactions sont obtenues par choc de particules projectiles sur des noyaux cibles.

Les particules projectiles sont le plus souvent :

- des protons,
- des neutrons,
- des noyaux légers (noyaux de deutérium, noyaux d'hélium, ...).

Exemples de réactions nucléaires

La première réaction nucléaire provoquée, réalisée en laboratoire, fut celle observée en 1919 par le physicien anglais Ernest Rutherford.

Il bombarda un gaz d'azote par des noyaux d'hélium et le bilan de la réaction est :

$${}^{14}_{7}\mathrm{N} + {}^{4}_{2}\mathrm{He} \longrightarrow {}^{17}_{8}\mathrm{O} + {}^{1}_{1}\mathrm{H} \quad \text{(Réaction par choc de noyaux d'hélium)}$$

Un peu plus tard Rutherford établit que des réactions du même type peuvent se produire entre des noyaux d'hélium et des noyaux légers. Ainsi, en prenant pour cible une feuille d'aluminium, il observa :

$${}^{27}_{13}\mathrm{Al} + {}^{4}_{2}\mathrm{He} \longrightarrow {}^{30}_{14}\mathrm{Si} + {}^{1}_{1}\mathrm{H}$$

Réactions de fission

Les découvertes de la radioactivité artificielle et des réactions nucléaires provoquées par chocs de neutrons ont conduit à celle de la fission.

Définition

La fission est la partition d'un noyau massif, sous l'impact d'un neutron, en noyaux plus petits et plus stables, appelés fragments de fission.

Quel que soit le mode de fission, la réaction s'accompagne d'un dégagement d'énergie de l'ordre de 200 MeV dû à la perte de masse et libère des neutrons rapides, deux ou trois en général.

L'énergie libérée se trouve en grande partie sous forme d'énergie cinétique des noyaux produits. En effet, les noyaux « fragments » qui, une fois séparés l'un de l'autre, se repoussent par suite de leur charge positive et acquièrent ainsi une énergie cinétique de recul.

La fission consomme un neutron mais en produit plus de deux qui sont disponibles pour de nouvelles fissions. Il peut donc s'amorcer une réaction en chaîne qui peut se propager dans toute la masse de manière explosive : c'est la bombe atomique. Mais si l'on parvient à modérer, à freiner cette propagation, il est possible de construire des piles atomiques.

Exemples de réactions de fission

1. $^{1}_{0}n + ^{235}_{92}U \longrightarrow ^{94}_{38}Sr + ^{140}_{54}Xe + \underbrace{2\,^{1}_{0}n}_{\text{(neutrons rapides)}} + \text{énergie}.$

2. $^{1}_{0}n + ^{235}_{92}U \longrightarrow ^{95}_{39}Y + ^{138}_{53}I + \underbrace{3\,^{1}_{0}n}_{\text{(neutrons rapides)}} + \text{énergie}.$

Réactions de fusion

Définition

Une réaction de fusion est la réunion de deux noyaux légers, de faible énergie de liaison, pour former des noyaux plus lourds, d'énergie de liaison par nucléon plus élevée.

Pour réaliser la fusion de deux noyaux, il faut vaincre la répulsion coulombienne pour les mettre en contact : il faut donc fournir de l'énergie cinétique, de l'ordre de 100 keV, par élévation de température. Cela implique d'opérer à des températures de l'ordre de 10^{8} K pour obtenir une agitation thermique suffisante.

À de telles températures, la matière est à l'état de plasma : mélange en équilibre de noyaux, chargés positivement, et d'électrons.

Exemples de réactions de fusion

1. $^{2}_{1}H + ^{3}_{1}H \longrightarrow ^{4}_{2}He + ^{1}_{0}n$ + énergie.
2. $^{7}_{3}Li + ^{2}_{1}H \longrightarrow 2\,^{4}_{2}He + ^{1}_{0}n$ + énergie.

Bilan de masse et d'énergie d'une réaction nucléaire

• **Bilan de masse**

Une réaction nucléaire s'accompagne toujours d'une diminution de la masse du système : cette perte de masse est convertie en énergie cédée au milieu extérieur.

L'énergie libérée par la réaction

au milieu extérieur est : $\mathcal{E}_{lib} = \lvert m_f - m_i \rvert c^2$; $\lvert m_f - m_i \rvert$: perte de masse	m_f : masse des produits de la réaction (en kg) m_i : masse des récatifs de la réaction (en kg) c : célérité de la lumière dans le vide (en m. s^{-1})

• **Bilan d'énergie du système**

On définit un état intermédiaire virtuel où tous les nucléons sont séparés.

Exemple : Dans le cas d'une réaction de fission, on obtient le schéma suivant :

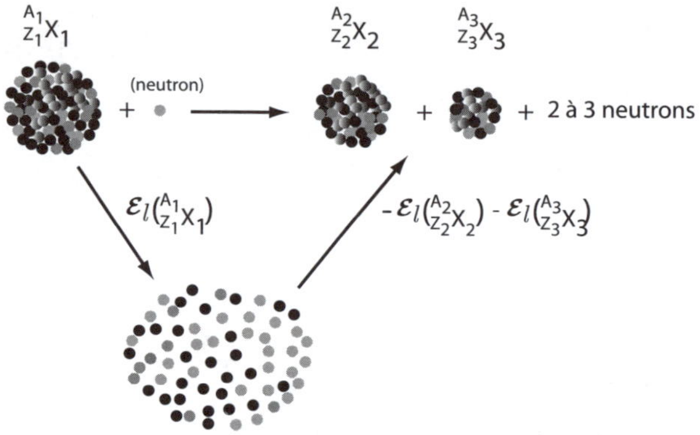

Figure 6.10

L'énergie libérée par la réaction au milieu extérieur est :

$$\mathcal{E}_{lib} = \sum_{\text{état final}} (\mathcal{E}_{\text{liaison}}) - \sum_{\text{état initial}} (\mathcal{E}_{\text{liaison}})$$

$\sum_{\text{état final}} (\mathcal{E}_{\text{liaison}})$: somme des énergies de liaison des produits

$\sum_{\text{état initial}} (\mathcal{E}_{\text{liaison}})$: somme des énergies de liaison des réactifs

QCM

1 Le radium $^{226}_{88}Ra$ est un élément radioactif qui, par désintégrations successives de type α et β^-, conduit à un isotope stable du plomb $^{206}_{82}Pb$.

On donne :

- masses atomiques en u.m.a. : $^{226}_{88}Ra$: 226,0960, $^{222}_{86}Rn$: 222,0869, $^{4}_{2}He$: 4,0039, $m_n = 1{,}008665$, $m_p = 1{,}007276$
- $1\ \text{u} = 931{,}5\ \text{MeV}.c^{-2}$.
- nombre d'Avogadro : $\mathcal{N}_A = 6{,}02.10^{23}\ \text{mol}^{-1}$.
- Période du radium $^{226}_{88}Ra$: T = 1620 ans.

❑ **1.** Après une seule désintégration α, on aboutit au radon.

❑ **2.** L'énergie dégagée par la réaction précédente est de 5,22 MeV

❑ **3.** Pour aboutir au plomb, il faut 5 désintégrations β^- et 3 désintégrations α.

❑ **4.** L'énergie de liaison du radium 226 est de 1621 MeV

❑ **5.** L'activité d'un gramme de radium est d'environ $3{,}6.10^{10}$ Bq.

2 Le nucléide $^{211}_{85}$At, un des isotopes radioactifs de l'astate, est un élément émetteur α.

❑ **1.** Le noyau fils possède 207 nucléons.

❑ **2.** Le nombre de noyaux radioactifs contenus dans un échantillon de 10 μg est de $2{,}85.10^{16}$.

3. À une date origine $t = 0$, on dispose d'un échantillon contenant N_0 noyaux de $^{211}_{85}$At radioactifs; à une date t on détermine le nombre N de noyaux non désintégrés. On obtient le tableau suivant :

***t* (en h)**	0	2	4	6
N	$1{,}0.10^{18}$	$8{,}2.10^{17}$	$6{,}8.10^{17}$	$5{,}6.10^{17}$

***t* (en h)**	10	15	20
N	$3{,}8.10^{17}$	$2{,}3.10^{17}$	$1{,}4.10^{17}$

❑ **a)** La période radioactive de $^{211}_{85}$At est de 7,13 h.

❑ **b)** L'activité de l'échantillon à la date $t = 10$ h est de $2{,}7.10^{13}$ Bq.

❑ **c)** Au bout de 3 jours il ne restera que $5{,}1.10^{15}$ noyaux.

3 Le sodium $^{24}_{11}$Na est radioactif, émetteur β^-. À la date $t = 0$ (origine des dates), on dispose d'un échantillon de masse $m = 4{,}0$ mg.

Données :

• Numéro atomique de quelques éléments :

Élément	Fluor	Néon	Sodium	Magnésium	Aluminium
Z	9	10	11	12	13

• période radioactive du sodium $^{24}_{11}$Na :
T = 11 h48 min,
• masse de $^{24}_{11}$Na : 23,990 96 u,
• masse du noyau fils : 23,985 04 u,
• masse de l'électron : $5{,}486.10^{-4}$ u.

❑ **1.** L'équation bilan de la désintégration de $^{24}_{11}$Na est :

$$^{24}_{11}\text{Na} \longrightarrow {}^{24}_{12}\text{Mg} + \beta^- + \overline{\nu}$$

❑ **2.** Cette désintégration s'accompagne aussi d'émission de photons γ.

❑ **3.** Un des photons γ émis possède une énergie de 2,758 MeV. La longueur d'onde de ce photon est $\lambda = 4{,}5.10^{-13}$ m

❑ **4.** Après une durée de 44 h24 min, il ne restera que 0,5 mg de cet échantillon.

❑ **5.** L'énergie dégagée lors d'une désintégration est de 5 MeV.

4 Le nucléide $^{60}_{27}$Co, utilisé en radiothérapie, se désintègre spontanément en donnant l'isotope 60 du nickel (Ni).

❑ **1.** Le nucléide $^{60}_{27}$Co est un émetteur β^+.

❑ **2.** La masse d'un échantillon de cobalt 60 pur ayant pour activité $\mathcal{A}_0 = 1{,}0.10^{10}$ Bq est $2{,}4.10^{-4}$ g.

❑ **3.** L'activité de l'échantillon au bout de 1 an est $7{,}9.10^{9}$ Bq.

4. La désintégration d'un noyau de cobalt s'accompagne de l'émission de photons d'énergie 1,33 MeV et 1,17 MeV. Lors d'une radiothérapie, seuls les rayons γ sont utilisés. Leur puissance est de 100 μW.

❑ **a)** Les rayons γ ont des fréquences de l'ordre de 10^{15} Hz.

❑ **b)** L'activité de la source utilisée est de $2{,}5.10^{8}$ Bq

Données :
• célérité de la lumière : $c = 3.10^8$ m.s^{-1} ;
• unité de masse atomique : 1 u = $1{,}67.10^{-27}$ kg ;
• 1 eV = $1{,}6.10^{-19}$ J ;
• numéros atomiques : Co : Z = 27 ; Ni : Z = 28 ;
• période du nucléide $^{60}_{27}$Co : 5,3 ans ;
• constante d'Avogadro : $\mathcal{N}_A = 6{,}02.10^{23}$ mol^{-1}.

5 Le césium 137 est un élément radioactif, émetteur β^-. La demi-vie $t_{1/2}$ du césium 137 est de 30 ans.

On donne : $_{52}$Te ; $_{53}$I ; $_{54}$Xe ; $_{52}$Te ; $_{55}$Cs ; $_{56}$Ba.
1 an = 365,25 jours

❑ **1.** L'équation de désintégration du noyau de césium 137 s'écrit :

$$^{137}_{55}\text{Cs} \longrightarrow {}^{137}_{54}\text{Xe} + {}^{0}_{+1}\text{e}$$

❑ **2.** Un noyau « âgé » a plus de chance de se désintégrer qu'un noyau « jeune ».

❑ **3.** Le noyau fils peut se mettre dans un état excité et émettre un rayonnement γ.

❑ **4.** La constante radioactive λ du césium 137 vaut $7{,}32.10^{-10}$ Bq.

❑ **5.** La durée nécessaire à la disparition de 75 % de césium 137 est de 45 ans.

6 Le nucléide $^{211}_{85}$At, un des isotopes radioactifs de l'astate, est un élément émetteur α.

❑ **1.** Le noyau fils possède 207 nucléons.

❑ **2.** Le nombre de noyaux radioactifs contenus dans un échantillon de 10 µg est de $2{,}85.10^{16}$.

3. À une date origine $t = 0$, on dispose d'un échantillon contenant N_0 noyaux de $^{211}_{85}$At radioactifs; à une date t on détermine le nombre N de noyaux non désintégrés. On obtient le tableau suivant :

t (en h)	0	2	4	6
N	$1{,}0.10^{18}$	$8{,}2.10^{17}$	$6{,}8.10^{17}$	$5{,}6.10^{17}$

t (en h)	10	15	20
N	$3{,}8.10^{17}$	$2{,}3.10^{17}$	$1{,}4.10^{17}$

❑ **a)** La période radioactive de $^{211}_{85}$At est de 7,13 h.

❑ **b)** L'activité de l'échantillon à la date $t = 10$ h est de $2{,}7.10^{13}$ Bq.

❑ **c)** Au bout de 3 jours il ne restera que $5{,}1.10^{15}$ noyaux.

Exercices

1. Désintégration du radium

Le radium 226 se désintègre en émettant un noyau d'hélium, selon la réaction :

$$^{226}_{88}\text{Ra} \longrightarrow \ ^{222}_{Z}\text{Rn} + \ ^{A}_{2}\text{He} + \mathcal{E}_\alpha$$

La période radioactive du radium est $t_{1/2} = 1\,621$ ans.

1. Déterminer A et Z.

Sachant que le noyau fils est à l'état excité, quelle émission accompagne sa désexcitation ?

2. Le radium $^{226}_{88}$Ra est un élément radioactif qui, par désintégrations successives de type α et β^-, conduit à un isotope stable du plomb $^{206}_{82}$Pb.

Déterminer le nombre de désintégrations de type α et celui de type β^- pour le passage du nucléide $^{226}_{88}$Ra au nucléide $^{206}_{82}$Pb.

3. Soit $N(t)$ la population d'un échantillon de radium 226 à la date t et N_0 la population à $t = 0$.

Établir l'expression de la loi d'évolution de $N(t)$.

4. Évaluer l'activité de 1 gramme de radium 226.

2. Utilisation du cobalt

Pour traiter certaines maladies, un praticien utilise une source contenant du cobalt, élément radioactif. La masse de la source est $m_0 = 10$ mg.

À la date $t = 0$, la source ne contient que 1 % d'éléments radioactifs.

1. Déterminer, à l'instant $t = 0$, le nombre d'atomes radioactifs contenus dans la source.

2. Quel est le nombre d'atomes radioactifs restant au bout de 5 ans ? puis au bout de 35 ans ?

3. Au bout de combien d'années ce praticien pourra-t-il se servir de cette source pour soigner ses patients ?

On donne :

- masse molaire du cobalt : $M = 60$ g. mol^{-1} ;
- nombre d'Avogadro : $\mathcal{N}_A = 6{,}02.10^{23}$ mol^{-1} ;
- période ou demi-vie du cobalt : $t_{1/2} = 5$ ans ;
- La source sera utilisable tant que le nombre de noyaux radioactifs contenus dans la source est supérieur ou égale à 10 % du nombre initial.

3. Énergie de liaison du lithium

Dans cet exercice, les données suivantes seront utiles :

noyau	$^{7}_{3}$Li	$^{1}_{1}$H	$^{1}_{0}$n	$^{4}_{2}$He	$^{14}_{7}$N	$^{17}_{8}$O
masse (en u)	7,0158	1,0073	1,0087	4,0015	14,0031	16,9991

$$1 \text{ u} = 931 \text{ MeV.c}^{-2}$$

1. On considère le noyau de lithium : $^{7}_{3}$Li.

Définir l'énergie de liaison (ou de cohésion) de ce noyau, puis déterminer sa valeur en MeV.

2. Des noyaux de lithium $^{7}_{3}$Li sont bombardés par des protons. On obtient seulement des particules α.

a) Écrire l'équation de la réaction nucléaire en énonçant les lois utilisées.

b) On détecte, en plus des particules α, un rayonnement γ. Expliquer l'origine de ce rayonnement.

c) Déterminer l'énergie libérée par la réaction nucléaire, en précisant sous quelle forme apparaît cette énergie.

3. Les particules α précédentes sont utilisées pour transformer des noyaux d'azote $^{14}_{7}$N, immobiles, en des noyaux d'oxygène $^{17}_{8}$O.

a) Écrire l'équation de cette réaction, en précisant quel autre noyau apparaît.

b) Déterminer la variation de masse au cours de cette réaction. Conclure.

4. Datation

Le carbone 14 est radioactif β^- avec une période de 5 730 ans.

1. Écrire l'équation de la réaction nucléaire relative à la désintégration radioactive du carbone 14.

2. Présenter en quelques lignes une utilisation du carbone 14.

3. Quelle est l'activité d'un échantillon de 1gramme de carbone 14 ?

4. Le carbone 14 est assimilé comme le carbone 12 (nucléide stable) par les plantes au cours de la synthèse chlorophyllienne. Pendant toute leur vie, la proportion de carbone 14 reste très stable dans les plantes. Dans un échantillon de bois vivant, on détecte un atome de carbone 14 pour 10^{12} atomes de carbone 12, soit $\frac{N(^{14}C)}{N(^{12}C)} = 10^{-12}$.

Dans un morceau ancien (bois mort), on constate qu'il n'y a plus qu'un atome de carbone pour $10{,}5.10^{12}$ atomes de carbone 12.

Déterminer l'âge de ce morceau de bois.

5. Datation

Le carbone 14 est un isotope radioactif du carbone. Son abondance isotopique est de $1{,}3.10^{-12}$ atome de ^{14}C pour un atome ^{12}C. Lorsqu'un individu meurt, le carbone de l'organisme n'est plus renouvelé et le carbone 14 déjà incorporé se désintègre avec une période de 5 730 ans.

1. Quel est le nombre de ^{14}C contenu dans 1 g de carbone préparé à partir de tissu vivant ?

2. Quelle est l'activité liée au ^{14}C d'un gramme de carbone préparé à partir de tissu vivant ?

Préciser l'unité.

3. Pour dater une momie, un échantillon de celle-ci contenant 50 g de carbone est étudié. L'activité de cet échantillon est de 435 désintégrations par minute.
Quel est l'âge de la momie ?

6. Détermination graphique de la demi-vie

Jusqu'en 1940, l'élément chimique le plus lourd connu était l'uranium (Z = 92). Depuis cette date, dix-sept nouveaux éléments appelés transuraniens, ont été fabriqués en laboratoire (de $Z = 93$ à $Z = 109$). En particulier, en 1958, on a fabriqué, en bombardant des noyaux de curium $^{246}_{96}Cm$ par des noyaux d'un nucléide $^{A}_{Z}X$, l'isotope 254 de l'élément $Z = 102$ (nobélium N_0). La réaction nucléaire libère, en outre, 4 neutrons.

1. Écrire l'équation de la réaction nucléaire conduisant au nobélium, en indiquant les lois utilisées. Identifier le nucléide $^{A}_{Z}X$.

2.L'isotope 254 ainsi formé, très instable, est un émetteur α de demi-vie $t_{1/2}$.

Des mesures expérimentales ont permis de déterminer, à différentes dates, le nombre de noyaux de nobélium restants, soit N(t). À la date $t = 0$, début de l'expérience, ce nombre vaut N_0.

Les résultats sont donnés dans le tableau suivant :

$t(s)$	0	2	5	10	15	20
N(t)	24.10^{16}	15.10^{16}	$8{,}0.10^{16}$	$2{,}0.10^{16}$	$8{,}0.10^{15}$	$2{,}2.10^{15}$

a) Exprimer lnN(t) en fonction de t.

b) Tracer la courbe lnN(t) $= f(t)$ puis déterminer graphiquement la constante radioactive λ du nobélium. En déduire $t_{1/2}$.

c) Déterminer le temps t au bout duquel 98 % des noyaux initialement présents ont disparu.

7. Détecteur Geiger-Mûller

Lors de la catastrophe de Tchernobyl, du césium 134 et du césium 137 ont été libérés dans l'atmosphère.

Cet exercice en deux parties, totalement indépendantes, propose une étude du césium 137, en première partie, puis enfin une détermination expérimentale de la demi-vie du césium 134 dans la seconde partie.

L'appareil destiné à l'étude de la radioactivité que vous avez utilisé au lycée comporte une source radioactive de césium associée à un détecteur (compteur Geiger-Mûller).

Le césium 137 est utilisé en curiethérapie dans le traitement in situ du cancer de l'utérus. Le traitement consiste à soumettre une patiente à un échantillon de césium 137 pendant quelques jours. Cet élément radioactif est émetteur β^- et γ.

1. a) Écrire la réaction de désintégration β^- en précisant les lois de conservation utilisées. Préciser le nom du noyau fils .

On donne l'extrait du tableau de classification :

$_{52}Te$	$_{53}I$	$_{52}Te$	$_{54}Xe$	$_{55}Cs$	$_{56}Ba$	$_{57}La$	$_{58}Ce$

b) Expliquer l'existence du rayonnement γ.

2. Définir l'énergie de liaison (ou de cohésion) d'un noyau de césium puis déterminer sa valeur en MeV.

3. a) Parmi les quatre propositions suivantes, préciser celle(s) qui définisse(nt) correctement la demi-vie radioactive $t_{1/2}$ d'un nucléide radioactif.

(1) Au bout d'une demi-vie, la moitié des atomes radioactifs s'est désintégrée

(2) Au bout d'une demi-vie, la moitié des atomes radioactifs se désintègre

(3) Au bout d'une demi-vie, la masse de l'échantillon est égale à la moitié de la masse initiale

(4) Au bout de deux demi-vies, les trois quarts des atomes radioactifs se sont désintégrés

b) En vous servant de la définition de la demi-vie ainsi que de la loi de décroissance radioactive donnant N(t), où N(t) représente le nombre de noyaux d'un nucléide radioactif non désintégrés à la date t, retrouver l'expression de la constante radioactive λ en fonction de $t_{1/2}$.

On rappelle que le nombre N de noyaux restants à la date t s'exprime en fonction du nombre N0 de noyaux présents à la date $t = 0$ par la relation :

$$N = N_0 e^{-\lambda t} \qquad (1)$$

c) La demi-vie radioactive du nucléide est de 30 ans.

En précisant l'unité utilisée, calculer λ pour ce nucléide. Que représente cette constante radioactive λ pour ce nucléide ?

On prendra 1 an = 365 jours.

4. La grandeur directement accessible à l'expérience par le détecteur est $\mathcal{A}(t)$, activité à la date t, de l'échantillon radioactif.

a) En rappelant ce que représente l'activité $\mathcal{A}(t)$ d'un échantillon radioactif à la date t, trouver la relation qui lie $\mathcal{A}(t)$ à $N(t)$ où $N(t)$ représente le nombre de noyaux du nucléide radioactif, non désintégrés, à la date t.

b) L'activité de la source radioactive, lors de l'achat de l'appareil en septembre 1994, était de $3{,}70.10^5$ Bq.

Qu'est devenue l'activité de cette source radioactive en septembre 2009 ?

c) À cette même date, quelle est la masse de cet échantillon radioactif ?

5. L'échantillon de $^{137}_{57}Cs$, supposé quasi-ponctuel, est placé en un point O à la distance R de la fenêtre d'entrée circulaire de rayon r d'un compteur Geiger-Mûller.

a) On note par μ le rapport entre le nombre ΔN de désintégrations de l'échantillon et $\Delta N'$ le nombre de désintégrations enregistrées par le compteur durant la même durée Δt.

Sachant que les particules sont émises uniformément dans toutes les directions de l'espace, exprimer μ en fonction de R et r.

Application numérique : calculer μ pour $R = 25$ cm et $r = 0{,}5$ cm.

On rappelle que la surface d'une sphère de rayon R est $S = 4\pi R^2$.

b) Calculer ΔN et $\Delta N'$ entre les dates $t = 0$ et $t = 2$ ans. On prendra comme origine des dates, $t = 0$, la date de septembre 2009.

8. Activité d'un échantillon radioactif

En 1896, Henri Becquerel, physicien français (1852-1908) et prix Nobel (1902) découvre fortuitement la radioactivité naturelle.

La radioactivité : certains nucléides instables peuvent se transformer spontanément au cours du temps ; ils se désintègrent en émettant d'autres particules et parfois un rayonnement électromagnétique.

Le molybdène donne après désintégration β^- du technétium $^{99m}_{43}$ Tc (état excité métastable du $^{99}_{43}$ Tc) dont la constante radioactive est $\lambda = 3{,}21.10^{-5}$ s^{-1}.

Le technétium $^{99m}_{43}$ Tc, après désexcitation, donne du technétium stable $^{99}_{43}$ Tc.

1. Quelle est la nature du rayonnement émis lors de la désexcitation du technétium .

2. Écrire l'équation bilan de la réaction de désintégration du molybdène $^{99}_{42}$Mo.

3. Rappeler l'expression de la constante radioactive λ en fonction de la période (ou demie vie) radioactive $t_{1/2}$; calculer $t_{1/2}$ en secondes puis en jours.

4. L'activité $\mathcal{A}$ d'un échantillon de substance radioactive est donnée par la relation $\mathcal{A} = -\dfrac{dN}{dt}$, où N représente le nombre de noyaux à la date t.

a) Établir la relation entre $\mathcal{A}$, λ et N.

b) Calculer la masse d'un échantillon de technétium pur ayant une activité $\mathcal{A}_0 = 1{,}0.10^{15}$ Bq.

c) Déterminer l'activité de cet échantillon au bout d'une heure.

Données : Célérité de la lumière dans le vide : $C_0 = 3{,}0.10^8$ m. s^{-1}

Constante d'Avogadro: $\mathcal{N}_A = 6{,}02.10^{23}$ mol^{-1}

Masse molaire du technétium : 99 g. mol^{-1}

9. Réaction de fission

Le réacteur d'un sous marin nucléaire fonctionne avec de l'uranium enrichi en isotope fissile. Les réactions qui s'y produisent sont complexes et nombreuses. L'une d'entre elles à pour équation :

$$^1_0n + {}^{235}_{92}U \longrightarrow {}^{95}_{38}Sr + {}^{139}_{54}Xe + 2\,^1_0n$$

1. Calculer en MeV puis en Joules l'énergie libérée par la réaction nucléaire.

2. On suppose que toutes les fissions sont identiques à la précédente. Calculer la masse d'uranium (en kg) consommée en 1 mois (on prendra 1 mois = 30 jours) par un sous-marin dont le réacteur a une puissance $\mathcal{P} = 30$ MW.

Données :

• Masses en unité de masse atomique :

Proton	Neutron	Strontium	Xénon	Uranium
$m_p = 1{,}00728$	$m_n = 1{,}00867$	$m_{Sr} = 93{,}9154$	$m_{Xe} = 139{,}9252$	$m_U = 234{,}9942$

• Valeur de l'unité de masse atomique :

$$1\ \text{u} = 1{,}66054.10^{-27}\ \text{kg} = 931{,}50\ \text{MeV}.c^{-2}$$

- Célérité de la lumière : $c = 3{,}00.10^8$ m. s^{-1}
- Charge élémentaire : $e = 1{,}6.10^{-19}$ C
- Nombre d'Avogadro : $\mathcal{N}_A = 6{,}02.10^{23}$ mol^{-1}
- Masse molaire du césium 137 : M(Cs) = 137 g. mol^{-1}

10. Quelques applications de l'uranium

I- L'uranium 235

D'abord propulsé par des moteurs Diesel rechargeant des batteries, les sous-marins ne pouvaient pas rester en plongée très longtemps car pour utiliser leur moteur, ils devaient obligatoirement faire surface pour évacuer les gaz d'échappement des moteurs. Tout changea avec la propulsion nucléaire : ce n'était plus la propulsion qui limitait la plongée mais la résistance physique de l'équipage.

Dans cette partie, on se propose d'étudier le mode de propulsion du dernier sous-marin nucléaire français « *le Terrible* » qui entrera bientôt en service.

Un tel sous-marin utilise comme combustible de l'uranium enrichi en isotope. Les réactions qui s'y produisent sont complexes et nombreuses. L'une d'entre elles à pour équation :

$$\underset{\text{(neutron lent)}}{{}^{1}_{0}n} + {}^{235}_{92}\text{U} \longrightarrow {}^{95}_{38}\text{Sr} + {}^{139}_{54}\text{Xe} + \underset{\text{(neutrons rapides)}}{2\,{}^{1}_{0}n} + \text{énergie} \qquad (1)$$

1. On considère le noyau d'uranium ${}^{235}_{92}$U. Définir l'énergie de liaison (ou de cohésion) de ce noyau puis déterminer sa valeur en MeV.

2. Les réactions nucléaires peuvent être classées en réactions de fusion et réactions de fission.

a) Préciser le sens des mots fusion et fission.

b) En faisant un bilan de masse, calculer l'énergie libérée par la réaction (1).

c) Pour la réaction (1), s'agit-il d'une réaction de fission ou de fusion ?

3. On suppose pour simplifier, que les énergies libérées par toutes les réactions nucléaires sont approximativement égales à celle calculée dans la question 2.b. Le réacteur fournit une puissance moyenne $\mathcal{P} = 150$ MW.

a) Déterminer le nombre de réactions nucléaires (fission ou fusion) par seconde.

b) En déduire la masse d'uranium consommée chaque seconde.

c) Un tel sous-marin est prévu pour naviguer pendant une durée de 2 mois. Calculer la masse minimale d'uranium 235 qu'il devrait embarquer pour assurer son approvisionnement en énergie pendant cette durée ?

On prendra 1 mois = 30 jours.

II. L'uranium 238

Il existe trois familles radioactives naturelles : la famille de l'uranium, celle du thorium et celle de l'actinium.

La famille de l'uranium a pour « ancêtre » l'uranium .

L'uranium 238 est à l'origine d'une famille radioactive qui conduit à un isotope stable du plomb .

Les désintégrations successives s'accompagnent d'émission de particules α ou de particules β^-. La demi-vie des noyaux intermédiaires est suffisamment courte pour que l'on puisse négliger leur présence dans les produits de la transformation ; on assimile l'ensemble à une réaction unique (réaction (2) :

$${}^{238}_{92}\text{U} \longrightarrow {}^{206}_{82}\text{Pb} + x.\alpha + y.\beta^- \qquad (2)$$

1. Déterminer x et y en énonçant les lois utilisées.

2. On considère qu'à la date $t = 0$, date de formation du minerai contenant l'uranium 238, celui-ci ne contient aucun noyau de plomb 206. On appelle $N_U(0)$ le nombre initial de noyaux d'uranium 238, $N_U(t)$ le nombre de ces noyaux qui subsistent à la date t et $N_{Pb}(t)$ le nombre de noyaux de plomb présents à cette même date t.

a) Rappeler l'expression de $N_U(t)$, nombre de noyaux d'uranium à la date t, en fonction de $N_U(0)$ de la constante radioactive λ de l'uranium 238 et de t.

b) Exprimer $N_U(0)$ en fonction de $N_U(t)$.

c) Démontrer la relation entre la constante radioactive λ de l'uranium et sa demi-vie $t_{1/2}$.

d) En déduire le nombre de noyaux $N_{Pb}(t)$ en fonction de t, de λ et de $N_U(t)$.

e) Exprimer l'âge du minerai en fonction de la demi-vie $t_{1/2}$ de l'uranium et du rapport $\dfrac{N_{Pb}(t)}{N_U(t)}$

f) À la date t, l'échantillon du minerai contient 1 g d'uranium 238 et 10 mg de plomb 206. Calculer l'âge du minerai sachant que la demi-vie de l'uranium est $t_{1/2} = 4{,}5.10^9$ années.

Données :

- Masses en unité de masse atomique :

Proton	Neutron	Strontium	Xénon	Uranium 235
$m_p = 1{,}00728$	$m_n = 1{,}00867$	$m_{Sr} = 93{,}9154$	$m_{Xe} = 139{,}9252$	$m_U = 234{,}9942$

- Valeur de l'unité de masse atomique :

$$1\ \text{u} = 1{,}66054.10^{-27}\ \text{kg}.$$

- Célérité de la lumière : $c = 3{,}00.10^8$ m. s^{-1}.
- Charge élémentaire : $e = 1{,}6.10^{-19}$ C.
- Nombre d'Avogadro : $\mathcal{N}_A = 6{,}02.10^{23}$ mol^{-1}.
- Masse molaire du plomb 206 : $M(Pb) = 206$ g. mol^{-1}.
- Masse molaire de l'uranium 238 : $M(U) = 238$ g. mol^{-1}.
- 1 eV = $1{,}6.10^{-19}$ J

Corrigés

QCM

1 **1.** V : $^{226}_{88}Ra \longrightarrow ^{222}_{86}Rn + ^{4}_{2}He$

2. F : $\mathcal{E}_{\text{liberée}} = 4{,}84$ MeV
3. F : 5α et $4\beta^-$
4. V
5. V.

2 **1.** V

2. V
3. a) V
b) F, environ $1{,}03.10^{13}$ Bq
c) F, environ $9{,}08.10^{14}$ noyaux

3 **1.** V : On utilise les lois de conservation :

$$^{24}_{11}Na \longrightarrow ^{24}_{12}Mg + ^{0}_{-1}e + \overline{\nu}$$

2. V : le processus de désintégration β^- est généralement suivi d'une désexcitation du noyau fils avec émission de photons γ.
3. V : en utilisant la relation $\mathcal{E}(\text{en eV}) = \dfrac{1240}{\lambda(\text{en nm})}$ on trouve $\lambda(\text{en nm}) = \dfrac{1240}{2{,}758.10^6} \simeq 4{,}5.10^{-4}$ nm, soit $4{,}5.10^{-13}$ m.
4. F : la relation $m = m_0 e^{-\lambda t}$ donne $m = 0{,}295$ mg
5. V : $\mathcal{E}_{\text{lib}} = \Delta m.c^2$

4 **1.** F : émetteur β^-

2. V : $\mathcal{A} = \lambda N = \dfrac{\ln 2}{t_{1/2}} \dfrac{m\mathcal{N}_A}{M}$
3. F
4. a) F : de l'ordre de 10^{20} Hz
b) $\mathcal{E}(\gamma) = 2{,}5$ MeV
$\mathcal{P} = \dfrac{\mathcal{E}_T}{\Delta t}$, donc $\mathcal{E}_T = 100.10^{-6}$ J.
Le nombre de photons émis est donc :

$$N = \frac{100.10^{-6}}{2{,}5.10^6 \times 1{,}6.10^{-19}} = 2{,}5.10^8.$$

5 **1.** Faux : l'émission β^- correspond à l'émission d'un électron. L'équation de désintégration d'un noyau de césium 137 s'écrit donc :

$$^{137}_{55}Cs \longrightarrow ^{137}_{56}Ba + ^{0}_{-1}e$$

2. Faux : un noyau ne veillit pas et donc tous les noyaux ont même chance de se désintégrer.
3. Vrai : le noyau fils peut se trouver dans un état excité et le passage à l'état fondamental (ou un état moins excité) entraîne l'émission d'un photon γ.
4. Faux : la constante de désintégration radioactive s'exprime en s^{-1} mais sa valeur est bien $7{,}32.10^{-10}$.
5. Faux : de $N = N_0 e^{-\lambda t}$ on en déduit $t = \dfrac{1}{\lambda} \ln \dfrac{N_0}{N} = \dfrac{t_{1/2}}{\ln 2} \ln \dfrac{N_0}{N}$.
Soit numériquement : $t = \dfrac{30}{\ln 2} \ln \dfrac{1}{0{,}25} = 60$ ans.

Remarque : le nombre de noyaux restant est de 25 % de N_0.

6 **1.** Vrai : le nucléide $^{211}_{85}At$ a pour nombre de charge $Z = 85$ et pour nombre de masse $A = 211$. Le nombre de nucléons est donc de 211.

2. Vrai : le nombre de noyaux radioactifs est :

$$N = \frac{m}{M}.N_A$$

Soit numériquement :

$$N = \frac{10.10^{-6}}{211} \times 6{,}02.10^{23} = 2{,}85.10^{16}$$

3. a) : Vrai
Déterminons $\ln N(t)$ puis représentons la courbe donnant l'évolution de $\ln N(t)$ en fonction de t.

t (en h)	0	2	4	6
$N(t)$	$1{,}0.10^{18}$	$8{,}2.10^{17}$	$6{,}8.10^{17}$	$5{,}6.10^{17}$
$\ln N(t)$	41,45	41,25	41,06	40,87

t (en h)	10	15	20
$N(t)$	$3{,}8.10^{17}$	$2{,}3.10^{17}$	$1{,}4.10^{17}$
$\ln N(t)$	40,48	39,98	39,48

Comme $N = N_0 e^{-\lambda t}$ alors $\ln N(t) = \ln N_0 - \lambda t$.
La fonction est donc une fonction affine dont la courbe représentative est une droite de pente $p = -\lambda$ et d'ordonnée à l'origine $\ln N_0$ (Figure ci-dessous).

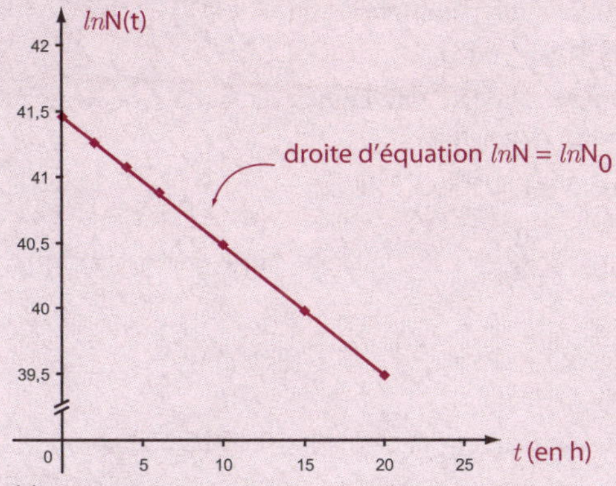

Graphiquement on touve

$$p = -0{,}0975 \text{ h}^{-1}, \quad \text{soit} \quad \lambda = 0{,}0975 \text{ h}^{-1}.$$

Comme $t_{1/2} = \dfrac{\ln 2}{\lambda}$ alors $t_{1/2} = 7{,}11$ h (proche de la valeur donnée 7,13 h).

b) Faux : l'activité est liée au nombre de noyaux par la relation :

$$A = \lambda N$$

À $t = 10$ h, $\text{N} = 3{,}8.10^{17}$. D'où :

$$\mathcal{A} = 2{,}71.10^{-5} \times 3{,}8.10^{17} = 1{,}0.10^{13} \text{ Bq}.$$

Attention, il faut prendre λ en s^{-1}.
On a $\lambda = 0{,}0975 \text{ h}^{-1}$, soit $\lambda = \dfrac{0{,}0975}{3\,600} = 2{,}71.10^{-5}\ s^{-1}$.

c) Faux : d'après la loi de décroissance radioactive,

$$N = N_0 e^{-\lambda t} \text{ avec } N_0 = 1{,}0.10^{18} \text{ et } \lambda = 0{,}0975 \text{ h}^{-1}$$

Le nombre de noyaux restants au bout de 3 jours est :

$$N(t = 3 \text{ jours}) = 1{,}0.10^{18} \times e^{-0{,}0975 \times 3} = 7{,}46.10^{17}$$

Exercices

1

1. L'équation-bilan de la réaction de désintégration α est :

$$^{226}_{88}\text{Ra} \longrightarrow {}^{222}_{Z}\text{Rn} + {}^{A}_{2}\text{He} + \mathcal{E}_\alpha$$

Au cours d'une réaction nucléaire, il y a conservation du nombre de masse et conservation du nombre de charge, donc :

$$\begin{cases} 226 = 222 + \text{A} \\ \text{et} \\ 88 = \text{Z} + 2 \end{cases}, \text{ soit } \begin{cases} \text{A} = 4 \\ \text{et} \\ \text{Z} = 86 \end{cases}$$

La désexcitation du noyau fils $^{222}_{86}\text{Rn}$ s'accompagne d'une émission γ.

2. S'il n'est pas utile de connaître l'ordre des transformations, le bilan global de la filiation en considérant une désintégration fictive au cours de laquelle toutes les particules sont émises est :

$$^{226}_{88}\text{Ra} \longrightarrow {}^{206}_{82}\text{Pb} + x\,{}^{4}_{2}\text{He} + y\,{}^{0}_{-1}e$$

(x désintégrations α et y désintégrations β^-)

D'après les lois de conservation, on a :

$$\begin{cases} 226 = 206 + 4x \\ \text{et} \\ 88 = 82 + 2x - y \end{cases}, \text{ soit } \begin{cases} x = 5 \\ \text{et} \\ y = 4 \end{cases}$$

Il y a eu 5 désintégrations α et 4 désintégrations β^-.

3. Si $N(t)$ représente le nombre de noyaux d'un élément radioactif non désintégrés présents à l'instant t, alors à l'instant $t + dt$, ce nombre sera $N + dN$ où dN représente le nombre de noyaux désintégrés durant dt.
Par suite, comme $dN < 0$ alors $dN = -\lambda N dt$, soit :

$$\frac{dN}{dt} + \lambda N = 0$$

L'équation précédente est une équation différentielle du premier ordre à coefficients constants et sans second membre. Les solutions se mettent sous la forme :

$$N(t) = Ae^{at}, \text{ où } A \text{ et } \alpha \text{ sont des constantes à déterminer}$$

Comme $N(t) = Ae^{at}$, alors $\dfrac{dN}{dt} = \alpha Ae^{at}$.

En remplaçant $N(t)$ et $\dfrac{dN}{dt}$ par leur expression dans l'équation différentielle, il s'ensuit :

$$\alpha Ae^{at} + \lambda Ae^{at} = 0, \text{ soit } Ae^{at}(\alpha + \lambda) = 0$$

L'égalité $Ae^{at}(\alpha + \lambda) = 0$ est vraie quel que soit t si et seulement si $\alpha + \lambda = 0$, soit $\alpha = -\lambda$.
D'où :

$$N(t) = Ae^{-\lambda t}$$

Si N_0 représente le nombre de noyaux à la date $t = 0$, alors : $N(0) = N_0 = Ae^{-\lambda \times 0}$.

D'où $A = N_0$, et par suite

$$N = N_0 e^{-\lambda t} \text{ ou encore } \ln \frac{N}{N_0} = -\lambda t$$

4. L'activité est le nombre moyen de désintégrations par seconde, soit :

$$\mathcal{A} = -\frac{dN}{dt} = \lambda N$$

Déterminons le nombre de noyaux contenus dans un gramme de radium.

Le nombre de noyaux d'un échantillon de masse m et de masse molaire M est :

$$N = \frac{m}{M}\mathcal{N}_A \quad \left| \begin{array}{l} N : \text{nombre de noyaux} \\ m : \text{masse de l'échantillon en g} \\ M : \text{masse molaire de l'échantillon en g. mol}^{-1} \\ \mathcal{N}_A : \text{nombre d'Avogadro en mol}^{-1} \end{array} \right.$$

Ainsi,

$$N({}^{226}_{88}\text{Ra}) = \frac{m}{\text{M}({}^{226}_{88}\text{Ra})}\mathcal{N}_A$$

Numériquement :

$$N({}^{226}_{88}\text{Ra}) = \frac{1}{226{,}025} \times 6{,}022.10^{23} \simeq 2{,}664.10^{21} \text{ noyaux.}$$

La constante radioactive λ est : $\lambda = \dfrac{\ln 2}{\text{T}}$.

Comme $t_{1/2} = 1\,621$ ans, alors $\lambda = 1{,}355.10^{-11}\ \text{s}^{-1}$.

Par suite : $\mathcal{A} = 2{,}664.10^{21} \times 1{,}355.10^{-11} \simeq 3{,}6.10^{10}$ Bq.

Remarque : Cette activité correspond environ à 1 Ci : c'est l'activité de 1 g de radium 226. Le curie est l'ancienne unité de l'activité.

2 **1.** Le nombre total de noyaux (ou d'atomes) contenus dans la source, à la date $t = 0$, est :

$$N_{0,\text{tot.}} = \frac{m_0}{M}\mathcal{N}_A$$

soit numériquement,

$$N_{0,\text{tot.}} = \frac{10.10^{-3}}{60} \times 6{,}02.10^{23} = 1{,}0.10^{20} \text{ noyaux.}$$

Le nombre de noyaux radioactifs N_0 ne représente que 1 % du nombre de noyaux total $N_{0,\text{tot.}}$, il s'ensuit donc : $N_0 = 1{,}0.10^{18}$ noyaux.

2. D'après la loi de décroissance, $N(t) = N_0 e^{-\lambda t}$.

Comme $\lambda = \dfrac{\ln 2}{t_{1/2}}$, alors :

$$N(t) = N_0 e^{-\frac{\ln 2}{t_{1/2}}t} = N_0 e^{-\frac{t}{t_{1/2}}\ln 2} = N_0 \times 2^{-\frac{t}{t_{1/2}}} = \frac{N_0}{2^{\frac{t}{t_{1/2}}}}$$

Numériquement :

- pour $t_1 = 5$ ans, $N(t_1) = 1{,}0.10^{18} \times 2^{-1} = 5{,}0.10^{17}$ noyaux ;
- pour $t_2 = 35$ ans, $N(t_2) = 1{,}0.10^{18} \times 2^{-7} = 7{,}8.10^{15}$ noyaux.

3. 10 % du nombre initial N_0 correspondent à $N_1 = 1{,}0.10^{17}$ noyaux.

Déterminons la date t au bout de laquelle il ne reste que 10 % de noyaux radioactifs.

Comme $N(t) = N_0 e^{-\lambda t}$, alors :

$$\frac{N(t)}{N_0} = e^{-\lambda t} \quad \text{soit} \quad \ln \frac{N(t)}{N_0} = -\lambda t.$$

Ou encore $t = \dfrac{1}{\lambda} \ln \dfrac{N_0}{N(t)} = \dfrac{t_{1/2}}{\ln 2} \times \ln \dfrac{N_0}{N(t)}$.

Numériquement : $t = \dfrac{5}{\ln 2} \times \ln 10 \simeq 16{,}6$ années.

3 **1.** L'énergie de liaison $\mathcal{E}_l$ (ou énergie de cohésion) représente l'énergie qu'il faut fournir à un noyau pour le séparer en ses nucléons.

On a : $\quad \mathcal{E}_l = \left[(\text{Z}m_p + (\text{A} - \text{Z})m_n) - m({}^{\text{A}}_{\text{Z}}\text{X})\right] c^2$,

soit numériquement :

$$\mathcal{E}_l = (3 \times 1{,}0073 + 4 \times 1{,}0087 - 7{,}0158) \times 931 = 38{,}078 \text{ MeV.}$$

L'énergie moyenne de liaison par nucléon est :

$$\mathcal{E}_l/\text{A} = 5{,}44 \text{ MeV}/nuclon.$$

Remarque : $\mathcal{E}_l/\text{A}$ est inférieure à 8 MeV/nucléon : le noyau de lithium ${}^{7}_{3}\text{Li}$ est un noyau instable.

2. a) L'équation-bilan de la réaction s'écrit :

$${}^{7}_{3}\text{Li} + {}^{1}_{1}\text{H} \longrightarrow x\,{}^{4}_{2}\text{He}$$

Au cours d'une réaction nucléaire, il y a :

$$\left\{ \begin{array}{l} \text{conservation de la quantité de mouvement,} \\ \text{conservation de l'énergie,} \\ \text{conservation de la charge électrique,} \\ \text{conservation du nombre de nucléons.} \end{array} \right.$$

La conservation du nombre de charge et du nombre de masse donne :

$$\left\{ \begin{array}{c} 7 + 1 = 4x \\ \text{et} \\ 3 + 1 = 2x \end{array} \right. , \quad \text{soit } x = 2$$

Il y a eu 2 noyaux α formés.

b) Les noyaux α formés sont dans un état excité. Leur désexcitation s'accompagne d'une émission γ.

c) L'énergie libérée par la réaction nucléaire est donnée par la relation d'Einstein :

$$\mathcal{E}_{libérée} = \Delta m.c^2$$

où Δm représente le défaut de masse, soit :

$$\Delta m = \underbrace{\left(m(^7_3\text{Li}) + m(^1_1\text{H})\right)}_{\text{(masse initiale)}} - \underbrace{2m(^4_2\text{He})}_{\text{(masse finale)}}$$

Numériquement :

$\mathcal{E}_{\text{libérée}} = ((7{,}0158+1{,}0073)-2\times4{,}0015)\times931 \simeq 74{,}6$ MeV.

L'énergie libérée par la réaction est emportée par les noyaux d'hélium sous forme d'énergie cinétique.

3. a) L'équation-bilan de cette réaction est :

$$^{14}_7\text{N} + {}^4_2\text{He} \longrightarrow {}^{17}_8\text{O} + {}^A_Z\text{X}$$

La conservation du nombre de charge et du nombre de masse donne : A = 1 et Z = 1, soit

$$^{14}_7\text{N} + {}^4_2\text{He} \longrightarrow {}^{17}_8\text{O} + {}^1_1\text{H}$$

b) La variation de masse est :

$\Delta m = (14{,}0031+4{,}0015)-(16{,}9991+1{,}0073) = -1{,}8.10^{-3}$ u

On a $\Delta m < 0$: la masse initiale est donc inférieure à la masse finale. Cela représente un gain de masse.

4

1. La radioactivité β^- émet des électrons et des antineutrinos, l'équation de la réaction nucléaire est :

$$^{14}_6\text{C} \longrightarrow {}^0_{-1}e + {}^A_Z\text{X}$$

avec A = 14 et Z = 6 − (−1) = 7.

L'élément de numéro atomique Z = 7 correspond à l'azote $^{14}_7$N, d'où :

$$^{14}_6\text{C} \longrightarrow {}^0_{-1}e + {}^{14}_7\text{N}$$

2. Une utilisation du carbone 14 est la mesure des âges : on peut dater des objets vieux de 1 000 à environ 60 000 ans par dosage du carbone 14.

Le carbone 14 est constamment produit par l'atmosphère par bombardement de l'azote $^{14}_7$N par des neutrons cosmiques. Le carbone formé est radioactif β^-.

3. Le nombre de noyaux contenus dans un gramme de carbone 14 est :

$$N = \frac{1}{14} \times 6{,}022.10^{23} \simeq 4{,}3.10^{22} \text{ noyaux.}$$

L'activité $\mathcal{A}$ est : $\mathcal{A} = \lambda N = \dfrac{\ln 2}{t_{1/2}} N$.

Comme $t_{1/2} = 5\,730$ ans $= 1{,}8.10^{11}$ s alors :

$$\mathcal{A} = \frac{\ln 2}{1{,}8.10^{11}} \times 4{,}3.10^{22} = 1{,}65.10^{11} \text{ Bq.}$$

4. D'après la loi de décroissance radioactive, on a :

$$N = N_0 e^{-\lambda t} \quad \text{ou} \quad \ln \frac{N}{N_0} = -\lambda t.$$

L'âge du morceau de bois est donc :

$$t = -\frac{1}{\lambda} \ln \frac{N}{N_0} = \frac{t_{1/2}}{\ln 2} \ln \frac{N_0}{N}.$$

Application numérique :

$$N = 10{,}5.10^{12} \quad \text{et} \quad N_0 = 10^{12},$$

par suite : $t = \dfrac{5\,730}{\ln 2} \ln \dfrac{10{,}5.10^{12}}{10^{12}} \simeq 19\,440$ ans.

5

1. Le nombre d'atomes de carbone contenus dans 1 g de carbone préparé à partir de tissu vivant est :

$$N = \frac{m_{\text{échantillon}}}{M(\text{C})} \mathcal{N}_A$$

soit numériquement :

$$N = \frac{1}{12} \times 6{,}02.10^{23} = 5{,}02.10^{22} \text{ atomes.}$$

L'abondance isotopique du ^{14}C étant de $1{,}3.10^{-12}$ atome de ^{14}C pour un atome ^{12}C, donc le nombre d'atomes de carbone 14 contenus dans 1 g de tissu vivant est de :

$$N(^{14}C) = 5{,}02.10^{22} \times 1{,}3.10^{-12} = 6{,}53.10^{10} \text{ atomes.}$$

2. Lorsqu'un individu meurt, le carbone de l'organisme n'est plus renouvelé et le carbone 14 déjà incorporé se désintègre selon l'équation :

$$^{14}_6\text{C} \longrightarrow {}^0_{-1}\text{e} + {}^{14}_7\text{N}$$

L'activité $\mathcal{A}$ liée au carbone 14 est : $\mathcal{A} = -\dfrac{dN}{dt} = \lambda N = \dfrac{\ln 2}{t_{1/2}} N$,

où λ représente la constante radioactive du carbone ^{14}C, carbone radioactif.

L'unité de l'activité $\mathcal{A}$ est le Bq, soit 1 désintégration par seconde.

3. Pour un échantillon de 50 g, le nombre d'atomes carbone 14 est donc $N(^{14}\text{C}) = 6{,}53.10^{10} \times 50 = 3{,}26.10^{12}$ atomes.

À ce nombre correspond une activité initiale $\mathcal{A}_0$

$$\mathcal{A}_0 = \frac{\ln 2}{5\,730 \times 365 \times 24 \times 3\,600} \times 3{,}26.10^{12} = 12{,}50 \text{ Bq}$$

D'après la loi de décroissance radioactive, l'activité $\mathcal{A}$, à la date t, est donnée par :

$$\mathcal{A} = \mathcal{A}_0 e^{-\lambda t}, \text{ soit } t = \frac{1}{\lambda} \ln \frac{\mathcal{A}_0}{\mathcal{A}} = \frac{t_{1/2}}{\ln 2} \ln \frac{\mathcal{A}_0}{\mathcal{A}}$$

numériquement :

$$t = \frac{5\,730}{\ln 2} \ln \frac{12{,}50}{(435/60)} = 4\,503 \text{ ans.}$$

L'âge de la momie est d'environ 4 500 ans.

6 **1.** La réaction nucléaire libère 4 neutrons, donc l'équation-bilan symbolique s'écrit :

$${}^{246}_{96}\text{Cm} + {}^{A}_{Z}\text{X} \longrightarrow {}^{254}_{102}\text{No} + 4.{}^{1}_{0}\text{n}$$

Au cours d'une réaction nucléaire, les nombres de masse et de charges se conservent, donc :

$$\begin{cases} 246 + A = 254 + 4 \times 1 \\ \text{et} \\ 96 + Z = 102 + 4 \times 0 \end{cases}$$

soit :

$$\begin{cases} A = 12 \\ \text{et} \\ Z = 6 \end{cases}$$

Le nucléide ${}^{A}_{Z}\text{X}$ est donc l'isotope 12 du carbone.
En conclusion, l'équation-bilan s'écrit donc :

$${}^{246}_{96}\text{Cm} + {}^{12}_{6}\text{C} \longrightarrow {}^{254}_{102}\text{No} + 4.{}^{1}_{0}\text{n}$$

2.a. D'après la loi de décroissance radioactive

$$N(t) = N_0 e^{-\lambda t}$$

En prenant les logarithmes népériens, il en résulte :

$$\ln N(t) = \ln(N_0 e^{-\lambda t}) = \ln N_0 - \lambda t$$

La fonction $\ln N(t) = f(t)$ est donc une fonction affine décroissante d'ordonnée à l'origine $\ln N_0$ et de pente égale à $-\lambda$.

b. On obtient le tableau de valeurs ci-dessous

t (s)	0	2	5	10	15	20
N (t)	24.10^{16}	15.10^{16}	$8{,}0.10^{16}$	$2{,}0.10^{16}$	$8{,}0.10^{15}$	$2{,}2.10^{15}$
lnN	40,0	39,5	39,0	37,5	36,6	35,3

Le graphe donnant l'évolution de $\ln N(t)$ en fonction de t est représenté ci-dessous.

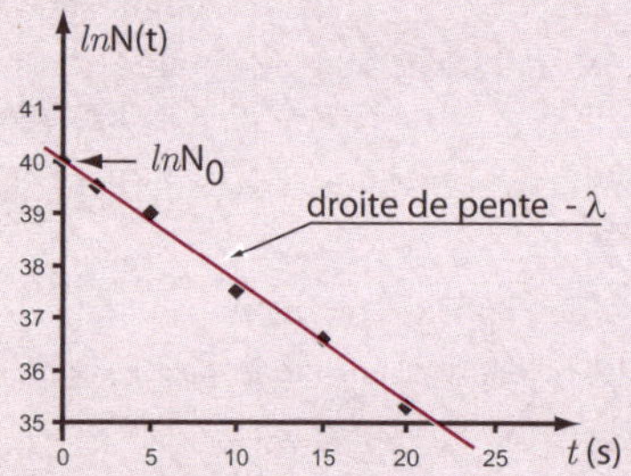

Graphiquement, on trouve une pente de :

$$p = -\lambda = \frac{40 - 35{,}2}{0 - 20} = -0{,}23\ \text{s}^{-1}$$

Ainsi :

$$\lambda = 0{,}23\ \text{s}^{-1} \text{ et comme } t_{1/2} = \frac{\ln 2}{\lambda} \text{ alors } t_{1/2} \simeq 3{,}0\ \text{s}$$

c. Comme $N(t) = N_0 e^{-\lambda t}$ alors la date t_1 à laquelle 98 % des noyaux ont diparu est telle que :

$$N(t_1) = N_0 e^{-\lambda t_1}$$

avec $N(t_1) = \dfrac{2}{100} N_0$(si 98 % ont disparu il reste donc 2 %)
Ainsi :

$$\frac{2}{100} N_0 = N_0 e^{-\lambda t_1}, \text{ soit } e^{-\lambda t_1} = \frac{2}{100}$$

En prenant les logarithmes népériens, on trouve

$$-\lambda t_1 = \ln \frac{2}{100}, \text{ soit } t_1 = \frac{1}{\lambda} \ln 50 = \frac{t_{1/2}}{\ln 2}. \ln 50$$

numériquement, $t_1 \simeq 16{,}9$ s.

7 **1. a)** Au cours d'une réaction nucléaire, il y a entre autres :

- Conservation du nombre de masse,
- conservation du nombre de charge.

L'émission β^- correspond à une émission d'électron ${}^{0}_{-1}e$.

Ainsi, on peut écrire :

$${}^{137}_{55}\text{Cs} \longrightarrow {}^{137}_{56}\text{Ba}^* + {}^{0}_{-1}e$$

Le noyau fils est donc un noyau de baryum.

b) Lorsqu'un noyau fils de Ba se forme, il est, en général, dans un état excité, c'est-à-dire que son énergie n'est pas minimale.

2. La masse d'un noyau est toujours inférieure à la somme des masses de ses nucléons.

Le défaut de masse est donné par la relation d'Einstein :

$$\mathcal{E}_l = \Delta m.c^2$$

($\mathcal{E}_l$: énergie de liaison en J, Δm : défaut de masse en kg, c : célérité de la lumière en m.s^{-1})

L'énergie de liaison $\mathcal{E}_l$ (ou énergie de cohésion) représente l'énergie qu'il faut fournir à un noyau pour le séparer en ses nucléons, noyau et nucléons étant pris dans un état de repos.

Pour un nucléide ${}^{A}_{Z}\text{X}$ constitué de Z protons et de $A - Z$ neutrons, l'énergie qu'il faut fournir à un noyau pour le séparer en Z protons et N = A–Z neutrons est donnée par :

$$\mathcal{E}_l = \left[(Zm_p + (A - Z)m_n) - m({}^{A}_{Z}\text{X})\right] c^2$$

où $\Delta m = m_{finale} - m_{initiale} = \left[Zm_p + (A - Z)m_n\right] - m({}^{A}_{Z}\text{X})$ représente le défaut de masse.

Pour une noyau de césium ${}^{137}_{55}\text{Cs}$: $Z = 55$ et $A = 137$.

$$\Delta m = 55m_p + (137 - 55)m_n - m_{Cs}$$

Numériquement :

$\Delta m = 55 \times 1{,}00728 + 82 \times 1{,}00867 - 136{,}876 = 1{,}23534$ u.

L'énergie de liaison vaut :

$\mathcal{E}_l = 1{,}23534 \times 1{,}66054.10^{-27} \times (3.10^8)^2 = 1{,}84619.10^{-10}$ J, soit $\sim$ 1154 MeV

Remarque : La variation de masse étant en unité de masse atomique et comme 1 u = 931,5 MeV.c^2, alors $\mathcal{E}_l = 1{,}23\,534 \times 931{,}5 \simeq 1\,151$ MeV.

L'énergie de liaison par nucléon est donc :

$$\mathcal{E}_l/A = \frac{28{,}54}{4} \simeq 7{,}14 \text{ MeV/nucléon}$$

3. a) La demi-vie, notée $t_{1/2}$, d'un nucléide radioactif correspond par définition à la durée nécessaire pour que la moitié des noyaux radioactifs se soient désintégrés.

Proposition (1) « Au bout d'une demi-vie la moitié des atomes radioactifs s'est désintégrée. » La proposition est bonne ; c'est la définition de la demi-vie.

Proposition (2) « Au bout d'une demi-vie la moitié des atomes radioactifs se désintègre. » La proposition est fausse : la désintégration a lieu continûment dans le temps ; elle ne se produit pas brusquement au bout d'une durée donnée.

Proposition (3) « Au bout d'une demi-vie, la masse de l'échantillon radioactif est égale à la moitié de la masse initiale. » La proposition est bonne. En effet, nombre des noyaux radioactifs et masse des noyaux sont proportionnels :

$$m(t) = \frac{N(t)}{N_A} M$$

$m(t)$: masse de l'échantillon radioactif à la date t
$N(t)$: nombre de noyaux de l'échantillon radioactif à la date t
N_A : nombre d'Avogadro
M : masse molaire de l'échantillon radioactif

proposition (4) : « Au bout de deux demi-vies, les trois quarts des atomes radioactifs se sont désintégrés. »

La proposition est bonne. En effet,

au bout d'une demi-vie $N(t_{1/2}) = \dfrac{N_0}{2}$;

au bout de deux demi-vies $N(2t_{1/2}) = \dfrac{N_0}{4}$.

Les trois quarts se sont donc désintégrés au bout de deux demi-vies.

b) Si $N(t)$ représente le nombre de noyaux à la date t, au bout d'une durée $t_{1/2}$ le nombre de noyaux restants est $\dfrac{N(t)}{2}$, soit

$$N(t+t_{1/2}) = \frac{N(t)}{2} \text{ ou } \frac{N(t+t_{1/2})}{N(t)} = \frac{1}{2}$$

Si N_0 représente le nombre de noyaux à la date $t_0 = 0$, alors :

$$N(t) = N_0 e^{-\lambda t} \text{ et } N(t+t_{1/2}) = N_0 e^{-\lambda(t+t_{1/2})}$$

Soit :

$$\frac{N(t+t_{1/2})}{N(t)} = \frac{N_0 e^{-\lambda(t+t_{1/2})}}{N_0 e^{-\lambda t}} = \frac{e^{-\lambda(t+t_{1/2})}}{e^{-\lambda t}} = \frac{1}{2}$$

En simplifiant par $e^{-\lambda t}$, on obtient :

$$e^{-\lambda t_{1/2}} = \frac{1}{2}$$

En prenant les logarithmes népériens, il vient :

$$-\lambda t_{1/2} = \ln\frac{1}{2} = -\ln 2$$

Conclusion :

$$\lambda = \frac{\ln 2}{t_{1/2}}$$

c) Comme $t_{1/2} = 30$ ans, alors :

$$\lambda = \frac{\ln 2}{30} = 2{,}3.10^{-2} \text{ an}^{-1} = 7{,}3.10^{-10} \text{ s}^{-1}$$

La constante radioactive λ représente la probabilité de désintégration d'un noyau par unité de temps.

On rappelle que chaque nucléide est caractérisé par sa constante de désintégration λ, qui ne dépend ni des conditions physiques et chimiques, ni de l'âge du noyau.

4. a) L'activité $\mathcal{A}(t)$ d'une substance radioactive représente le nombre moyen de désintégrations par seconde, soit :

$$\mathcal{A}(t) = -\frac{dN}{dt}$$

Comme $\mathcal{A}(t) = -\dfrac{dN}{dt}$ et $N(t) = N_0 e^{-\lambda t}$ (loi de décroissance radioactive), alors :

$$\frac{dN}{dt} = -\lambda N_0 e^{-\lambda t}$$

et par suite :

$$\mathcal{A}(t) = \lambda N_0 e^{-\lambda t} = \lambda N(t)$$

b) Comme $\mathcal{A}(t) = \lambda N(t)$, alors l'activité suit la même loi de décroissance radioactive, soit :

$$\mathcal{A}(t) = \mathcal{A}_0 e^{-\lambda t}$$

où $\mathcal{A}_0$ représente l'activité de la source à la date $t = 0$.

Prenons comme origine des dates, $t = 0$, la date de l'achat de l'appareil, c'est-à-dire septembre 1994.

La date en septembre 2009 est $t = 15$ ans.

On a :

$$\mathcal{A}(t) = \mathcal{A}_0 e^{-\lambda t} = \mathcal{A}_0 e^{-\frac{\ln 2}{t_{1/2}} t}$$

Numériquement :

À $t = 15$ ans

$$\mathcal{A}(t) = 3{,}70.10^5 \times e^{-\frac{\ln 2}{30}\times 15} = 3{,}70.10^5 \times e^{-\frac{\ln 2}{2}} \simeq 2{,}62.10^5 \text{ Bq}$$

c) Déterminons le nombre de noyaux N correspondant à une activité $\mathcal{A} = 2{,}62.10^5$ Bq.

On a $N = \dfrac{\mathcal{A}}{\lambda}$, soit numériquement $N = \dfrac{2{,}62.10^5}{7{,}3.10^{-10}} = 3{,}6.10^{14}$ noyaux.

Ce nombre de noyaux correspond à une quantité de matière $n = \dfrac{N}{\mathcal{N}_A}$, soit une masse d'échantillon radioactif de :

$$m = nM = \frac{N}{\mathcal{N}_A} \times M$$

Numériquement : $m = \dfrac{3{,}6.10^{14}}{6{,}02.10^{23}} \times 137 \simeq 8{,}2.10^{-8}$ g soit 82 ng.

5. a) La surface d'une portion de sphère, de rayon R et de centre O, interceptée par un cône de révolution de sommet O peut être assimilée à la surface d'un disque de rayon r, soit $s = \pi r^2$:

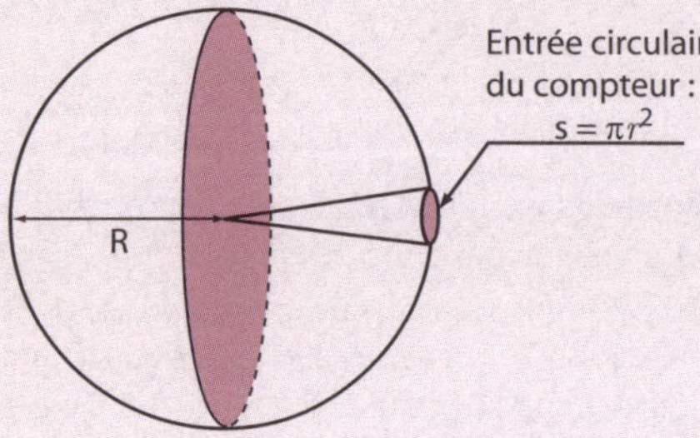

Les particules sont émises uniformément dans toutes les directions de l'espace, donc :

$$\frac{\Delta N}{S} = \frac{\Delta N'}{s}$$

ΔN : nombre de désintégrations durant Δt sur toute la surface de la sphère de surface $S = 4\pi R^2$
$\Delta N'$: nombre de désintégrations enregistrées par le compteur durant la même durée à travers la surface $s = \pi r^2$

Comme $\mu = \dfrac{\Delta N}{\Delta N'}$, alors

$$\mu = \frac{S}{s} = \frac{4\pi R^2}{\pi r^2} = 4\left(\frac{R}{r}\right)^2$$

Numériquement : $\mu = 4 \times \left(\dfrac{25}{0{,}5}\right)^2 = 10^4$.

b) À la date de septembre 2009, date prise comme origine des temps, on a $N_0 = 3{,}6.10^{14}$ noyaux.

$$\Delta N = N(t=0) - N(t = 2 \text{ ans}) = N_0(1 - e^{-\lambda t})$$

Numériquement :

$$\Delta N = 3{,}6.10^{14} \times \left(1 - e^{-\frac{\ln 2}{30}\times 2}\right) = 1{,}6.10^{13} \text{ noyaux.}$$

À chaque noyau désintégré correspond une désintégration β^-, alors ΔN correpond au nombre de désintégrations émises par la source radioactive durant Δt.

Comme $\Delta N' = \dfrac{\Delta N}{\mu}$, alors $\Delta N' = \dfrac{1{,}6.10^{13}}{10^4} = 1{,}6.10^9$ désintégrations.

8 **1.** Le rayonnement émis lors de la désexcitation du technétium ${}^{99m}_{43}$ Tc est un rayonnement γ (rayonnement électromagnétique).

2. On rappelle, qu'au cours d'une réaction nucléaire, il y a entre autres :

- conservation du nombre de masse ;
- conservation du nombre de charge.

Ainsi, on peut écrire :

$$\begin{cases} {}^{99}_{42}\text{Mo} \longrightarrow {}^{99m}_{43}\text{TC} + {}^{0}_{-1}e \\ \text{suivie de} \\ {}^{99m}_{43}\text{Tc} \longrightarrow {}^{99}_{43}\text{Tc} + \gamma \end{cases}$$

3. La relation qui lie λ à $t_{1/2}$ est :

$$t_{1/2} = \frac{\ln 2}{\lambda}$$

Numériquement,

$$t_{1/2} = \frac{\ln 2}{3{,}21.10^{-5}} = 21593\ s \simeq 6 \text{ h.}$$

4. a) On a $\mathcal{A} = -\dfrac{dN}{dt}$ et comme $N = N_0 e^{-\lambda t}$ (loi de décroissance radioactive), alors $\dfrac{dN}{dt} = -\lambda N_0 e^{-\lambda t}$, de sorte que :

$$\mathcal{A} = \lambda N_0 e^{-\lambda t} = \lambda N$$

b) Déterminons le nombre de noyaux N_0 correspondant à une activité $\mathcal{A}_0 = 1{,}0.10^{15}$ Bq.

$$N_0 = \frac{\mathcal{A}_0}{\lambda} \quad \text{soit} \quad N_0 = \frac{1{,}0.10^{15}}{3{,}21.10^{-5}} = 3{,}1.10^{19} \text{ noyaux.}$$

Ce nombre de noyaux correspond à une quantité de matière $n_0 = \dfrac{N_0}{\mathcal{N}_A}$, soit une masse d'échantillon de :

$$m_0 = n_0 M = \frac{N_0}{\mathcal{N}_A} \times M.$$

Numériquement : $m_0 = \dfrac{3{,}1.10^{19}}{6{,}02.10^{23}} \times 99 \simeq 5{,}1.10^{-3}$ g soit 5,1 mg.

c) Comme $N = N_0 e^{-\lambda t}$ et $\mathcal{A} = \lambda N$ alors

$$\mathcal{A} = \mathcal{A}_0 e^{-\lambda t} = \mathcal{A}_0 e^{-\frac{\ln 2}{t_{1/2}} t}$$

Au bout d'une heure l'activité $\mathcal{A}$ de l'échantillon sera de

$$\mathcal{A} = 1{,}0.10^{15} \times e^{-\frac{\ln 2}{6}\times 1} = 8{,}9.10^{14} \text{ Bq}$$

9 **1.** L'énergie libérée par la réation nucléaire est donnée par :

$\mathcal{E}_{lib} = |m_f - m_i|\,c^2$ avec $m_f = m_{Sr} + m_{Xe} + 2m_n$ et $m_i = m_U + m_n$
Numériquement : $m_f = 235{,}85794$ u ; $m_i = 236{,}00287$ u
Soit $|m_f - m_i| = 0{,}1449$ u $= 2{,}4006.10^{-28}$ kg.
Par suite :
$\mathcal{E}_{lib} = 2{,}4006.10^{-28} \times (3{,}00.10^8)^2 = 2{,}161.10^{-11}$ J $\simeq 135$ MeV

Remarque : Connaissant la variation de masse en u, on peut directement trouver l'énergie libérée par la réaction en MeV, soit $\mathcal{E}_{lib} = 0{,}1449 \times 931{,}5 = 135$ MeV

2. La puissance est par définition : $\mathcal{P} = \dfrac{\mathcal{E}_{tot}}{\Delta t}$ où $\mathcal{E}_{tot}$ représente l'énergie libérée durant un mois.

$$\mathcal{E}_{tot} = 30.10^6 \times 30 \times 24 \times 3600 = 7{,}776.10^{13}\ \text{J}.$$

Un noyau d'uranium, soit une masse de

$$234{,}9942 \times 1{,}66054.10^{-27} = 3{,}9002.10^{-25}\ \text{kg}$$

libère une énergie de $2{,}161.10^{-11}$ J.

Une énergie de $7{,}776.10^{13}$ J correspond donc à une masse d'uranium de :

$$m_{\text{tot}} = \frac{7{,}776.10^{13}}{2{,}161.10^{-11}} \times 3{,}9002.10^{-25} = 1{,}4\ \text{kg}$$

Remarque : En général, le rendement de la transformation de l'énergie nucléaire en énergie électrique n'est pas de 100 %.

Pour un rendement ρ, la masse effective sera $m_{eff} = \dfrac{m_{\text{tot}}}{\rho}$.

Par exemple, pour un rendement de 30 %, la masse d'uranium consommée en 30 jours par le réacteur sera de :

$$m_{eff} = \frac{1{,}4}{0{,}3} \simeq 4{,}7\ \text{kg}$$

10 I- L'uranium 235

1. La masse d'un noyau est toujours inférieure à la somme des masses de ses nucléons.

Le défaut de masse est donné par la relation d'Einstein :

$$\mathcal{E}_l = \Delta m.c^2$$

($\mathcal{E}_l$: énergie de liaison en J, Δm : défaut de masse en kg, c : célérité de la lumière en m.s^{-1})

L'énergie de liaison $\mathcal{E}_l$ (ou énergie de cohésion) représente l'énergie qu'il faut fournir à un noyau pris au repos pour le séparer en ses nucléons, pris au repos à l'état final.

Pour un nucléide ${}^A_ZX$ constitué de Z protons et de $A - Z$ neutrons, l'énergie qu'il faut fournir à un noyau pour le séparer en Z protons et $N = A - Z$ neutrons est donnée par :

$$\mathcal{E}_l = \left[(Zm_p + (A-Z)m_n) - m({}^A_ZX)\right] c^2$$

où $\Delta m = m_{finale} - m_{initiale} = \left[Zm_p + (A-Z)m_n\right] - m({}^A_ZX)$ représente le défaut de masse.

Pour un noyau d'uranium ${}^{235}_{92}U$:

$$\Delta m = 92m_p + (235-92)m_n - m({}^{235}_{92}U).$$

Numériquement :

$$\Delta m = 92 \times 1{,}00728 + 143 \times 1{,}00867 - 234{,}9942 = 1{,}91537\ \text{u}.$$

L'énergie de liaison vaut :

$$\mathcal{E}_l = 1{,}91537 \times 1{,}66054.10^{-27} \times (3{,}00.10^8)^2$$
$$\simeq 2{,}86.10^{-10}\ \text{J, soit } 1\,788\ \text{MeV}.$$

L'énergie de liaison par nucléon est donc :

$$\mathcal{E}_l/A = \frac{1788}{238} \simeq 7{,}5\ \text{MeV/nucléon}.$$

2. a) La fission est la partition d'un noyau massif, sous l'impact d'un neutron, en noyaux plus petits et plus stables, appelés fragments de fission.

Une réaction de fusion est la réunion de deux noyaux légers, de faible énergie de liaison, pour former des noyaux plus lourds, d'énergie de liaison par nucléon plus élevée.

Remarque : Pour réaliser la fusion de deux noyaux, il faut vaincre la répulsion coulombienne pour les mettre en contact : il faut donc fournir de l'énergie cinétique, de l'ordre 100 keV, par élévation de température. Cela implique d'opérer à des températures de l'ordre de 10^8 K pour obtenir une agitation thermique suffisante.

À de telles températures, la matière est à l'état de plasma : mélange en équilibre de noyaux, chargés positivement, et d'électrons.

b) Le bilan de la réaction est :

$$ {}^{235}_{92}U + {}^1_0n \longrightarrow {}^{139}_{54}Xe + {}^{95}_{38}Sr + \underset{\text{(neutrons rapides)}}{2\,{}^1_0\text{n}} + \text{énergie} \quad (1)$$

L'énergie libérée est donnée par la relation d'Einstein :

$$|\mathcal{E}_{\text{lib}}| = \left| \underbrace{m({}^{139}_{54}Xe) + m({}^{95}_{38}Sr) + 2m({}^1_0\text{n})}_{\text{(masse finale)}} - \underbrace{m({}^{235}_{92}U) + m({}^1_0\text{n})}_{\text{(masse initiale)}} \right| \times c^2$$

Numériquement :

$$|\mathcal{E}_{\text{lib}}| = \left| \underbrace{139{,}9252 + 93{,}9154 + 2 \times 1{,}00867}_{\text{(masse finale)}} - \underbrace{234{,}9943 + 1{,}00867}_{\text{(masse initiale)}} \right| \times 1{,}66054.10^{-27} \times (3{,}00.10^8)^2$$
$$\simeq 2{,}17.10^{-11}\ \text{J}$$

c) La réaction (1) correspond à une réaction de fission. En effet, c'est la partition d'un noyau d'uranium sous l'impact d'un neutron.

3. a) L'énergie $|\mathcal{E}_{\text{lib}}| = 2{,}17.10^{-11}$ J correspond à l'énergie dégagée par une réaction de fission, l'énergie par noyau d'uranium.

Si N correspond au nombre total de réactions de fission (c'est-à-dire au nombre total de noyaux d'uranium mis en jeu) alors l'énergie totale est telle que :

$$E = N.|\mathcal{E}_{\text{lib}}| = P.\Delta t$$

Le nombre N est donc :

$$N = \frac{P.\Delta t}{|\mathcal{E}_{\text{lib}}|}$$

Et par suite, le nombre de noyaux par unité de temps :

$$N' = \frac{N}{\Delta t} = \frac{P}{|\mathcal{E}_{\text{lib}}|}$$

Soit numériquement :

$$N' = \frac{150.10^6}{2{,}17.10^{-11}} = 6{,}91.10^{18} \text{ noyaux/s.}$$

b) La masse d'uranium consommée par seconde est donc :

$$m({}^{235}_{92}U) = 6{,}91.10^{18} \times 234{,}9942 \times 1{,}66054.10^{-27}$$

$$\simeq 2{,}70.10^{-6} \text{ kg}$$

c) La masse minimale que le sous-marin devrait embarquer pour assurer son approvisionnement est :

$$m_{\min}({}^{235}_{92}U) = 2{,}70.10^{-6} \times 2 \times 30 \times 24 \times 3600 = 3{,}58.10^{25}$$

$$\simeq 14{,}0 \text{ kg.}$$

II- L'uranium 238

1. Les particules α et β^- étant un noyau d'hélium ${}^2_4$He et un électron ${}^{0}_{-1}e$, le bilan s'écrit donc :

$${}^{238}_{92}U \longrightarrow {}^{206}_{82}Pb + x.{}^4_2He + y.{}^{0}_{-1}e$$

La conservation des nombres de neutrons et de protons entraîne :

$$238 = 206 + 4x \quad \text{et} \quad 92 = 82 + 2x - y \qquad \text{soit} \qquad x = 8 \quad \text{et} \quad y = 6$$

2. a) Le nombre de noyaux restants à la date t est donnée par la loi de décroissance :

$$N_U(t) = N_U(0)e^{-\lambda t}$$

b) Comme $N_U(t) = N_U(0)e^{-\lambda t}$, alors :

$$N_U(0) = N_U(t)e^{\lambda t}$$

c) La demi-vie d'un nucléide radioactif représente l'intervalle de temps, noté $t_{1/2}$, au bout duquel la moitié des noyaux s'est désintégrée.

Si $N_U(0)$ représente le nombre de noyaux à la date $t = 0$, au bout d'une durée $t_{1/2}$ le nombre de noyaux restants est $\frac{N_U(0)}{2}$, soit

$$N(t_{1/2}) = \frac{N(0)}{2}$$

Comme $N_U(t) = N_U(0)e^{-\lambda t}$, alors :

$$N_U(0)e^{-\lambda t_{1/2}} = \frac{N_U(0)}{2}$$

d'où

$$e^{-\lambda t_{1/2}} = \frac{1}{2}$$

soit

$$-\lambda t_{1/2} = \ln\frac{1}{2} \quad \text{ou} \quad t_{1/2} = \frac{\ln 2}{\lambda}$$

d) Par désintégration radioactive, chaque noyau d'uranium donne un noyau de plomb, 8 particules α et 6 particules β^-

En ne tenant compte que des noyaux d'uranium et de plomb, on obtient le tableau :

	${}^{238}_{92}$U	$\longrightarrow$	${}^{206}_{82}$Pb
À la date t = 0	$N_U(0)$		0
À la date t	$N_U(t)$		$N_{Pb}(t)$

À chaque instant, la conservation du nombre de noyaux donne :

$$N_U(0) = N_U(t) + N_{Pb}(t)$$

Comme $N_U(0) = N_U(t)e^{\lambda t}$, alors :

$$N_U(t)e^{\lambda t} = N_U(t) + N_{Pb}(t)$$

Soit :

$$N_{Pb}(t) = N_U(t)e^{\lambda t} - N_U(t) = N_U(t)\left[e^{\lambda t} - 1\right]$$

e) De l'expression précédente, il en résulte :

$$e^{\lambda t} - 1 = \frac{N_{Pb}(t)}{N_U(t)}, \text{ soit } e^{\lambda t} = 1 + \frac{N_{Pb}(t)}{N_U(t)}$$

En prenant les logarithmes népériens, il s'ensuit :

$$\lambda t = \ln\left(1 + \frac{N_{Pb}(t)}{N_U(t)}\right),$$

soit

$$t = \frac{1}{\lambda}\ln\left(1 + \frac{N_{Pb}(t)}{N_U(t)}\right) = \frac{t_{1/2}}{\ln 2} \times \ln\left(1 + \frac{N_{Pb}(t)}{N_U(t)}\right)$$

On rappelle que le nombre de noyaux d'un élément chimique X est donné par :

$$N(X) = n(X).N_A = \frac{m(X)}{M(X)}.N_A$$

$n(X)$: quantité de matière en mol

$m(X)$: masse de l'échantillon en g

$M(X)$: masse molaire de l'élément X en g.mol^{-1}

N_A : nombre d'Avogadro en mol^{-1}

L'âge du minerai est donc :

$$t = \frac{t_{1/2}}{\ln 2} \times \ln(1 + \frac{m(Pb).M(U)}{m(U).M(Pb)})$$

Numériquement :

$$t = \frac{4{,}5.10^9}{\ln 2} \times \ln(1 + \frac{10.10^{-3} \times 238}{1 \times 206}) \simeq 7{,}5.10^7 \text{ années}$$

Ondes 7

1. Généralités sur les ondes

Définitions

Perturbation

Définition

On appelle perturbation la modification (ou variation) locale et temporaire de certaines grandeurs physiques : de déplacement, de pression, de masse volumique, ...

Si la grandeur physique est une grandeur mécanique, la perturbation est un ébranlement du milieu.

Exemples

déformation d'une corde, vagues

Source

Elle représente le système (ou l'opérateur) qui fournit l'énergie nécessaire à la formation de la perturbation.

On appelle aussi émetteur la source du signal.

Onde

On appelle onde, la déformation qui se propage ou propagation de la perturbation.

Le point où se crée la perturbation s'appelle la source de l'onde.

Le milieu de propagation de l'onde peut être :
- unidirectionnel : corde, ressort ;
- bidimensionnel : surface d'un liquide ;
- tridimensionnel : air.

Front d'onde

L'ensemble des points atteints par l'onde à l'instant t est appelé front d'onde.

Le front d'onde est :
- un point dans le cas d'une onde à une dimension ;
- un cercle dans le cas d'une onde à deux dimensions ;
- une sphère dans le cas d'une onde à trois dimensions.

Une onde à 1 dimension se propage généralement sur une droite et les surfaces d'onde sont réduites à des points.
Une onde à 2 dimensions se propage sur une surface, comme les vagues à la surface de l'eau. Les surfaces d'onde sont des cercles centrés sur la source O

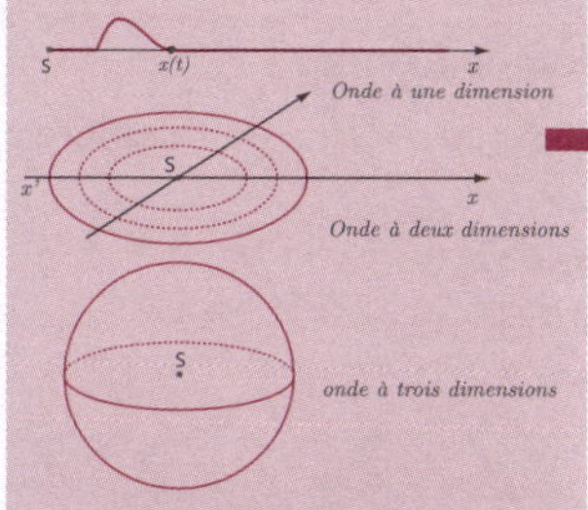

Classement des ondes

On peut classer les ondes en deux catégories : les ondes électromagnétiques et les ondes mécaniques.

- **Les ondes électromagnétiques :** elles résultent de la vibration de champs électrique $\overrightarrow{E}$ et magnétique $\overrightarrow{B}$. Ce sont des ondes de nature vectorielle. Elles se propagent aussi bien dans le vide que dans certains milieux matériels.
- **Les ondes mécaniques :** contrairement aux ondes électromagnétiques, les ondes mécaniques nécessitent un support matériel.

Les ondes mécaniques sont de nature scalaire.

Les ondes lumineuses sont des ondes électromagnétiques.

Un ébranlement le long d'un ressort ou à la surface de l'eau provoque des ondes mécaniques.

2. Ondes mécaniques - Propagation d'un signal

Onde mécanique progressive

Définition

On appelle onde mécanique progressive le phénomène de propagation d'une perturbation mécanique dans un milieu matériel élastique sans transport de matière.

La direction dans laquelle la perturbation se déplace représente la direction de propagation de l'onde.

Ondes transversales et longitudinales

On distingue deux sortes d'ondes : les ondes transversales et les ondes longitudinales (Fig. 7.1 et 7.2).

Si la déformation du milieu matériel a lieu normalement à la direction de propagation de la perturbation, l'onde est dite transversale.

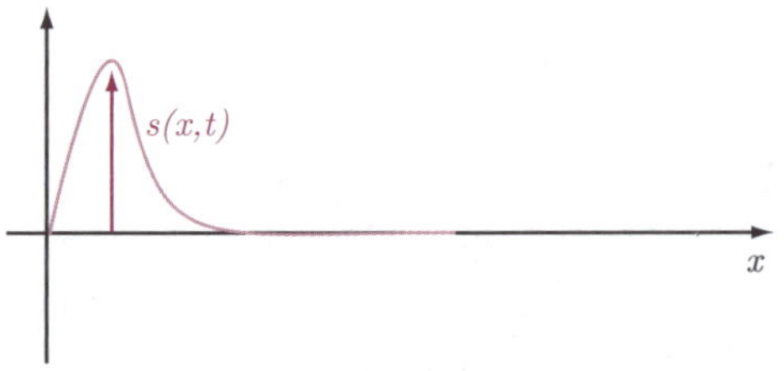

Figure 7.1

Si la déformation du milieu matériel et la propagation de l'onde se font dans la même direction, l'onde est dite longitudinale.

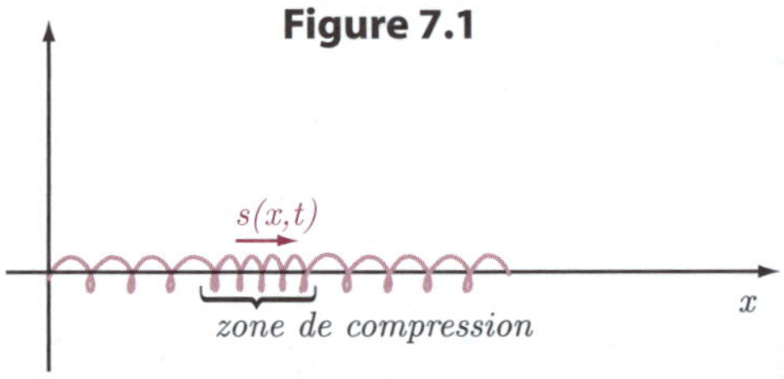

Figure 7.2

Célérité d'une onde

Définition

La célérité v d'une onde représente la vitesse de propagation de l'onde.

Si une onde parcourt une distance $d = MM'$ pendant la durée $\Delta t = t' - t$, sa célérité v est :

$$v = \frac{d}{\Delta t}$$

v : célérité de l'onde en $m.s^{-1}$
d : distance en mètre (m)
Δt : durée en seconde (s)

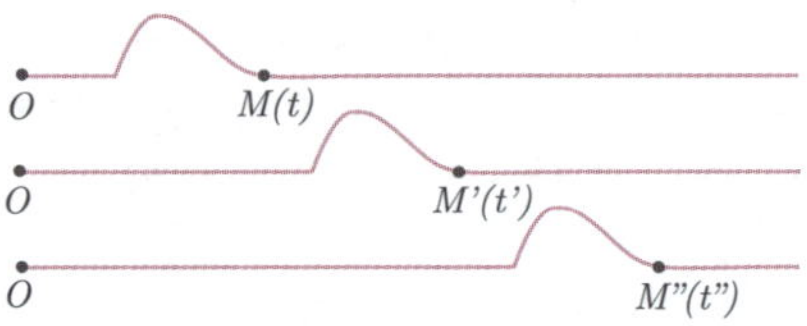

On utilise le terme célérité au lieu de vitesse car la propagation s'effectue sans transport de matière.

Dans un milieu homogène et isotrope, la célérité v est constante.

L'élasticité d'un corps caractérise sa résistance à la déformation.

Le long d'une corde sans raideur, la célérité des ébranlements transversaux s'exprime en fonction de la tension F de la corde et de la masse linéique μ (masse par unité de longueur) :

$$v = \sqrt{\frac{F}{\mu}}$$

Influence des propriétés du milieu

La célérité d'une onde dépend des caractéristiques du milieu de propagation, en particulier de sa rigidité (ou élasticité), de son inertie (ou densité), de la température, de la pression, ...

- La célérité augmente avec l'élasticité du milieu de propagation.
- La célérité diminue avec l'inertie du milieu de propagation.

Propriétés d'une onde mécanique progressive

La propagation d'une onde s'accompagne d'un transport d'énergie avec la célérité v.

Énergie et matière

Pour créer la perturbation, la source doit fournir de l'énergie.

Comme la perturbation se propage, alors l'onde transporte de l'énergie.

Ne pas confondre atténuation et amortissement.
L'amortissement est dû aux phénomènes de frottement : l'énergie mécanique initiale ne se conserve pas.

Atténuation

Dans le cas de la propagation d'une onde dans un milieu bidimensionnel ou tridimensionnel, il y a diminution de l'ampitude du signal au cours de la propagation. En effet, l'énergie mécanique initiale est répartie sur une surface de plus en plus grande (un cercle ou une sphère).

Principe de superposition

On se limitera au cas où :

- la présence d'un signal dans un milieu ne modifie pas la propagation de l'autre signal dans ce même milieu ;
- les grandeurs associées aux deux signaux sont sensiblement parallèles (addition scalaire des élongations).

Soient $s_1(x,t)$ et $s_2(x,t)$ les grandeurs associées à deux signaux. La grandeur associée au signal résultant s'écrit :

$$s(x,t) = s_1(x,t) + s_2(x,t)$$

On dit que les deux ondes interfèrent.

Deux ondes peuvent se croiser sans se perturber.

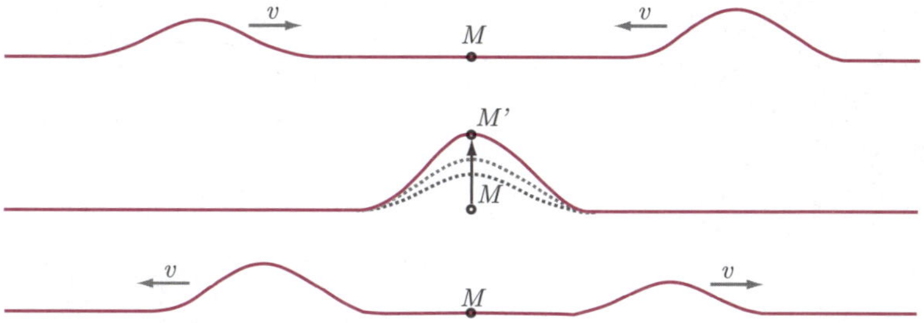

Figure 7.3

Ondes progressives mécaniques périodiques

La propagation des ondes implique trois éléments essentiels :

- la source : c'est le point où se crée la perturbation ;
- un milieu dans lequel les ondes se propagent ;
- un récepteur qui permet la détection des ondes émises par la source.

Description mathématique de la propagation

- **Variation de la grandeur associée à la propagation en fonction du temps**

Si on modifie en un point S (la source) l'une des propriétés caractéristiques d'un milieu donné, une onde se propage à partir de S : la perturbation va affecter des points de plus en plus éloignés de S.

Soit une grandeur scalaire $s = f(t)$ qui se propage sur un axe Ox à la célérité v que l'on supposera constante et identique dans toutes les directions (absence d'amortissement).

Considérons un point M d'abscisse x, de l'axe Ox (Fig. 7.4).

Pour aller de S à M, l'onde met le temps τ :

Le point M reproduit le mouvement de la source S avec le retard τ.

$$\tau = \frac{x}{v}$$

τ : retard en s
x : distance en m
v : célérité en m.s^{-1}

L'élongation de M à la date t, est l'élongation qu'il y avait en S à la date $t - \tau = t - \dfrac{x}{v}$, d'où :

$$s(x,t) = f\left(t - \frac{x}{c}\right)$$, la vibration se propage vers les x croissants

$s_B(t) = s_A(t - \tau)$

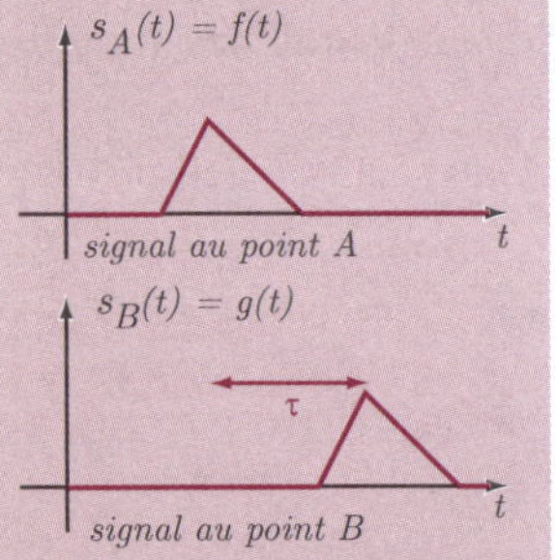

Pour un point N d'abscisse x négative, l'onde met le temps $\tau = \dfrac{-x}{c}$. Le point N accomplit donc le mouvement de S avec l'avance $\tau = \dfrac{-x}{c}$ et donc son élongation est :

$$s(x,t) = f\left(t + \frac{x}{c}\right)$$, la vibration se propage vers les x décroissants.

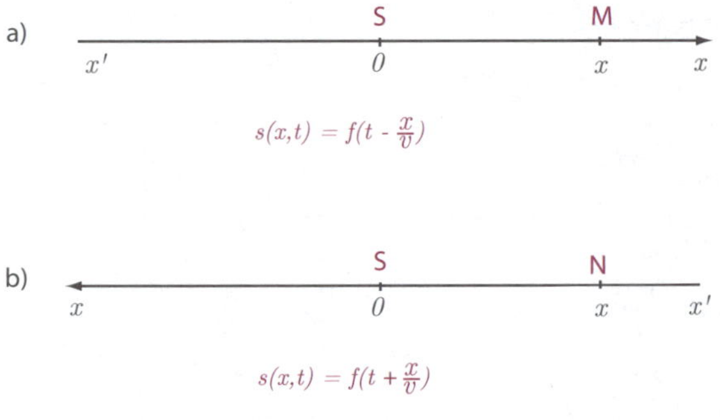

Figure 7.4

Si la perturbation en S est entretenue, on obtient une onde progressive.

D'une façon générale, on peut écrire :

$$s(x,t) = f\left(t \pm \frac{x}{v}\right)$$

- **Variation de la grandeur associée à la propagation en fonction de l'abscisse**

Soit $s(x,t)$ la valeur de la perturbation à la date t et soit $s(x,t')$ la valeur de la perturbation à la date t' (Fig. 7.5).

s subit à l'instant t' les mêmes variations qu'à l'instant t mais avec un décalage $d = v(t'-t)$.

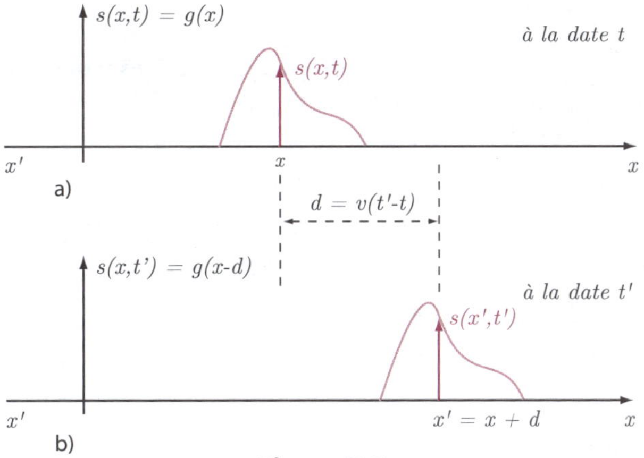

Figure 7.5

La courbe de $s(x,t') = g(x-d)$ se déduit de celle de $s(x,t) = g(x)$ par une translation $d = v(t'-t)$.

Ainsi,

$$s(x,t') = s(x-d,t) \text{ avec } d = v(t'-t)$$

Onde progressive périodique

Définition

Une onde progressive est dite périodique si la perturbation de la source est périodique.

Un phénomène variable dans le temps est périodique et de période T, lorsqu'il se reproduit identique à lui même aux instants t, $t-T$, $t+T$, ..., $t+kT$, soit :

$$f(t) = f(t+kT)\,;k \in \mathbb{Z}$$

Si la perturbation de la source S est entretenue et périodique alors l'onde est dite **progressive périodique**.

- **Analyse de la fonction $s(x,t)$ dans le cas d'une onde progressive périodique**

– En un point M_0 d'abscisse $x = x_0$,

$s(x_0, t \pm T) = f\left(t \pm T - \dfrac{x_0}{v}\right) = f\left(t - \dfrac{x_0}{v}\right)$, soit

$$s(x_0,t) = s(x_0,t \pm T)$$

– À une date $t = t_0$,

$$s(x, t_0) = f\left(t_0 - \frac{x}{v}\right) = f\left(t_0 \pm T - \frac{x}{v}\right) = f\left(t_0 - \frac{x \mp cT}{v}\right).$$

En posant $\lambda = vT$, on aboutit à : $s(x, t_0) = f\left(t_0 - \dfrac{x \mp \lambda}{v}\right)$, soit

$$s(x, t_0) = s(x \pm \lambda, t_0)$$

Les 2 relations précédentes montrent que l'onde progressive périodique possède une double périodicité :

- une période temporelle T,
- une période spatiale $\lambda = cT$, appelée longueur d'onde.

La longueur d'onde λ est la longueur dont se propage le mouvement vibratoire au cours d'une période T.

- **Longueur d'onde et mouvement des points du milieu**

• Deux points M et N d'un milieu de dimension 1 vibrent en phase si la distance entre ces deux points et telle que :

$$d(M, N) = k\lambda \; ; k \in \mathbb{Z}$$

• Deux points M et N d'un milieu de dimension 1 vibrent en opposition de phase si la distance entre ces deux points et telle que :

$$d(M, N) = \left(k + \frac{1}{2}\right)\lambda \; ; k \in \mathbb{Z}$$

– Onde plane progressive sinusoïdale

Un cas particulier intéressant est celui pour lequel l'une des grandeurs caractéristiques du milieu varie sinusoïdalement au cours du temps : la fonction $s(x, t)$ est une fonction sinusoïdale ou harmonique.

Au point S, la grandeur étudiée, peut s'écrire, par exemple :

$$s(0, t) = s_0 \cos(\omega t) \text{ avec } \omega = \frac{2\pi}{T}$$

L'état vibratoire en un point M d'abscisse x à l'instant t s'écrit donc (onde se propageant vers le x croissants) :

$$s(x, t) = s_0 \cos\omega(t - \tau) = s_0 \cos\omega\left(t - \frac{x}{v}\right)$$

Comme $\omega = \dfrac{2\pi}{T}$ et $\lambda = vT$, alors :

$$s(x, t) = s_0 \cos 2\pi\left(\frac{t}{T} - \frac{x}{\lambda}\right)$$

s_0 : amplitude du phénomène vibratoire,

$\omega = \dfrac{2\pi}{T} = 2\pi f$: pulsation du phénomène vibratoire,

$f = \dfrac{1}{T}$: fréquence du phénomène vibratoire.

Une onde sinusoïdale se propageant à la même célérité, vers le x décroissants, s'écrit :

$$s(x, t) = s_0 \cos 2\pi\left(\frac{t}{T} + \frac{x}{\lambda}\right)$$

Dispersion et diffraction

Dispersion

Un milieu est dit dispersif si la célérité des ondes progressives qui s'y propagent dépend de la fréquence de ces ondes.

Notion de diffraction

Une ouverture (ou un obstacle) placée sur le trajet d'une onde sinusoïdale se comporte comme des sources secondaires de même fréquence que la source principale créant l'onde : c'est le phénomène de diffraction (Fig. 7.6 et Fig. 7.7).

Le phénomène de diffraction est observé chaque fois qu'une onde progressive traverse une ouverture dont la taille est égale ou inférieure à la longueur d'onde de l'onde progressive.

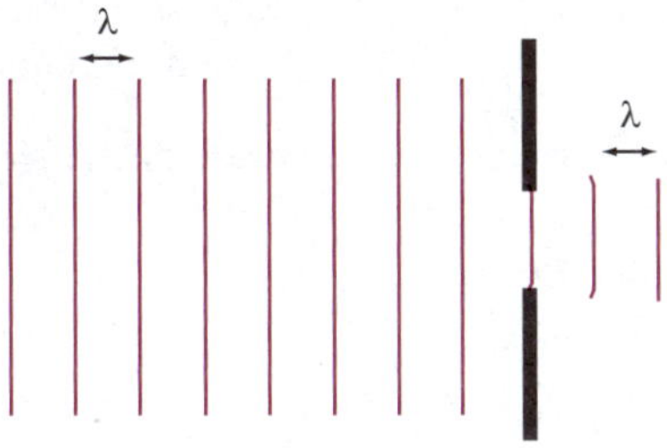

Figure 7.6

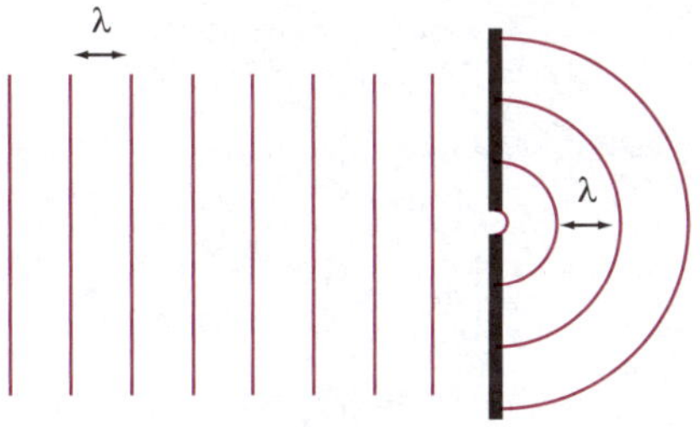

Figure 7.7

- **Influence de la taille de l'ouverture**

Pour une longueur d'onde λ donnée, le phénomène de diffraction est d'autant plus marqué que la dimension de l'ouverture est petite.

3. Ondes lumineuses

Aspects corpusculaires

Un milieu est isotrope si en chaque point il garde les mêmes propriétés dans toutes les directions autour de ce point.

La lumière peut être interprétée comme un faisceau de particules - les photons - se déplaçant à vitesse constante, selon un mouvement rectiligne, dans un milieu transparent, homogène et isotrope.

Diffraction de la lumière

Comme pour les ondes mécaniques, la présence d'un écran ou d'un obstacle perturbe la propagation des ondes lumineuses. L'ensemble des perturbations engendrées par ces deux obstacles met en évidence le phénomène de diffraction.

La lumière se répartit dans des directions non prévues par le principe de propagation rectiligne.

Les figures ci-après donnent les figures de diffraction obtenus par une fente de largeur a et un trou de diamètre d.

- **Diffraction par une fente de largeur a**

– Pour une radiation de longueur d'onde λ et avec une fente verticale de largeur a, on obtient sur l'écran, placé à une distance D du plan de la fente, une figure horizontale constituée de taches lumineuses régulièrement disposées autour d'une tache centrale plus large.

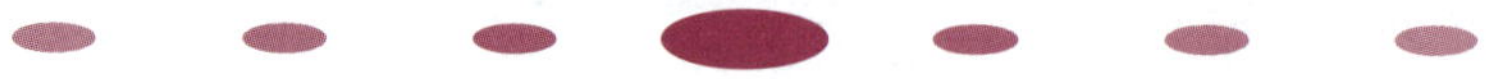

Figure 7.8

– Le demi-diamètre apparent θ de la frange centrale est tel que :

$$\theta = \frac{\lambda}{a}$$

θ : en rad
λ : longueur d'onde en m
a : largeur de la fente en m

– La distribution de l'intensité de l'onde diffractée est donnée par la figure 7.9 :

$\sin\theta = k.\dfrac{\lambda}{a}$; $k \neq 0$
a : largeur de la fente
I_0 : intensité de l'onde incidente
I : intensité de l'onde diffractée

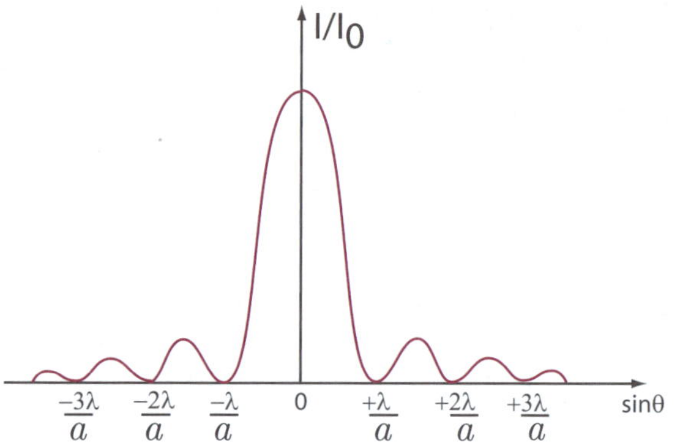

Figure 7.9

- **Diffraction avec un trou de diamètre D relativement faible**

– On observe une tache centrale très lumineuse, appelée tache d'Airy, entourée d'anneaux concentriques alternativement sombres et brillants (Fig. 7.10).

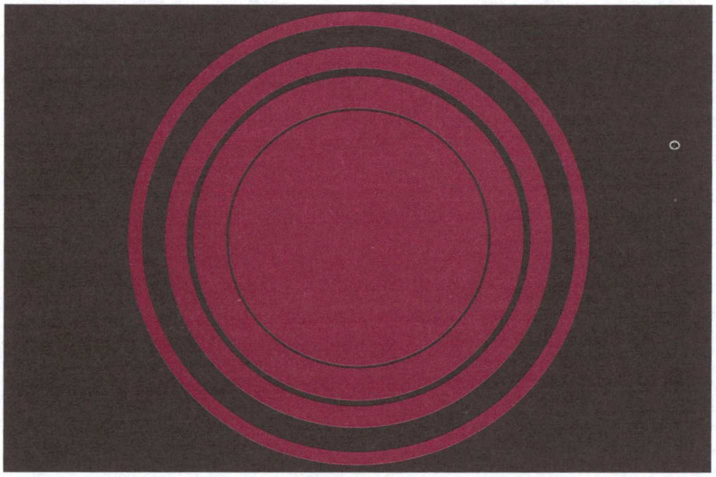

Figure 7.10

Le phénomène de diffraction s'accompagne de modifications de la direction de propagation et de l'intensité lumineuse, phénomène qui ne peut s'interpréter ni par la réflexion ni par la réfraction.

Afin d'expliquer le phénomène de diffraction, le physicien Christian Huygens (1650) propose d'interpréter la lumière comme une onde : c'est l'aspect ondulatoire.

Le phénomène de diffraction se manifeste chaque fois que l'onde rencontre un obstacle (ouverture ou bord) dont la la taille caractéristique est de l'ordre de sa longueur d'onde.

La diffraction conserve la fréquence et la longueur d'onde mais modifie la forme de l'onde.

Le rayon lumineux n'a pas de réalité physique mais il est utile comme modèle pour représenter le trajet suivi par la lumière.

Dans la pratique, le phénomène de diffraction apparaît lorsque l'ouverture a des dimensions inférieures à quelques centaines de longeurs d'onde.

Dans le cas d'un onde plane sinusoïdale polarisée rectilignement, les vecteurs $\overrightarrow{E}$ et $\overrightarrow{B}$ gardent des directions fixes.

– La demi-largeur angulaire du maximum central est donnée par :

$$\theta = 1{,}22\frac{\lambda}{D}$$

(λ et D en m, θ en rad)

Le phénomène de diffraction est un phénomène caractéristique des ondes : la lumière est une onde qui se propage.

À cause du phénomène de diffraction il est impossible d'isoler un rayon lumineux.

Le phénomène de diffraction est d'autant plus marqué que les ouvertures ou les obstacles diffractants sont plus petits. Leurs tailles sont faibles par rapport à la longueur d'onde λ de l'onde.

Les ondes électromagnétiques

C'est le physicien James Clerk **Maxwell** (1831, 1879) qui montra en 1864 que le phénomène lumineux peut être interprété comme résultant de la propagation simultanée dans l'espace d'un champ électrique $\overrightarrow{E}$ et d'un champ d'induction magnétique $\overrightarrow{B}$ avec la même célérité c et transportant de l'énergie rayonnante (Fig.7.11).

Définition

On appelle onde électromagnétique une onde de cette nature et la lumière est un ensemble d'ondes électromognatiques.

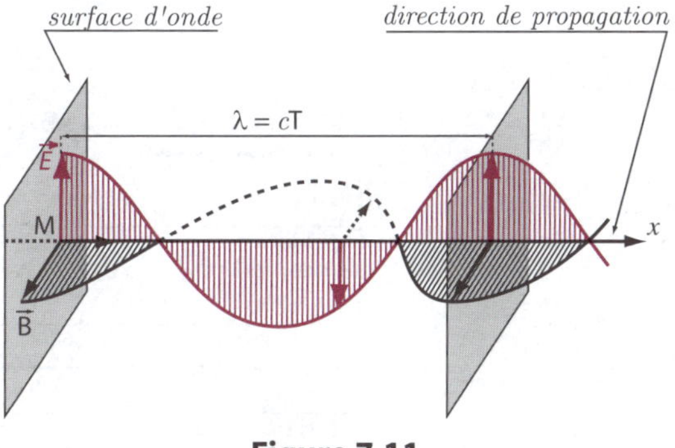

Figure 7.11

Dispersion

Un milieu transparent est dispersif si son indice de réfraction dépend de la fréquence f de l'onde qui se propage dans ce milieu.

En effet, comme $n = \dfrac{c}{v}$ et que v dépend de f (propriété d'un milieu dispersif) alors n dépend de f.

- **Dispersion de la lumière blanche par un prisme**

Si on interpose un prisme de verre sur le trajet de la lumière blanche, on obtient sur un écran le spectre de cette lumière (Fig.7.12).

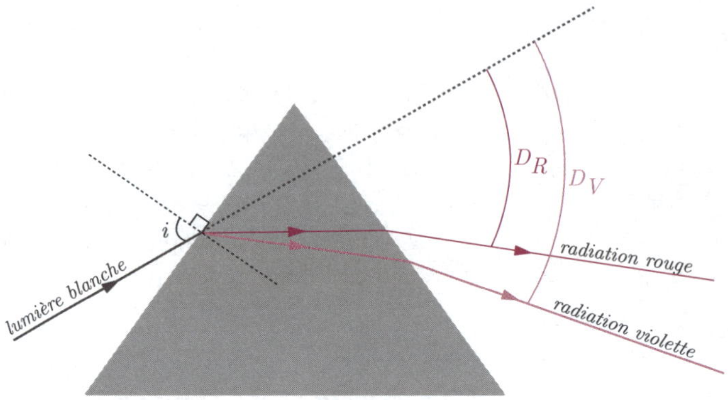

Figure 7.12

Domaines des ondes électromagnétiques

Le spectre des ondes électromagnétiques est très vaste et s'étale continûment de 10^{-15} m à environ 1 000 km.

Le tableau ci-dessous donne le spectre des ondes électromagnétiques et le domaine de leur utilisation.

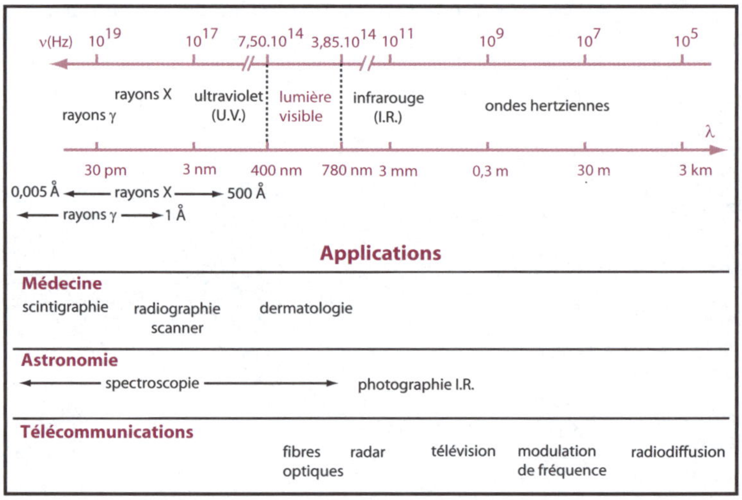

Caractéristiques des ondes lumineuses

Les ondes lumineuses ne sont pas des ondes mécaniques et ne nécessitent donc pas de milieu matériel pour se propager.

La couleur de la radiation est associée à la fréquence.

- Dans le cas où l'onde est décrite par une onde sinusoïdale, on peut lui associer une fréquence unique ν : la radiation correspondante est dite monochromatique.

La lumière blanche est une lumière polychromatique.

Une lumière monochromatique ne contient qu'une seule radiation de fréquence bien définie.

• La fréquence d'une radiation monochromatique est indépendante du milieu de propagation.

• Dans le vide, toutes les ondes électromagnétiques, visibles ou invisibles, se propagent à la célérité constante $c \simeq 3{,}0.10^8$ m.s^{-1}.

• Une onde lumineuse ou radiation lumineuse est caractérisée par sa longueur d'onde λ_0 dans le vide :

$$\lambda_0 = cT = \frac{c}{\nu}$$

λ_0 : longueur d'onde en m
c : célérité en m.s^{-1}
T : période en s
ν : fréquence en Hz

• Dans un milieu d'indice n, la longueur d'une radiation monochromatique est telle que :

$$\lambda = \frac{\lambda_0}{n}$$

λ : longueur d'onde dans un milieu d'indice n
λ_0 : longueur d'onde dans le vide
n : indice de réfraction du milieu

• Les longueurs d'onde dans le vide des radiations visibles appartiennent au domaine très étroit des ondes électromagnétiques. De part et d'autre des radiations visibles, on trouve les ultraviolets et les infrarouges :

$$400 \text{ nm} < \lambda_{\text{visible}} < 800 \text{ nm} \quad 1 \text{ nm} = 0{,}001 \ \mu\text{m} = 10^{-9} \text{ m}$$

QCM

1 À la surface d'une eau calme d'une piscine, on dépose deux objets flottants A et B distants de $d = 1{,}0$ m. On lâche une pierre qui tombe à la verticale au voisinage de l'objet flottant A. On observe des rides circulaires se propagent à la surface de l'eau. On déclenche un chronomètre lorsque la première ride circulaire atteint l'objet flottant A. Lorsque la même ride atteint l'objet B, on mesure une durée $\Delta t = 2{,}0$ s.

❑ **a)** L'onde qui se propage à la surface est une onde transversale.

❑ **b)** La célérité de l'onde a pour valeur

$$v = 2{,}0 \text{ m.s}^{-1}.$$

❑ **c)** L'onde transporte de l'énergie mécanique.

❑ **d)** Au cours du temps, l'objet flottant A se rapproche de l'objet B.

2 Une radiation lumineuse a pour longueur d'onde dans le vide $\lambda_0 = 600$ nm. Sa longueur d'onde dans un milieu transparent est $\lambda_1 = 400$ nm.

Donnée : la célérité de la lumière dans le vide est

$$c = 3{,}0.10^8 \text{ m.s}^{-1}.$$

❑ **a)** Dans le le milieu transparent, la fréquence de cette radiation est $f_0 = 5{,}0.10^{14}$ Hz.

❑ **b)** L'indice de réfraction du milieu transparent est $n = 1{,}5$

❑ **c)** La fréquence de la radiation dans le milieu transparent vaut $7{,}5.10^{14}$ Hz.

❑ **d)** La célérité de l'onde dans le milieu transparent est $c = 3{,}0.10^8$ m.s^{-1}

3 ❑ **a)** Dans le vide toutes les ondes lumineuses ont la même célérité.

❑ **b)** La fréquence ν d'une onde lumineuse dépend du milieu traversé.

❑ **c)** La longueur d'onde λ d'une onde lumineuse dépend du milieu traversé.

Une onde monochromatique a une longueur d'onde $\lambda = 600$ nm et une fréquence $\nu = 5.10^{14}$ Hz.
Dans le vide lorsqu'elle traverse un milieu d'indice $n = 1{,}5$:

❑ **d)** sa longueur d'onde reste constante égale à 600 nm,

❑ **e)** sa fréquence est égale à $3{,}3.10^{14}$ Hz.

4 Une fente de largeur $a = 0{,}10$ mm est éclairée par un faisceau de lumière monochromatique de longueur d'onde $\lambda = 600$ nm.

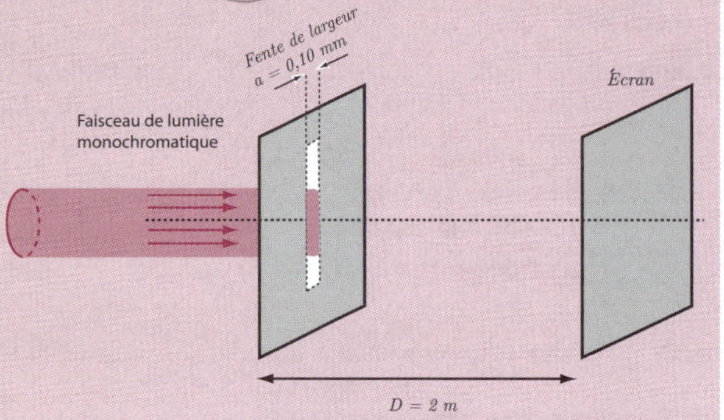

Figure 7.13

- ❑ **a)** La couleur de cette lumière monochromatique est plus proche du rouge que du bleu.
- ❑ **b)** On observe sur l'écran une succession de taches verticales de plus en plus larges, alternativement brillantes et obscures.
- ❑ **c)** L'écart angulaire θ entre le milieu de la tache centrale et la première extinction est de 4,5 mrad.
- ❑ **d)** Le diamètre de la tache centrale est d = 0, 9 cm.
- ❑ **e)** Si on refait l'expérience avec le même dispositif mais avec une radiation de longueur d'onde $\lambda = 450$ nm alors la tache centrale est plus large.

Concours Kiné - AP-HP (mai 2008)

L'énoncé suivant est commun aux questions 5 et 6

On dispose d'une cuve à onde contenant de l'eau immobile à la surface de laquelle flotte un morceau de polystyrène. On laisse tomber une goutte d'eau au dessus de la cuve, à l'écart du polystyrène. Une onde se propage à la surface de l'eau.

5 Ceci correspond à :

- ❑ **a)** une onde mécanique.

L'onde a besoin d'un milieu matériel, l'eau pour se propager.

- ❑ **b)** une onde longitudinale.
- ❑ **c)** une onde transversale.

La direction de la déformation du milieu est verticale, perpendiculaire à la direction de propagation horizontale de l'onde.

6 L'onde atteint le morceau de polystyrène :

- ❑ **a)** celui-ci se déplace parallèlement à la direction de propagation de l'onde,
- ❑ **b)** celui-ci se déplace perpendiculairement à la direction de propagation de l'onde. vrai.
- ❑ **c)** celui-ci monte et descend verticalement.
- ❑ **d)** celui-ci reste immobile.

Berck 2008

On prendra $g = 9{,}81$ m.s^{-2}.

7 Une pointe vibrant à la fréquence $f = 80$ Hz produit des rides circulaires concentriques à la surface de l'eau d'une cuve à onde. La célérité de cette onde vaut 24 cm.s^{-1}.

Déterminer la distance (en cm) de la 1re à la 10e ride.

- ❑ **a)** 2,7
- ❑ **b)** 3,0
- ❑ **c)** 3,3
- ❑ **d)** 6,0
- ❑ **e)** 6,6
- ❑ **f)** aucune réponse exacte

8 Si on considère l'air comme un gaz parfait, alors la vitesse du son dans l'air se calcule par la relation de Laplace :

$$v = \sqrt{\frac{\gamma P}{\mu}}$$

γ : coefficient dépendant du gaz considéré ; pour l'air $\gamma = 1{,}39$

P : Pression de l'air

μ : masse volumique de l'air

Données :

Masse molaire de l'air : $M = 29{,}0$ g.mol^{-1}

Constante des gaz parfaits : $R = 8{,}31$ Pa.m^3.mol^{-1}.K^{-1}

relation entre la température absolue et la température en degré Celsius : $T(\text{ K}) = \theta(\,^\circ\text{C}) + 273$

Calculer la vitesse du son (en m.s^{-1}) dans l'air à la température de $-17\ ^\circ$C.

- ❑ **a)** 308
- ❑ **b)** 319
- ❑ **c)** 327
- ❑ **d)** 331
- ❑ **e)** 340
- ❑ **f)** aucune réponse exacte

Exercices

1. On détermine la durée de parcours d'une salve d'ultrasons captée par deux récepteurs positionnés pratiquement sur le même axe. Cet axe est aussi l'axe d'émission d'un émetteur à ultrasons.

Les deux récepteurs sont situés à une distance $d = 26{,}0$ cm l'un de l'autre et ils sont reliés aux entrées voie 1 et voie 2 d'un oscilloscope (Fig. 7.14).

Un émetteur émet des ultrasons par salves. Les récepteurs R_1 et R_2, disposés à deux endroits différents sur le trajet des ondes ultrasonores, permettent d'enregistrer les ondes U.S. émis et de les visualiser sur l'écran d'un oscilloscope.

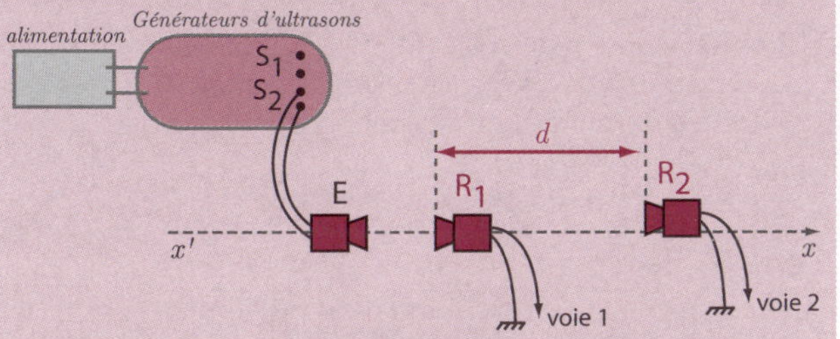

Figure 7.14

On observe sur l'écran de l'oscilloscope les signaux reproduits ci-dessous (Fig. 7.15). La vitesse de balayage est de 0,5 ms/div

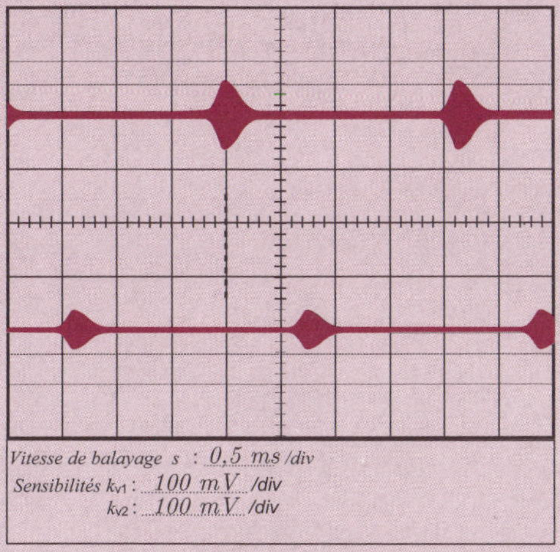

Figure 7.15

1. Exprimer la longueur d'onde λ en fonction de la fréquence f et de la célérité v.

2. En comparant les deux signaux captés par les deux récepteurs distant de $d = 26{,}0$ cm, calculer la célérité des ondes ultrasonores dans l'air.

3. Une telle onde véhicule-t-elle ?

- une information,
- de la matière,
- de l'énergie.

2. Augustin Fresnel (1788-1827) proposa en 1817 un modèle ondulatoire de la lumière expliquant le phénomène de diffraction des rayons lumineux. Dans sa théorie, la lumière est une onde transversale.

Dans cet exercice, on se propose de comparer la propagation de la lumière à celle du son.

1. Dans l'air, le son est-il une onde transversale ou une onde longitudinale ? Justifier la réponse.

2. La lumière peut-elle se propager dans le vide ?

3. Un son « pur » a une fréquence bien définie. Comment nomme-t-on une onde lumineuse visible de fréquence donnée ?

4. Mesure de la célérité des ondes sonores dans l'air, à température ambiante.

Pour étudier la propagation du son dans l'air, on réalise le montage ci-dessous (Fig. 7.16) :

- Un haut parleur (HP) placé à l'origine O d'un axe $x'x$ émet un son de fréquence N dans l'air qui l'entoure en créant des variations de pression quand il est sous une tension sinusoïdale de fréquence $f = 500$ Hz.
- Deux petits microphones M_1 et M_2 sont disposés sur l'axe $x'x$ et sont séparés d'une distance d. Ils sont reliés respectivement aux voies 1 et 2 d'un oscilloscope.

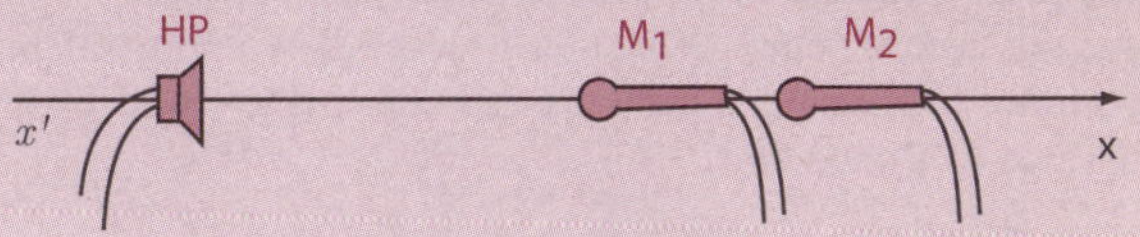

Figure 7.16

On fait les observations suivantes :

Pour une distance d quelconque, séparant les deux microphones M_1 et M_2, on observe les courbes de la figure 7.17.

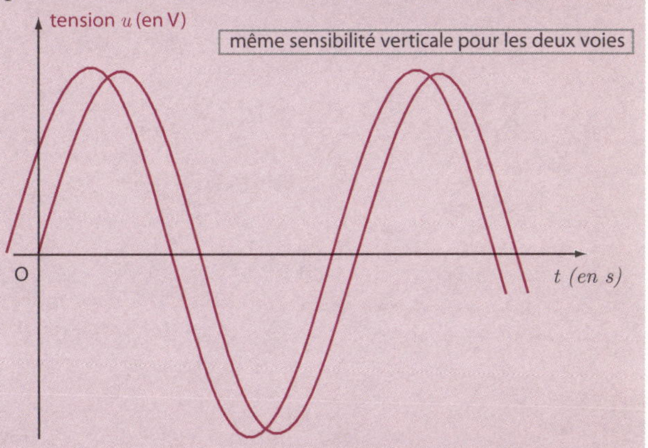

Figure 7.17

En éloignant le microphone M_2, on observe une première coïncidence des courbes (1) et (2) pour $d = 65$ cm.

Il existe une position intermédiaire où les deux courbes sont en opposition de phase.

a) Analyser les observations faites et justifier l'appellation « onde progressive ». Définir la célérité d'une onde.

b) Calculer la longueur d'onde λ puis en déduire la célérité v du son dans l'air.

c) Pourquoi l'amplitude de la tension observée sur la voie 2 est-elle plus faible que celle observée sur la voie 1?

d) Quelle base de temps doit-on choisir pour observer sur la voie 1, au moins deux périodes de la tension captée aux bornes de M_1 ? (L'écran de l'oscilloscope étant un rectangle comportant horizontalement 10 divisions et 8 verticalement).

3. Produite par le vent, la houle est une ondulation de la surface de la mer que l'on modélise par une onde sinusoïdale. Sa longueur d'onde λ varie de quelques centimètres à quelques dizaines de mètres et sa période de 3 s à 20 s.

À forte profondeur, la célérité v de l'onde vérifie la relation :

$$v = \sqrt{\frac{1}{2} g\lambda}$$

où $g = 9{,}8$ m.s^{-2} désigne l'intensité de la pesanteur.

1. Qu'appelle t-on onde mécanique progressive?

2. Définir une onde transversale et une onde longitudinale. Donner un exemple dans chaque cas.

3. Établir l'équation aux dimensions de v.

4. Si la distance entre deux crêtes successives a pour valeur 80 m en haute mer, à forte profondeur, quelle est alors la période de l'onde.

5. En réalité, la houle est une superposition de vagues de fréquences différentes, en propagation à des célérités différentes en haute mer.

a) Quelles ondes de propagent le plus vite en haute mer, celles de hautes fréquences ou de basses fréquences? Quelle propriété du milieu de propagation est ainsi mise en évidence?

b) Peut-on considérer que lors du déferlement des vagues, il y a eu transport d'eau de la haute mer vers le rivage?

4. Une onde se propage selon la direction $x'x$ avec la célérité $v = 2{,}0.10^3$ m.s^{-1}. Elle provoque une perturbation de valeur s.

Le graphique ci-dessous (Fig. 7.18) représente la valeur de la perturbation s provoquée en un point A d'abscisse $x_1 = 5{,}0$ m, en fonction du temps.

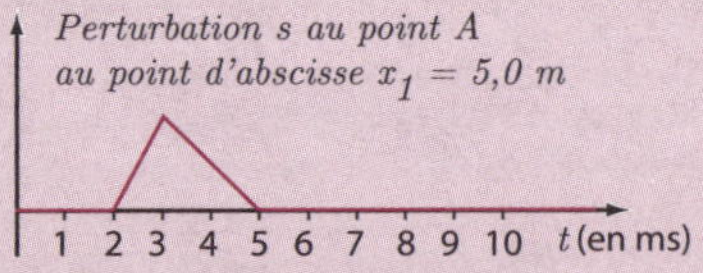

Figure 7.18

1. Représenter graphiquement, en fonction du temps t, la perturbation s en un point B d'abscisse $x_2 = 9{,}0$ m.

2. Représenter graphiquement, l'allure de la perturbation s en fonction de la position x, à la date $t_2 = 5{,}0$ ms.

Indiquer sur ce graphique la position du front de l'onde et la position de la queue de l'onde à cette date t_2

Corrigés

QCM

1 Bonnes réponses : a, c

1. la déformation d'un milieu matériel qui s'effectue suivant la verticale a lieu normalement à la direction de propagation de la perturbation.

2. La célérité a pour valeur $v = \dfrac{1,0}{2,0} = 0,50$ m. s^{-1}.

3. la propagation s'effectue avec transport d'énergie.

4. la propagation s'effectue sans transport de matière.

2 Bonnes réponses : a, b

1. la fréquence de la radiation vaut $f_0 = \dfrac{c}{\lambda_0}$, soit numériquement $f_0 = \dfrac{3,0.10^8}{600.10^{-9}} = 5,0.10^{14}$ Hz

2. Dans un milieu d'indice n, la longueur d'une radiation monochromatique est telle que :

$\lambda = \dfrac{\lambda_0}{n}$

- λ : longueur d'onde dans un milieu d'indice n
- λ_0 : longueur d'onde dans le vide
- n : indice de réfraction du milieu

Soit numériquement $n = \dfrac{600}{400} = 1,5$.

3. La fréquence est indépendante du milieu de propagation : c'est une caractéristique de l'onde.

4. Comme $n = \dfrac{C}{v}$, alors $v = \dfrac{c}{n}$.

Numériquement $v = 2,0.10^8$ m.s^{-1}

3 Bonnes réponses : a, c

a) toutes les O.E se propagent, dans la vide, à la même célérité $c_0 = 3.10^8$ m/s,

b) la fréquence ne dépend que de la source et c'est une caractéristique de l'onde

c) $\lambda = \dfrac{\lambda_0}{n}$

d) $\lambda = 400$ nm

e) $\nu = 5.10^{14}$ Hz

4 Bonne réponse : a

a) le domaine du visible s'étend de 400 nm (violet) à 750 nm (rouge)

b) Fente verticale, donc taches horizontales,

c) $\theta = \dfrac{\lambda}{a}$, soit numériquement $\theta = \dfrac{600.10^{-9}}{0,10.10^{-3}} = 6$ mrad

d) $d = 2D\theta$, soit numériquement $d = 2,4$ cm

e) comme $d = 2D\theta = 2D.\dfrac{\lambda}{a}$ donc si λ diminue alors d diminue

5 Bonnes réponses : a, c

Une onde qui se propage à la surface de l'eau est une onde mécanique.
Sa propagation nécessite un milieu matériel et l'onde est une onde transversale.

6 Bonnes réponses : b, c

On rappelle qu'une onde mécanique se propage sans transport de matière mais avec transport d'énergie.

7 Bonne réponse : a

Les points appartenant à la 1ère et la 10ème ride vibrent en phase : ils sont donc distants d'un nombre entier de longueur d'onde λ, soit :

$d = k.\lambda$ avec $k = 9$ (nombre entre la 1^{ère}et la 10ème ride)

Comme $\lambda = \dfrac{c}{f}$, alors $\lambda = \dfrac{0,24}{80} = 3,0.10^{-3}$ m $= 0,3$ cm, et par suite $d = 9 \times 0,3 = 2,7$ cm

8 Bonne réponse : b

Exprimons la pression de l'air, gaz supposé parfait, à la température de T.
D'après la loi des gaz parfaits :

$$PV = nRT, \text{ soit } P = n\frac{RT}{V}$$

Comme $n = \dfrac{m}{M}$ et $m = \mu V$, alors $n = \dfrac{\mu V}{M}$, et par suite :

$$P = \frac{\mu V}{M}\frac{RT}{V} = \mu\frac{RT}{M}$$

La vitesse du son dans l'air est $v = \sqrt{\dfrac{\gamma P}{\mu}}$.

Comme $P = \mu \dfrac{RT}{M}$, alors :

$$v = \sqrt{\frac{\gamma \mu \frac{RT}{M}}{\mu}} = \sqrt{\frac{\gamma RT}{M}}$$

Numériquement :

$$v = \sqrt{\frac{1{,}39 \times 8{,}31 \times (273 - 17)}{29{,}0.10^{-3}}} \simeq 319 \text{ m.s}^{-1}$$

Exercices

1

1. La longueur d'onde λ est liée à la célérité des ondes par la relation :

$$\lambda = vT$$

Comme $T = \dfrac{1}{f}$, alors :

$$\lambda = \frac{v}{f}, \text{ soit } v = \lambda f$$

2. De l'oscillogramme, on déduit le retard τ, soit :

$$\tau = \overbrace{0{,}5.10^{-3}}^{\text{(vitesse de balayage)}} \times \overbrace{1{,}5}^{\text{(nombre de divisions)}} = 0{,}75.10^{-3} \text{ s}$$

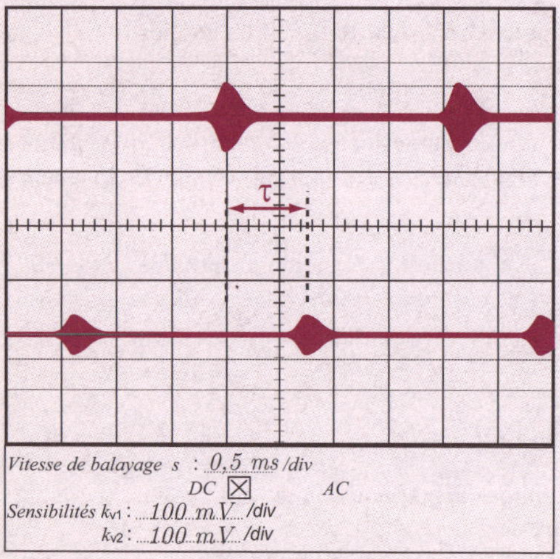

Figure 7.19

Comme

$$v = \frac{d}{\tau}$$

alors :

$$v = \frac{0{,}26}{0{,}75.10^{-3}} = 348 \text{ m.s}^{-1}$$

3. La propagation de l'onde se fait sans transport de matière mais avec transport d'énergie et l'onde véhicule une information.

2

1. Les ondes sonores sont des ondes mécaniques longitudinales. En effet, en se propageant, elles créent de proche en proche des ondes longitudinales de compression-détente du milieu de propagation : la déformation du milieu et la propagation de l'onde se font dans la même direction.

2. Contrairement aux ondes mécaniques (les ondes sonores, par exemple) qui nécessitent un milieu matériel, les ondes lumineuses (plus généralement, les ondes électromagnétiques) se propagent aussi bien dans le vide que dans un milieu matériel transparent.

3. On appelle onde lumineuse de fréquence donnée une onde monochromatique.

4. Mesure de la célérité des ondes sonores dans l'air, à température ambiante.

a) Les observations montrent que l'onde sonore émise par le HP se propage.

- Le microphone M_1 restant fixe, on déplace M_2 et on constate que l'une des deux sinusoïdes se décale progressivement par rapport à l'autre : les ondes captées par les deux microphones M_1 et M_2 présentent un déphasage. Lorsqu'on éloigne M_2 et pour une certaine distance d séparant les deux microphnes, on observe que les ondes sont en phase (première coïncidence pour $d = 65$ cm).
- Si l'onde parcourt une distance d pendant la durée Δt, sa célérité v est :

$$v = \frac{d}{\Delta t} \qquad \begin{array}{|l} v \text{ en m.s}^{-1} \\ d \text{ en m} \\ \Delta t \text{ en s} \end{array}$$

b) On observe une première coïncidence à $d = 65$ cm : les ondes captées sont donc en phase et séparées d'une longueur d'onde λ. Ainsi $\lambda = 65$ cm.

Comme $\lambda = vT = \dfrac{v}{f}$ (la fréquence de l'onde sonore est égale à la fréquence du GBF), alors

$$v = \lambda f, \text{ soit numériquement } v = 0{,}65 \times 500 = 325 \text{ m.s}^{-1}$$

c) Rappelons d'abord qu'un microphone transforme une vibration sonore en tension électrique.

La diminution de l'amplitude de la tension observée sur la voie 2 correspond à une atténuation de l'onde lorsqu'elle s'éloigne de l'émetteur sonore, le HP.

d) La fréquence de l'onde est $f = 500$ Hz, soit une période

$$T = \frac{1}{500} = 2.10^{-3} = 2 \text{ ms}$$

On désire observer au moins deux périodes sur l'écran, donc 10 divisions correspondent à 4 ms.

1 division correspond donc à 0,4 ms.

L'oscilloscope ne disposant pas de cette sensibilité,

on prendra donc $s = 0{,}5$ ms/div

3 **1.** On appelle onde mécanique progressive, le phénomène de propagation d'une perturbation dans un milieu matériel, sans transport de matière, mais avec transport d'énergie.

2. Onde transversale et onde longitudinale.

- Si la déformation d'un milieu matériel a lieu normalement à la direction de propagation de la perturbation, l'onde est dite transversale.
- Lorsque la déformation du milieu et la propagation de l'onde se font dans la même direction, l'onde est dite longitudinale.

Exemples

- Onde transversale : onde le long d'une corde tendue.
- Onde longitudinale : onde le long d'un ressort.

3. g s'exprime en m.s^{-2} donc $[g]$ =L.T^{-2}.

Comme $[\lambda]$ =L et $v = \sqrt{\frac{1}{2}g\lambda}$

alors $[v] = [g]^{1/2} \times [\lambda]^{1/2} = (\text{L.T}^{-2})^{1/2} \times (\text{L})^{1/2}$, soit $[v] = \text{L.T}^{-1}$.

4. La distance entre deux crêtes successives étant de 80 m, donc $\lambda = 80$ m.

Comme $\lambda = vT$ alors $T = \frac{\lambda}{v}$

$$T = \frac{\lambda}{v} = \frac{\lambda}{\sqrt{\frac{1}{2}g\lambda}} = \sqrt{\frac{2\lambda}{g}}$$

Numériquement $T = 4{,}0$ s.

5. a) on a $\begin{cases} v = \sqrt{\frac{1}{2}g\lambda}, \text{ soit } v^2 = \frac{1}{2}g\lambda \\ \text{et} \\ \lambda = vT = \frac{v}{f} \end{cases}$

Ainsi $v = \frac{g}{2f}$: la célérité est inversement proportionnelle à la fréquence.

- En haute mer, les ondes de basse fréquence se propagent donc plus vite que les ondes de basses fréquences,
- la célérité de l'onde dépend de la fréquence : le milieu de propagation est un milieu dispersif.

b) La houle étant une onde, elle assure le transport d'énergie communiquée à l'eau (la matière) par le vent, sans transport de matière.

4 **1.** Pour une onde se propageant sans amortissement, la perturbation au point B à l'instant t_B est la même que celle qui existait au point A à l'instant $t_A = t_B - \tau$.

Le retard τ s'eexprime par :

$$\tau = \frac{AB}{v} = \frac{x_B - x_A}{v},$$

soit numériquement

$$\tau = \frac{9{,}0 - 5{,}0}{2{,}0.10^3} = 2{,}0.10^{-3} \text{ s} = 2{,}0 \text{ ms}$$

Pour le point A, la perturbation débute à la date $t_1 = 2{,}0$ ms.

Pour le point B, la perturbation débutera donc à la date $t'' = t_1 + \tau$, soit $t'' = 4{,}0$ ms.

D'où le schéma :

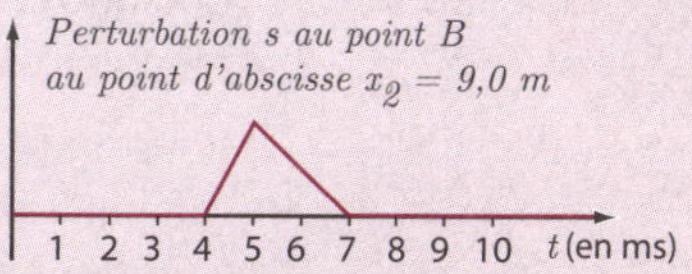

Figure 7.20

2. D'après la figure, à la date $t_2 = 5{,}0$ ms, on a $s_A(x_1 = 5{,}0 \text{ m}) = 0$. À cette même date t_2, la perturbation au point B est maximale, soit :

$$s_B(x_2 = 9{,}0 \text{ m}) = s_{\max}$$

Déterminons le point M pour lequel on a de nouveau $s_M = 0$.

D'après la figure 7.18, la durée θ de la perturbation est : $\theta = 3{,}0$ ms.

L'étendue spatiale de la perturbation est : $l = v.\theta$, soit numériquement $l = 2{,}0.10^3 \times 3{,}0.10^{-3} = 6{,}0$ m.

À la date t_2, l'onde atteint le point B qui indique la position du front d'onde à cette date. À cette même date t_2 la queue de l'onde se trouve donc au point A. D'où la représentation de la perturbation $s = f(x)$ à la date t_2 (Fig. 7.21).

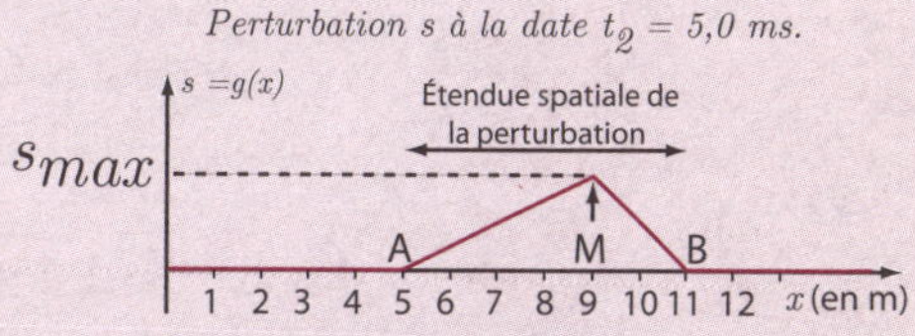

Figure 7.21

Le point B indique la position du front de l'onde.

La queue de l'onde se trouve au point A.

8 Physique quantique

1. Nature corpusculaire de la lumière

L'effet photoélectrique se manifeste par l'émission d'électrons par un corps (en général un métal) lorsqu'il reçoit un rayonnement lumineux bien choisi.

Cet effet de seuil était inexplicable dans la conception continue de l'énergie lumineuse de la théorie électromagnétique classique.

L'énergie d'un rayonnement monochromatique est quantifiée.

Effet d'une radiation lumineuse sur un métal

Lorsqu'un corps (généralement un métal) est convenablement éclairé par une radiation monochromatique, des électrons peuvent être éjectés : c'est l'effet photoélectrique.

Pour un photon efficace de fréquence ν transportant l'énergie $\mathcal{E}_{photon} = h\nu$ qui vient frapper un métal, le transfert énergétique provoque l'extraction de l'électron et lui communique la vitesse v telle que :

$$\mathcal{E}_{photon} = W_0 + \frac{1}{2}m_e v^2$$

$\mathcal{E}_{photon}$: énergie du photon en J
W_0 : énergie d'extraction du métal en J
m_e : masse de l'électron en kg
v : vitesse de l'électron éjecté en m.s^{-1}

L'émission photoélectrique ne se produit que si la fréquence ν de la lumière qui frappe le métal est supérieure à une limite ν_0, caractéristique de ce métal (Fig. 8.1) :

$$\nu \geqslant \nu_0 \iff \lambda \leqslant \lambda_0$$

(ν_0 : fréquence seuil) (λ_0 : longueur d'onde seuil)
(condition d'existence de l'effet photoélectrique)

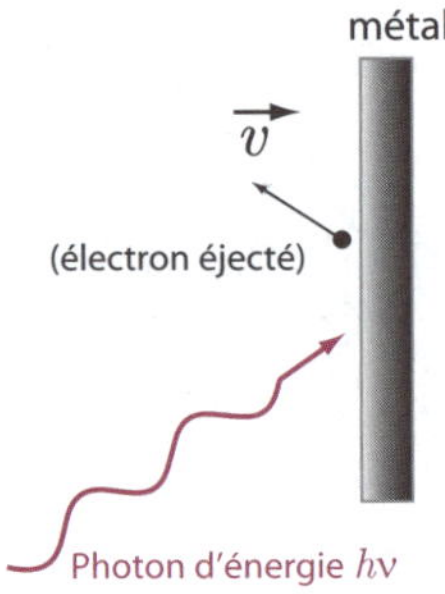

Figure 8.1

Qu'est-ce qu'un photon ?

Un rayon lumineux monochromatique peut être décrit comme une onde de fréquence ν, qui se propage comme un ensemble de corpuscules en mouvement, les photons.

La quantité élémentaire $\mathcal{E} = h\nu$, transportée par un photon, est appelée *quantum d'énergie*.

Définition

Chaque photon est un corpuscule de masse nulle, se déplaçant à la célérité c (célérité de la lumière) dans le vide, transportant l'énergie $\mathcal{E}$ telle que :

$$\mathcal{E}(\text{J}) = h\nu = h\frac{c}{\lambda(\text{m})}$$

soit

$$\mathcal{E}(\text{eV}) = \frac{1\,240}{\lambda(\text{nm})}$$

$\mathcal{E}$: énergie du photon en J
h : constante de Planck en J.s
c : célérité de la lumière dans le vide en m.s^{-1}

Cette particule est dotée d'une quantité de mouvement :

$$p = \frac{\mathcal{E}}{c} = \frac{h}{\lambda}$$

2. Spectres d'émission et d'absorption

Introduction

L'atome résulte de l'interaction entre un noyau et des électrons. C'est un système lié de particules possédant de l'énergie. Comment ce système réagit-il à un apport d'énergie ? à une perte d'énergie, par exemple par émission de lumière ?

La réponse est donnée aux physiciens par l'analyse spectrale.

Les spectres d'émission et d'absorption

Obtentions des spectres

a) Spectre d'émission

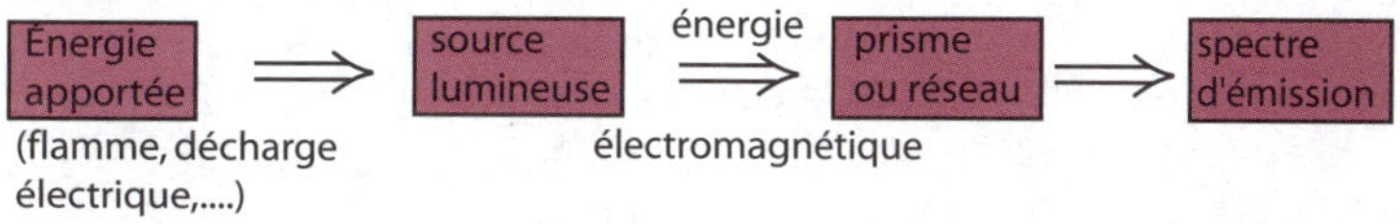

b) Spectre d'absorption

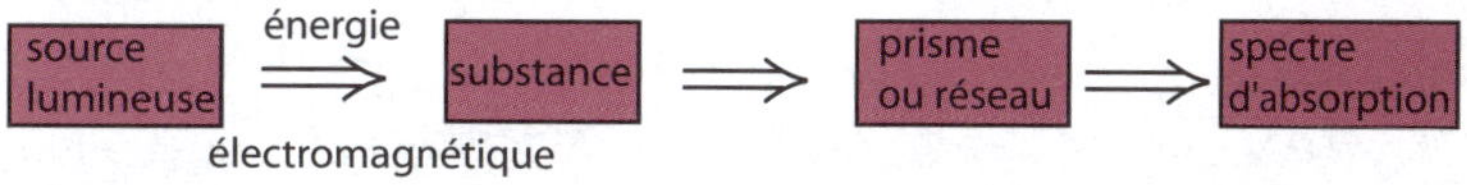

Résultats

On obtient des spectres de raies, brillantes ou obscures :

– Le spectre d'émission ou d'absorption des atomes d'un élément chimique est toujours constitué des mêmes raies : spectre caractéristique de l'élément.

– À chaque raie très fine correspond l'émission ou l'absorption d'un rayonnement électromagnétique : les radiations émises ou absorbées forment une suite discontinues et sont donc quantifiées (Fig. 8.2)

Exemple : spectre d'émission de l'atome d'hydrogène.

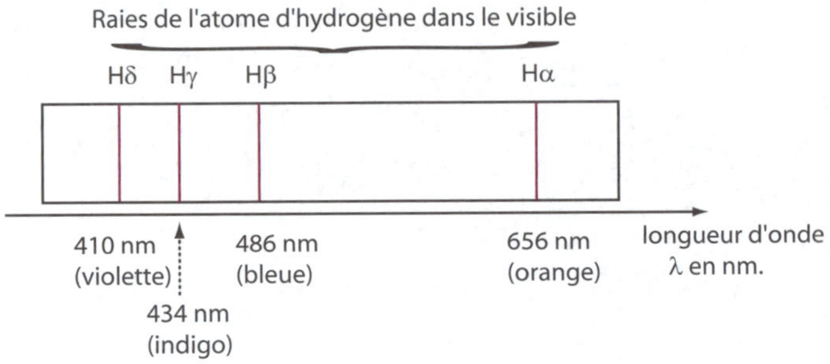

Figure 8.2

- Il y a identité pour un atome donné, entre son spectre d'émission et son spectre d'absorption, dans le visible : l'atome émet donc la radiation qu'il peut absorber.
- Le spectre d'émission d'un atome est d'autant plus complexe que le numéro atomique Z de l'élément est élevé.
- En outre, les spectres optiques des éléments d'une même colonne de la classification périodique des éléments présentent entre eux des analogies : il est donc raisonnable de penser que ce sont les électrons les plus externes, donc les moins liés au noyau, qui sont responsables de ce spectre atomique.

3. L'atome de Bohr. Niveaux d'énergie des électrons

L'existence des niveaux d'énergie dans les atomes est mise en évidence par l'observation expérimentale des raies spectrales. Après de nombreuses années de recherche, le physicien suisse Johann Jakob **Balmer** (1825-1898) proposa en 1885 une formule empirique permettant de calculer les longueurs d'onde d'une série de raies du spectre de l'atome d'hydrogène : les quatre raies visibles de l'atome d'hydrogène obéissent à la formule :

$$\sigma = \frac{1}{\lambda} = R_H\left(\frac{1}{2^2} - \frac{1}{n^2}\right), \quad n = 3, 4, \ldots$$

Où $R_H = 10\,967\,757{,}6\ \text{m}^{-1}$ représente la constante de **Rydberg** pour l'atome d'hydrogène.

Pour expliquer l'existence de ces raies et donc la quantification des énergies, divers modèles furent proposés. Le modèle qu'on présentera est celui de Niels **Bohr**, physicien danois atomiste et nucléaire (1885-1962). Il appliqua la théorie quantique à l'atome, dont il conçut un modèle planétaire.

Les hypothèses (postulats) de Bohr

L'énergie d'un atome ne peut prendre que certaines valeurs particulières formant une suite discontinue : l'énergie de l'atome est quantifiée.

- L'ensemble des valeurs $\mathcal{E}_n$ que peut prendre l'énergie d'un atome constitue son diagramme énergétique : chaque valeur de $\mathcal{E}_n$ définit un niveau d'énergie.
- L'énergie minimale d'un atome, notée $\mathcal{E}_1$, représente l'énergie à l'état fondamental, c'est-à-dire son énergie correspondant à une stabilité maximale.
- Les autres valeurs de $\mathcal{E}_n$ correspondent à des états dits excités de l'atome. Dans l'état fondamental ou dans un état excité, l'atome ne rayonne pas d'énergie électromagnétique : on dit que l'électron est dans un état stationnaire (son énergie reste constante dans le temps).

Les mécanismes d'émission ou d'absorption de la lumière par un atome

Spectre d'émission

Dans l'état fondamental ou dans un état excité (états stationnaires) l'atome ne rayonne pas d'énergie.

Lors de la transition électronique d'un atome, celui-ci restitue l'énergie emmagasinée sous forme d'énergie lumineuse par émission d'un photon. Il passe spontanément de l'état $\mathcal{E}_n$ à l'état $\mathcal{E}_p$ avec $\mathcal{E}_n > \mathcal{E}_p$ (Fig. 8.3).

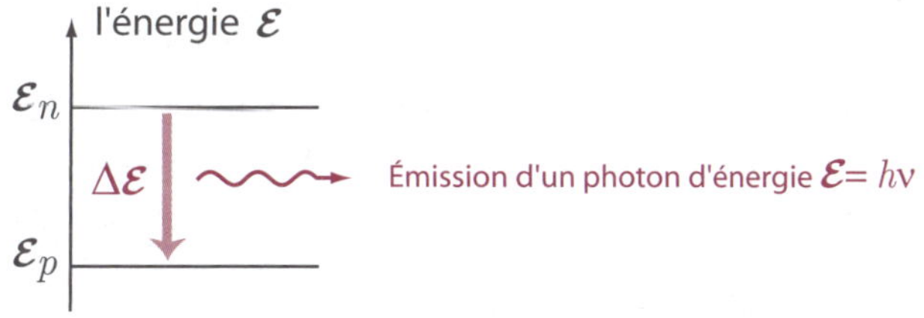

Figure 8.3

Les raies brillantes des spectres d'émission correspondent aux transitions électroniques au cours desquelles l'énergie de l'atome diminue.

L'énergie libérée est transportée par un photon dont la fréquence $\nu_{n \longrightarrow p}$ est telle que :

$$\nu_{n \longrightarrow p} = \frac{\mathcal{E}_n - \mathcal{E}_p}{h}$$

soit

$$\lambda_{n \longrightarrow p} = \frac{hc}{(\mathcal{E}_n - \mathcal{E}_p)}$$

$\nu_{n \longrightarrow p}$: fréquence du photon émis en Hz
$\mathcal{E}_n$ et $\mathcal{E}_p$ en J
h constante de Planck en J.s
$\lambda_{n \longrightarrow p}$: longueur d'onde du photon émis en m

Spectre d'absorption

Les raies noires des spectres d'absorption correspondent aux transitions électroniques au cours desquelles l'énergie de l'atome augmente.

L'atome reçoit toutes les radiations du spectre visible, mais seulement certaines transitions sont permises, celles qui correspondent à des transitions électroniques entre niveaux d'énergie bien précis. Les transitions possibles se produisent en absorbant des photons d'énergie telle que $\Delta\mathcal{E} = \mathcal{E}_n - \mathcal{E}_p = h\nu_{n \longrightarrow p}$ (Fig. 8.4).

La radiation de fréquence $\nu_{n \longrightarrow p}$ disparaît du spectre et une raie noire apparaît à sa place dans le spectre.

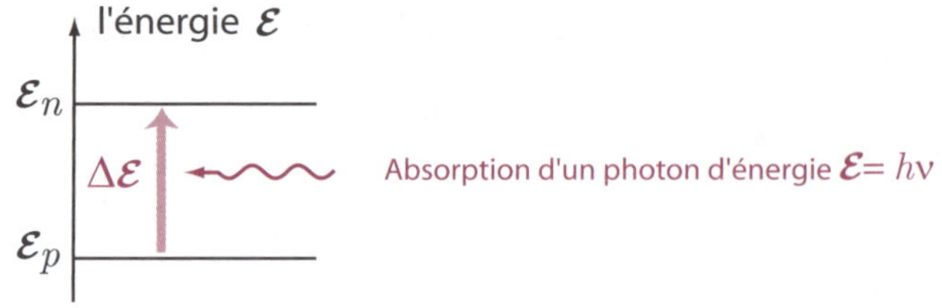

Figure 8.4

4. Spectres des atomes. Cas de l'atome d'hydrogène

L'atome d'hydrogène est constitué d'un noyau ne contenant le plus souvent qu'un proton que nous considérons immobile autour duquel gravite un électron. À une distance donnée du noyau, l'électron possède de l'énergie cinétique et de l'énergie potentielle de position par rapport au noyau. L'électron possède donc une énergie bien déterminée :

$$\mathcal{E} = \mathcal{E}_c + \mathcal{E}_p$$

En s'éloignant du noyau l'énergie $\mathcal{E}$ augmente et en s'approchant $\mathcal{E}$ diminue $\mathcal{E}_c$ et $\mathcal{E}_p$ prennent des valeurs différentes.

Seules des valeurs bien déterminées de son énergie, formant une suite discontinue, sont possibles : on dit que l'énergie de l'atome est quantifiée.

- Le niveau d'énergie le plus faible est celui de l'état fondamental du système lié noyau-électron, les autres états sont des états excités.
- L'énergie du niveau n est donnée par :

$$\mathcal{E}_n = -\frac{1}{8\epsilon_0}\frac{me^4}{\epsilon_0 h^2}\frac{1}{n^2}, n \in \mathbb{N}^*$$

- L'énergie minimale de cet atome, notée $\mathcal{E}_1$, corrrespond à l'entier $n = 1$: c'est l'énergie de l'état fondamental.

Numériquement, on trouve $\mathcal{E}_1 = -21{,}8.10^{-19}$ J, soit en eV : $\mathcal{E}_1 = -13{,}6$ eV.

- L'énergie de l'atome d'hydrogène est telle que :

$\mathcal{E}_n(\text{en eV}) = -\dfrac{13{,}6}{n^2}$, formule de Bohr | $\mathcal{E}_n$: énergie de l'atome en eV ; n : nombre quantique ; $n \in \{1, 2, 3, ...\}$

n représente le nombre quantique principal. Il définit le numéro de la couche occupée par l'électron.

- Les autres valeurs de n ($n > 1$) correspondent aux différents états excités :

$$n = 2, \mathcal{E}_2 = -\frac{13{,}6}{2^2} = -3{,}40 \text{ eV}$$

$$n = 3, \mathcal{E}_3 = -\frac{13{,}6}{3^2} = -1{,}51 \text{ eV....}$$

- L'énergie d'ionisation de l'atome d'hydrogène est $\mathcal{E}_I = \mathcal{E}_\infty - \mathcal{E}_1 = 13{,}6$ eV : c'est l'énergie qu'il faut fournir à l'atome d'hydrogène pour lui arracher son électron.

Séries de raies d'émission

Dans l'état fondamental, l'électron est en moyenne plus proche du noyau que dans l'un des états excités. Lorsque l'atome reçoit de l'énergie, il passe dans un état excité, mais cet état ne dure que 0,1 à 1 ns si bien qu'en se désexcitant, l'atome tend à revenir à l'état fondamental soit directement, soit par étapes ou transitions électroniques. À chaque transition électronique correspond l'émission d'un photon d'énergie $h\nu_{np} = \mathcal{E}_n - \mathcal{E}_p$ $(\mathcal{E}_n > \mathcal{E}_p)$.

L'ensemble des raies d'émission qui constituent le spectre de l'atome d'hydrogène sont classées en séries.

Chaque série correspond aux transitions qui aboutissent au même niveau d'énergie.

Par exemple, la série des raies visibles correspond à la série de **Balmer**, les raies de transitions aboutissent au niveau d'énergie $\mathcal{E}_2$.

Par un calcul simple, on peut montrer que :

$$\sigma = \frac{1}{\lambda_{p \longrightarrow n}} = R_H \left(\frac{1}{n^2} - \frac{1}{p^2} \right), \quad \text{formule de Ritz et Rydberg} \qquad (1)$$

(pour la transition $p \longrightarrow n$)

n détermine la série de raies (n donc fixé), p détermine les différentes raies de la série.

Les séries :

$n = 1$; série ultraviolette de **Lyman**.

$n \geqslant 2$; série visible de **Balmer**.

$n = 3$; série infrarouge de **Paschen**.

$n = 4$; série infrarouge de **Brackett**.

$n = 5$; série infrarouge de **Pfund**...

La figure 8.5 représente le diagramme énergétique de l'atome d'hydrogène avec différentes séries de raies.

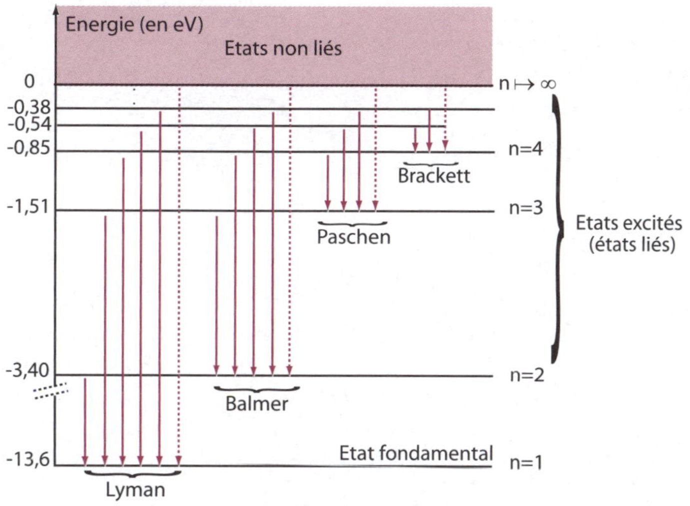

Figure 8.5

Absorption

Pour créer la première raie d'absorption de la série de Balmer, par exemple, l'atome n'absorbe que les photons d'énergie $\mathcal{E}_{2\longrightarrow 3} = 13{,}6\left(\frac{1}{2^2} - \frac{1}{3^2}\right)$.

Si l'énergie du photon vaut $\frac{13{,}6}{2^2}$ alors on aura la dernière raie d'absorption de la série (raie de longueur d'onde $\lambda = 364{,}7$ nm). Si l'énergie des photons est supérieure à 3,4 eV, par exemple $\mathcal{E}_{photon} = 4{,}0$ eV, le photon sera absorbé, l'atome excité sera ionisé et l'électron sera éjecté avec une énergie cinétique $\mathcal{E}_c = 0{,}6$ eV. Comme l'énergie cinétique des électrons est quelconque alors tous les photons d'énergie supérieure à 3,4 eV seront absorbés : on obtiendra un spectre continu d'absorption.

Inversement, un atome ionisé peut capter un électron libre d'énergie cinétique $\mathcal{E}_c$, l'atome ainsi constitué se désexcite en émettant un photon de fréquence ν telle que :

$$h\nu = \mathcal{E}_c - \mathcal{E}_p \ (\mathcal{E}_p < 0) \text{ où } \mathcal{E}_p \text{ est le niveau énergétique atteint par l'atome}$$

On obtient alors le spectre d'absorption de l'atome.

QCM

1 Un laser de puissance $\mathcal{P} = 1{,}00$ mW, émet une lumière de longueur d'onde $\lambda = 500$ nm.
Le nombre de photons émis par seconde est :

❑ **a)** $6{,}62.10^{13}$ ❑ **b)** $2{,}15.10^{13}$ ❑ **c)** $2{,}51.10^{15}$

La quantité de mouvement de chaque photon émis vaut :

❑ **d)** $1{,}33.10^{-27}$ kg.m.s^{-1}

❑ **e)** $1{,}00.10^{-11}$ kg.m.s^{-1}

2 La transition électronique $3 \longrightarrow 2$ de l'atome d'hydrogène correspond à une radiation :

❑ **a)** De longueur d'onde égale à 586 nm.

❑ **b)** De fréquence égale $5{,}12.10^{14}$ Hz.

❑ **c)** De longueur d'onde différente de celle correspondant à la transition $2 \longrightarrow 3$.

❑ **d)** D'énergie 2,11 eV.

❑ **e)** Appartenant au domaine du visible.

3 On excite un échantillon d'hydrogène pris dans son état fondamental par bombardement électronique. Lors de la désexcitation de celui-ci, seules les raies α et β (les moins énergétiques) de la série de Balmer (désexcitations vers le niveau $n = 2$) sont observées. L'énergie minimale des électrons incidents est :

❑ **a)** 13,6 eV ❑ **d)** 12,1 eV

❑ **b)** 13,1 eV ❑ **e)** 10,2 eV

❑ **c)** 12,75 eV

Exercices

1. Énergie d'un photon ; travail d'extraction d'un métal

Le travail d'extraction d'un électron du métal zinc est $W_0 = 3{,}4$ eV.

1. Calculer la fréquence seuil ν_0 du zinc. En déduire la longueur d'onde λ_0.

2. On éclaire une plaque zinc par une radiation de longueur d'onde $\lambda = 250$ nm.

a) À quel domaine appartient cette radiation ?

b) Un effet photoélectrique est-il observé ? Si oui calculer l'énergie cinétique maximale de sortie des électrons puis en déduire leur vitesse.

On donne :

Constante de Planck : $h = 6{,}63.10^{-34}$ J.s ;

Célérité de la lumière dans le vide : $c = 3{,}0.10^8$ m.s^{-1} ;

Masse de l'électron : $m_e = 9{,}1.10^{-31}$ kg.

2. L'atome d'hydrogène

On peut attribuer aux niveaux d'énergie de l'atome d'hydrogène les valeurs :

$$\mathcal{E}_n = -\frac{\mathcal{E}_0}{n^2} \text{ avec } \mathcal{E}_0 = 2{,}18.10^{-18}\text{ J}$$

et n entier strictement positif.

1. Calculer les fréquences $\nu_{3\longrightarrow 1}$ et $\nu_{2\longrightarrow 1}$ des radiations émises lors des transitions électroniques du niveau $\mathcal{E}_3$ au niveau $\mathcal{E}_1$ et du niveau $\mathcal{E}_2$ au niveau $\mathcal{E}_1$.

En déduire les longueurs d'onde $\lambda_{3\longrightarrow 1}$ et $\lambda_{2\longrightarrow 1}$, dans le vide, des radiations correspondantes.

Dans quel domaine spectral (U.V., visible, I.R.) sont-elles situées ?

2. Quelle est la longueur d'onde la plus courte que l'on peut trouver dans le spectre de l'atome d'hydrogène ?

3. Niveaux d'énergie

1. L'analyse du spectre d'émission d'une lampe à vapeur de sodium révèle la présence de raies de longueurs d'onde bien définies (Fig. 8.6).

Spectre d'émission d'une lampe à vapeur de sodium

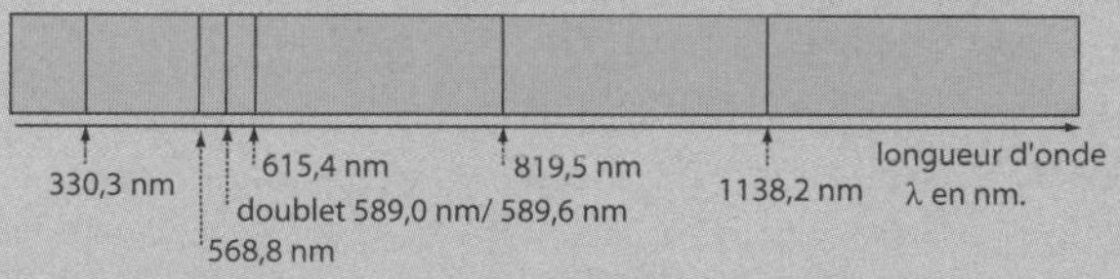

Figure 8.6

a) Justifier la discontinuité du spectre.

b) Indiquer à quelle variation d'énergie correspond, pour l'atome de sodium, l'émission de la raie $\lambda = 589$ nm. Quels sont les niveaux d'énergie concernés.

2. La figure 8.7 donne le diagramme simplifié de quelques niveaux d'énergie quantifiés de l'atome de sodium.

Lors du passage de l'état excité d'énergie $\mathcal{E}_4$ à l'état fondamental il y a émission d'un photon de longueur d'onde $\lambda_1 = 330$ nm. Lors du passage de l'état excité d'énergie $\mathcal{E}_2$ à l'état excité d'énergie $\mathcal{E}_1$, il y a émission d'un photon de longueur d'onde $\lambda_2 = 1\,138$ nm.

a) À quel domaine spectral (ultraviolet, visible, infrarouge) appartiennent ces deux longueurs d'onde ?

b) Calculer les valeurs des niveaux d'énergie $\mathcal{E}_1$ et $\mathcal{E}_4$ des états excités.

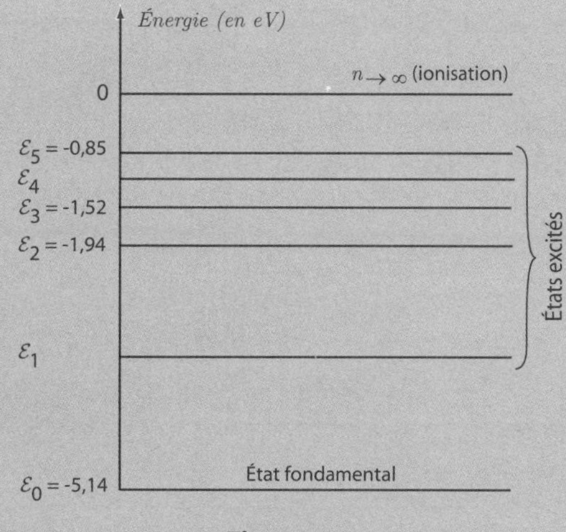

Figure 8.7

3. L'atome de sodium, pris dans son état fondamental, reçoit un photon de longueur d'onde $\lambda = 589$ nm. Est-il absorbé ? Si oui, quel est alors le niveau d'énergie de l'atome de sodium ?

On donne :

- Constante de Planck : $h = 6{,}62.10^{-34}$ J.s ;
- Célérité de la lumière dans le vide : $c = 3.10^{8}$ m.s^{-1} ;
- Charge élémentaire : $e = 1{,}6.10^{-19}$ C.

4. Spectre d'émission d'une lampe à vapeur de sodium

1. L'analyse du spectre d'émission d'une lampe à vapeur de sodium révèle la présence de raies de longueur d'onde bien définies (Figures 8.8 et 8.9).

Spectre d'émission d'une lampe à vapeur de sodium

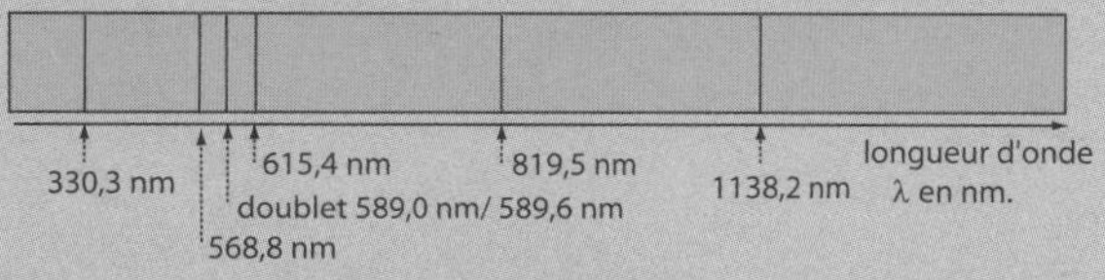

Figure 8.8

a) Quel est le comportement d'un atome de sodium, pris dans l'état fondamental, lorsqu'il reçoit un photon de longueur d'onde $\lambda = 589$ nm ?

b) Que se passe-t-il si le photon a une énergie de 3 eV ? L'atome de sodium peut-il être excité ? Justifiez votre réponse.

2. L'atome de sodium, toujours pris dans son état fondamental, est heurté par un électron ayant une énergie cinétique de 3 eV. Lors de l'interaction, l'atome de sodium reste pratiquement immobile et passe de l'état fondamental à son premier état excité. Quel est l'énergie cinétique de l'électron après son interaction avec l'atome de sodium ?

Données :

- Constante de Planck : $h = 6{,}62.10^{-34}$ J.s ;
- Célérité de la lumière : $c = 3.10^{8}$ m.s^{-1} ;
- Charge électrique élémentaire : $e = 1{,}6.10^{-19}$ C.

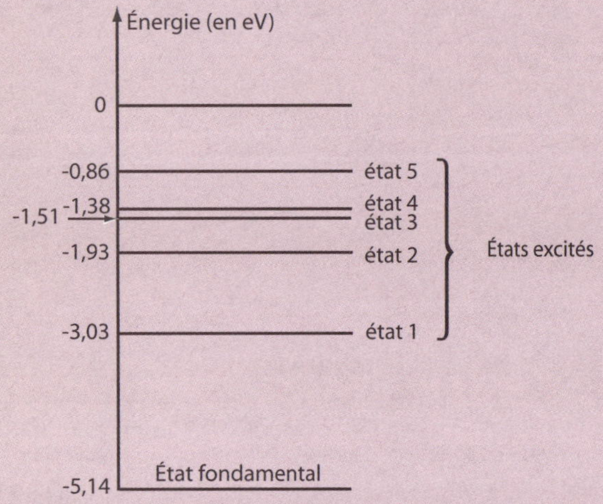

Figure 8.9

5. Diagramme des niveaux d'énergie de l'atome de lithium

Le diagramme simplifié des niveaux d'énergie de l'atome de lithium est le suivant (Fig. 8.10) :

On donne :

– Constante de Planck : $h = 6{,}62.10^{-34}$ J.s.

– Célérité de la lumière : $c = 3.10^{8}$ m.s^{-1}.

– Charge électrique élémentaire : $e = 1{,}6.10^{-19}$ C.

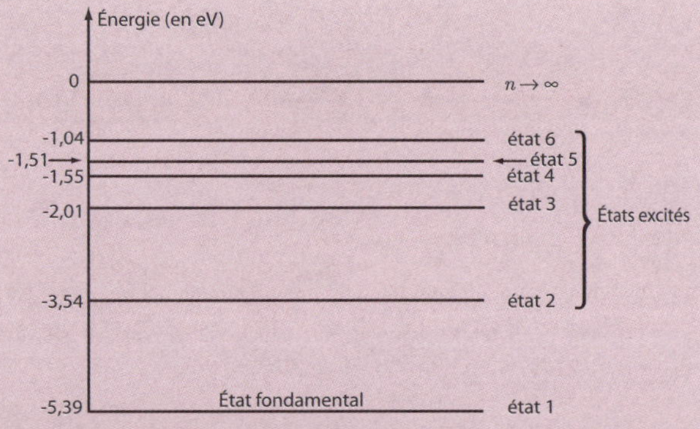

Figure 8.10

1. Déterminer la longueur du photon émis au cours de la transition état excité 3 $\longrightarrow$ état fondamental.

2. L'atome de lithium étant pris dans son état fondamental, reçoit l'un des trois photons :

- un photon provenant d'une radiation de longueur d'onde $\lambda_1 = 528$ nm ;
- un photon provenant d'une radiation de longueur d'onde $\lambda_2 = 323$ nm ;
- un photon provenant d'une radiation de longueur d'onde $\lambda_3 = 205$ nm.

Quels sont les photons qui peuvent être absorbés par l'atome de lithium ? Dans quel état se trouvera l'atome de lithium une fois le photon absorbé ?

3. L'atome de lithium, toujours dans son état fondamental, est à présent heurté par un électron d'énergie cinétique $\mathcal{E}_c = 5{,}00$ eV et passe à l'état excité n° 4. Déterminer l'énergie cinétique de l'électron après sa collision avec l'atome de lithium.

Corrigés

QCM

1 **Bonnes réponses : c, d**

La puissance $\mathcal{P}$ est donnée par :

$$\mathcal{P} = \frac{d\mathcal{E}}{dt}$$

L'énergie émise par ce laser durant $\Delta t = 1$ s est :

$$\mathcal{E} = \int_0^1 \mathcal{P}dt = \mathcal{P}\Delta t$$

Numériquement : $\mathcal{E} = 1{,}00.10^{-3} \times 1 = 1{,}00.10^{-3}$ J.

Cette énergie représente l'énergie de N photons émis, soit $\mathcal{E} = N.\mathcal{E}_{\text{photon}}$.

L'énergie d'un photon est donnée par :

$$\mathcal{E}_{\text{photon}} = h\nu = h\frac{c}{\lambda}$$

$\mathcal{E}_{\text{photon}}$ énergie du photon en J
h : constante de Planck en J.s
ν : fréquence de la radiation en Hz
c : célérité de la lumière en m.s^{-1}
λ : longueur d'onde de la radiation en m

Ainsi :

$$\mathcal{E} = N.\mathcal{E}_{\text{photon}} = N.h\frac{c}{\lambda}, \text{ soit } N = \frac{\lambda.\mathcal{E}}{hc}$$

Application numérique :

$$N = \frac{500.10^{-9} \times 1{,}00.10^{-3}}{6{,}63.10^{-34} \times 3{,}0.10^{8}} = 2{,}51.10^{15}$$

La quantité de mouvement d'un photon est :

$$p = \frac{\mathcal{E}_{\text{photon}}}{c} = \frac{h}{\lambda}$$

Application numérique :

$$p = \frac{6{,}63.10^{-34}}{500.10^{-9}} = 1{,}33.10^{-27} \text{ kg.m.s}^{-1}$$

2 **Bonne réponse : e**

L'énergie de l'atome d'hydrogène est donnée par :

$$\mathcal{E}_n(\text{ en eV}) = -\frac{13{,}6}{n^2}$$

$\mathcal{E}_n$: énergie de l'atome en eV
n : nombre quantique ; $n \in \{1, 2, 3, ...\}$

Pour la transition $3 \longrightarrow 2$, la radiation émise a pour fréquence et longueur d'onde :

$$\nu_{3\longrightarrow 2} = \frac{\mathcal{E}_3 - \mathcal{E}_2}{h} \text{ et } \lambda_{3\longrightarrow 2} = \frac{c}{\nu_{3\longrightarrow 2}} = \frac{hc}{(\mathcal{E}_3 - \mathcal{E}_2)}$$

On a $\mathcal{E}_3 - \mathcal{E}_2 = -\frac{13{,}6}{9} + \frac{13{,}6}{4} = 1{,}89$ eV

soit $\mathcal{E}_3 - \mathcal{E}_2 = 3{,}02.10^{-19}$ J

Par suite :

$$\nu_{3\longrightarrow 2} = \frac{3{,}02.10^{-19}}{6{,}63.10^{-34}} = 4{,}56.10^{14} \text{ Hz}$$

et

$$\lambda_{3\longrightarrow 2} = \frac{3{,}0.10^{8}}{4{,}56.10^{14}} \simeq 658 \text{ nm}$$

Il y a identité pour un atome donné, entre son spectre d'émission et son spectre d'absorption, dans le visible : l'atome émet la radiation qu'il peut absorber. Les transitions $3 \longrightarrow 2$ et $2 \longrightarrow 3$ correspondent donc à une même radiation, l'une émise et l'autre aborbée.

La radiation de longueur d'onde $\lambda = 658$ nm appartient bien au domaine du visible.

L'ensemble des raies d'émission qui constituent le spectre de l'atome d'hydrogène sont classées en séries correspondant aux transitions qui aboutissent au même niveau.

Par exemple, la série des raies visibles représente la série de Balmer. Les raies des transitions aboutissent au niveau $n = 2$. La transition électronique $3 \longrightarrow 2$ correspond donc à une radiation qui appartient à la série de Balmer.

3 **Bonnes réponses : c, d**

On rappelle que l'atome d'hydrogène peut exister à différents niveaux d'énergie. L'énergie du niveau n est donnée par :

$$\mathcal{E}_n(\text{en eV}) = -\frac{13,6}{n^2}, n \text{ entier supérieur ou égal à } 1$$

Les énergies des différents niveaux sont :

niveau n	$n = 1$	$n = 2$
Énergie	$\mathcal{E}_1 = -13,6$ eV	$\mathcal{E}_2 = -\frac{13,6}{4} = 3,4$ eV

niveau n	$n = 3$	$n = 4$
Énergie	$\mathcal{E}_3 = -\frac{13,6}{9} = -1,51$ eV	$\mathcal{E}_4 = -\frac{13,6}{16} = -0,85$ eV

Pour la raie α ; raie correspondant à la désexcitation du niveau 3 vers le niveau 2.
L'énergie minimale des électrons incidents vaut :

$$\mathcal{E}_3 - \mathcal{E}_1 = -1,51 - (-13,6) = 12,1 \text{ eV}$$

Pour la raie β ; raie correspondant à la désexcitation du niveau 4 vers le niveau 2.
L'énergie minimale des électrons incidents vaut :

$$\mathcal{E}_4 - \mathcal{E}_1 = -0,85 - (-13,6) = 12,75 \text{ eV}$$

Exercices

1 Le travail d'extraction W_s est lié à la fréquence seuil ν_0 par la relation :

$$W_0 = h\nu_0, \text{ soit } \nu_0 = \frac{W_0}{h}$$

La longueur d'onde d'une telle radiation est :

$$\lambda_0 = \frac{c}{\nu_0}$$

Application numérique :
$W_0 = 3{,}4 \times 1{,}6.10^{-19} \simeq 5{,}4.10^{-19}$ J,

$\nu_0 = \dfrac{5{,}4.10^{-19}}{6{,}63.10^{-34}} \simeq 8{,}1.10^{14}$ Hz

$\lambda_0 = \dfrac{3{,}0.10^{8}}{8{,}1.10^{14}} = 3{,}70.10^{-7}$ m, soit 370 nm : une telle radiation appartient au domaine de l'ultraviolet.

2. a) La radiation de longueur d'onde $\lambda = 250$ nm appartient au domaine de l'ultraviolet.

b) Déterminons l'énergie des photons incidents correpondants à la radiation de longueur d'onde $\lambda = 250$ nm.
L'énergie $\mathcal{E}$ est telle que :

$$\mathcal{E} = h\nu = h\frac{c}{\lambda}$$

Numériquement :

$$\mathcal{E} = 6{,}63.10^{-34} \times \frac{3{,}0.10^{8}}{250.10^{-9}} \simeq 8{,}0.10^{-19} \text{ J, soit } 5{,}0 \text{ eV}$$

Cette énergie est supérieure au travail d'extraction : un effet photoélectrique sera donc observé.
L'énergie excédentaire, $\Delta\mathcal{E} = \mathcal{E} - W_0$, sera emporté par l'électron éjecté sous forme d'énergie cinétique.
L'énergie cinétique de l'électron est :

$$\mathcal{E}_c = \frac{1}{2}m_e v^2 = \mathcal{E} - W_0, \text{ soit } v = \sqrt{\frac{2(\mathcal{E} - W_0)}{m_e}}$$

Application numérique :

$$v = \sqrt{\frac{2 \times (5{,}0 - 3{,}4) \times 1{,}6.10^{-19}}{9{,}1.10^{-31}}} = 7{,}5.10^{5} \text{ m.s}^{-1}.$$

2 **1.** Lors de la transition électronique $n \longrightarrow p$, un photon est émis. La fréquence et la longueur d'onde du photon sont telles que :

$$\nu_{n\longrightarrow p} = \frac{\mathcal{E}_n - \mathcal{E}_p}{h} \text{ et } \lambda_{n\longrightarrow p} = \frac{c}{\nu_{n\longrightarrow p}} = \frac{hc}{(\mathcal{E}_n - \mathcal{E}_p)}$$

Les énergies des différents niveaux sont données dans le tableau ci-dessous :

	$\mathcal{E}_n$ (en J)
$n = 1$	$-2{,}18.10^{-18}$
$n = 2$	$-5{,}45.10^{-19}$
$n = 3$	$-2{,}42.10^{-19}$

Les fréquences et longueurs d'ondes des différentes transitions sont donc :

	$\Delta\mathcal{E}$ (en J)	$\nu_{n\longrightarrow p}$ (en Hz)	$\lambda_{n\longrightarrow p}$ (en nm)
Transition $3 \longrightarrow 1$	$\mathcal{E}_3 - \mathcal{E}_1 = 1{,}94.10^{-18}$	$2{,}93.10^{15}$	102,4
Transition $2 \longrightarrow 1$	$\mathcal{E}_2 - \mathcal{E}_1 = 1{,}64.10^{-18}$	$2{,}47.10^{15}$	121,5

Les deux radiations précédentes sont situées dans le domaine de l'ultraviolet.

2. À la plus courte longueur d'onde correspond la plus grande fréquence et donc la plus grande variation d'énergie $\mathcal{E}_n - \mathcal{E}_p$. Cette transition correspond à la transition $n\ (\infty) \longrightarrow n = 1$.
$\Delta\mathcal{E} = \mathcal{E}_\infty - \mathcal{E}_1 = 0 - (-2{,}18.10^{-18}) = 2{,}18.10^{-18}$ J.
La fréquence correpondant à cette transition est $\nu = \dfrac{2{,}18.10^{-18}}{6{,}63.10^{-34}} = 3{,}29.10^{15}$ Hz.

La longueur d'onde vaut : $\lambda = \dfrac{3.10^{8}}{3{,}29.10^{15}} = 91{,}2$ nm.

3 **1.** L'énergie de l'atome ne peut prendre que certaines valeurs particulières formant une suite discontinue : l'énergie de l'atome est quantifiée, donc discontinue.

2. a) La radiation de longueur d'onde $\lambda_1 = 330$ nm appartient au domaine des U.V. et la radiation de longueur d'onde $\lambda_2 = 1\,138$ nm appartient au domaine des I.R.

b) L'émission d'un photon d'énergie $\mathcal{E}_{photon} = h\frac{c}{\lambda}$ correspond à la transition de l'électron d'un niveau n vers un niveau p telle que :

$$\Delta\mathcal{E} = \mathcal{E}_n - \mathcal{E}_p = h\frac{c}{\lambda}$$

Émission d'un photon de longueur d'onde λ_1 — Émission d'un photon de longueur d'onde λ_2

Figure 8.11

Le bilan énergétique, lors du passage de l'état excité 4 à l'état fondamental, donne :

$$\mathcal{E}_4 - \mathcal{E}_0 = h\frac{c}{\lambda_1}$$

Soit,

$$\mathcal{E}_4 = \mathcal{E}_0 + h\frac{c}{\lambda_1}$$

De la même manière, le passage de l'état excité 2 à l'état excité 1 donne :

$$\mathcal{E}_2 - \mathcal{E}_1 = h\frac{c}{\lambda_2}$$

Soit,

$$\mathcal{E}_1 = \mathcal{E}_2 - h\frac{c}{\lambda_2}$$

$\mathcal{E}_0$ et $\mathcal{E}_2$ étant exprimés en eV, il faut don convertir $h\frac{c}{\lambda_1}$ et $h\frac{c}{\lambda_2}$ en eV, c'est-à-dire diviser la quantité $h\frac{c}{\lambda}$ par $1{,}6.10^{-19}$ (on rappelle que 1 eV $= 1{,}6.10^{-19}$ J)

Application numérique :

$$\mathcal{E}_4 = -5{,}14 + 6{,}62.10^{-34} \times \frac{3.10^8}{1{,}6.10^{-19} \times 330.10^{-9}}$$
$$= -1{,}38 \text{ eV}$$

$$\mathcal{E}_1 = -1{,}94 - 6{,}62.10^{-34} \times \frac{3.10^8}{1{,}6.10^{-19} \times 1138.10^{-9}}$$
$$= -3{,}03 \text{ eV}$$

3. L'absorption d'un photon d'énergie $\mathcal{E} = h\frac{c}{\lambda}$ correspond à la transition d'un niveau $n = 1$ vers un niveau n telle que :

$$\Delta\mathcal{E} = \mathcal{E}_n - \mathcal{E}_0 = h\frac{c}{\lambda}$$

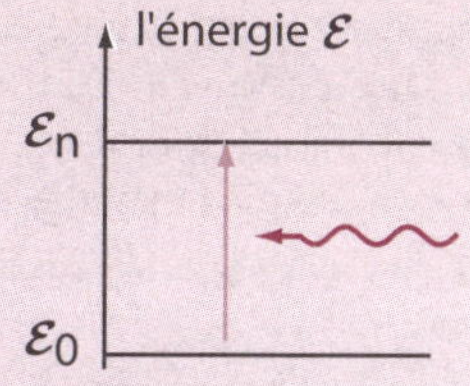

Absorption d'un photon d'énergie $\mathcal{E}$

Figure 8.12

Numériquement

$$\Delta\mathcal{E} = \mathcal{E}_n - \mathcal{E}_0 = 6{,}62.10^{-34} \times \frac{3.10^8}{589.10^{-9}} = 3{,}37.10^{-19} \text{ J}$$
$$= 2{,}10 \text{ eV}.$$

Cette variation d'énergie correspond à la transition entre l'état fondamental d'énergie $\mathcal{E}_0 = -5{,}14$ eV et le 1er état excité d'énergie $\mathcal{E}_1 = -3{,}03$ eV.

4 **1. a)** L'énergie de l'atome ne peut prendre que certaines valeurs particulières formant une suite discontinue : l'énergie de l'atome est quantifiée, donc discontinue.

L'émission d'un photon d'énergie $\mathcal{E}_{photon} = h\frac{c}{\lambda}$ correspond à la transition de l'électron d'un niveau n vers un niveau p telle que :

$$\Delta\mathcal{E} = \mathcal{E}_n - \mathcal{E}_p = h\frac{c}{\lambda}$$

Numériquement

$$\Delta\mathcal{E} = \mathcal{E}_n - \mathcal{E}_p = 6{,}62.10^{-34}\frac{3.10^8}{589.10^{-9}} = 3{,}37.10^{-19} \text{ J}$$
$$= 2{,}10 \text{ eV}.$$

Cette variation d'énergie correspond à la transition entre le 1er état excité (d'énergie $-3{,}03$ eV) et l'état fondamental (d'énergie $-5{,}14$ eV).

> **Remarque :** Pour le calcul de la variation d'énergie, On aurait pu utiliser la relation $\Delta\mathcal{E} = \frac{1\,240}{\lambda \text{ (en nm)}}$ donnant directement $\Delta\mathcal{E}$ en eV.

L'application numérique donne $\Delta\mathcal{E} = \frac{1\,240}{589} = 2{,}10$ eV.

Un atome de sodium, pris dans son état fondamental, absorbe le photon de longueur d'onde $\lambda = 589$ nm et passe au 1er état excité (état d'énergie $-3{,}03$ eV) : un atome est capable d'absorber le photon qu'il peut émettre.

b) Si le photon incident a une énergie de 3 eV alors l'atome de sodium n'absorbera pas ce photon et restera dans son état fondamental. En effet, cette énergie ne correpond à aucune transition permise.

2. Dans ce cas, l'atome absorbera l'énergie de 2,10 eV, énergie nécessaire pour le faire passer au premier état excité, et la différence d'énergie de $3 - 2{,}10 = 0{,}9$ eV sera emportée par l'électron sous forme d'énergie cinétique.

La vitesse de l'électron après son interaction avec l'atome de sodium est :

$$v = \sqrt{\frac{2\mathcal{E}_c}{m}},$$

soit numériquement

$$v = \sqrt{\frac{2 \times 0{,}9 \times 1{,}6.10^{-19}}{9{,}1.10^{-31}}} = 5{,}6.10^5 \text{ m. s}^{-1}$$

5 **1.** Au cours de la transition état excité 3 $\longrightarrow$ état fondamental, il y a émission d'un photon d'énergie :

$$\mathcal{E}_{photon} = h\frac{c}{\lambda} = \mathcal{E}_3 - \mathcal{E}_1 \text{ ; } \mathcal{E}_3 \text{ et } \mathcal{E}_1 \text{ en J}$$

Comme les énergies sont en eV, alors :

$$\lambda_{3\longrightarrow 1} = \frac{1\,240}{\mathcal{E}_3 - \mathcal{E}_1} \text{ ; } \begin{matrix} \mathcal{E}_3 \text{ et } \mathcal{E}_1 \text{ en eV} \\ \lambda_{3\longrightarrow 1} \text{ en nm} \end{matrix}$$

Numériquement :

$$\lambda_{3\longrightarrow 1} = \frac{1\,240}{-2{,}01 - (-5{,}39)} \simeq 366{,}9 \text{ nm}$$

2. Un photon d'énergie $\mathcal{E}_{\text{photon}}$ sera absorbé par l'atome de lithium, pris dans son état fondamental, si l'énergie du photon correspond exactement à l'énergie nécessaire pour emmener l'atome de lithium de l'état fondamental vers un état excité (un état permis).

Calculons, pour les différentes longueurs d'onde, les énergies des photons correspondants.

On a :

$$\Delta\mathcal{E} = \mathcal{E}_{photon} = \frac{1\,240}{\lambda \text{ (en nm)}}$$

Soit pour les différentes longueurs d'onde :

	$\lambda_1 = 528$ nm	$\lambda_2 = 323$ nm	$\lambda_3 = 205$ nm
$\Delta\mathcal{E} = \mathcal{E}_{photon}$ (en eV)	2,35	3,84	6,05

La variation d'énergie $\Delta\mathcal{E}$ est $\Delta\mathcal{E} = \mathcal{E}_{\text{état final}} - \mathcal{E}_{\text{état fondamental}}$

Application numérique.

Les différents états sont :

	$\mathcal{E}_{\text{état final}} = \Delta\mathcal{E} + \mathcal{E}_{\text{état fondamental}}$ (en eV)
$\lambda_1 = 528$ nm	$2{,}35 - 5{,}39 = -3{,}04$
$\lambda_2 = 323$ nm	$3{,}84 - 5{,}39 = -1{,}55$
$\lambda_3 = 205$ nm	$6{,}05 - 5{,}39 = 0{,}66$

L'état d'énergie $-3{,}04$ eV n'est pas un état permis : le photon ne peut donc être absorbé.

L'état d'énergie $-1{,}55$ eV est un état permis et correspond à l'état excité 3 : le photon sera donc absorbé et l'atome passe à l'état 4 ou 3e état excité.

L'énergie du photon, correspondant à 6,05 eV, est supérieure à l'énergie d'ionisation de l'atome de lithium : le photon sera donc absorbé. La différence d'énergie de 0,66 eV sera emportée par l'électron sous forme d'énergie cinétique.

La vitesse de l'électron éjecté est :

$$\frac{1}{2}mv^2 = 0{,}66 \times 1{,}6.10^{-19}$$

Soit :

$$v = \sqrt{\frac{2 \times 0{,}66 \times 1{,}6.10^{-19}}{9{,}1.10^{-31}}} \simeq 4{,}82.10^5 \text{ m.s}^{-1}$$

3. Le passage de l'état fondamental à l'état excité 4 nécessite une énergie de $-1{,}55 - (5{,}39) = 3{,}84$ eV.

La différence sera emportée par l'électron sous forme d'énergie cinétique, soit :

$$\mathcal{E}_c = 5{,}00 - 3{,}84 = 1{,}16 \text{ eV}$$

Optique géométrique 9

1. Émission et propagation de la lumière

Source de lumière

On appelle source de lumière tout corps qui émet de la lumière par transformation d'une forme d'énergie en énergie lumineuse (énergie rayonnante).

Exemples de sources lumineuses :

Source lumineuse	Énergie transformée
Une lampe	Énergie électrique
Le soleil	Énergie nucléaire
Une flamme	Énergie chimique

Visibilité d'un objet

La plupart des objets qui nous entourent ne sont visibles que lorsqu'ils sont éclairés par une source lumineuse : ils renvoient de la lumière dans toutes les directions : ce sont des objets diffusants.

Exemples d'objets diffusants : la lune, un livre éclairé, ...

Deux conditions sont nécessaires pour qu'un objet puisse être vu :

- il doit produire de la lumière (source lumineuse) ou la diffuser (objet diffusant) ;
- la lumière envoyée par l'objet, dans toutes les directions, doit parvenir à l'œil de l'observateur et atteindre sa rétine.

Propagation de la lumière

Un milieu est isotrope si en chaque point il garde les mêmes propriétés dans toutes les directions autour de ce point.

- **Le principe de propagation rectiligne de la lumière**

Dans un milieu homogène, transparent et isotrope **(M.H.T.I.)**, la lumière se propage en ligne droite.

La propagation est rectiligne si les rayons d'ondes sont des droites. C'est le cas d'une onde progressive en milieu homogène.

Un rayon lumineux sera représenté par un segment AB limité au parcours lumineux et indiquant le sens de propagation.

• Le modèle du rayon lumineux

Pour une onde progressive, un rayon d'onde est une ligne perpendiculaire en chacun de ses points aux lignes ou aux surfaces d'ondes.

Dans le cas des ondes lumineuses, le rayon d'onde est appelé **rayon lumineux** (Fig. 9.1).

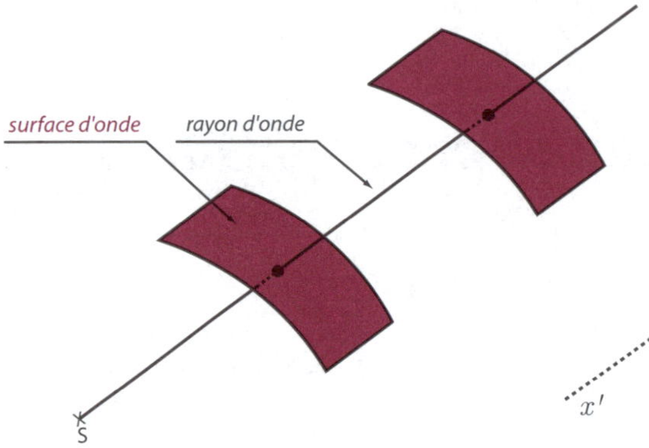

Figure 9.1

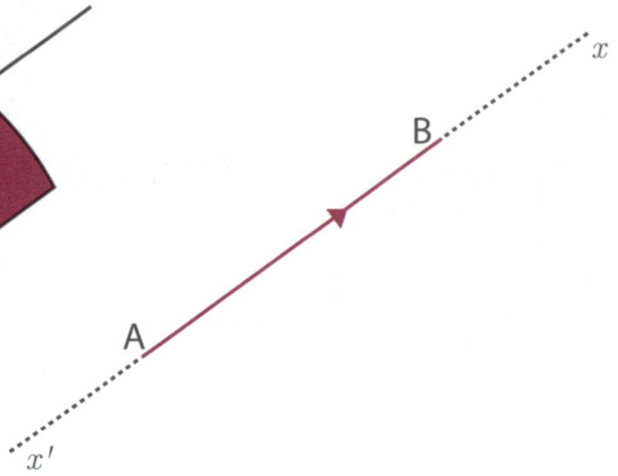

Figure 9.2

On appelle rayon lumineux toute portion de droite suivie par la lumière (Fig. 9.2).

• Faisceau de rayons. Faisceau lumineux

– Un faisceau de rayons est un ensemble de rayons.

Dans le cas des ondes lumineuses, on parle de faisceau lumineux.

Un faisceau étroit est appelé pinceau lumineux.

– Forme des faisceaux (Fig. 9.3)

Suivant les directions prises par la lumière, un faisceau est :

– conique convergent si la lumière se dirige vers le sommet ;
– conique divergent si la lumière part du sommet ;
} s'il s'agit d'une onde sphérique

– cylindrique ou parallèle si les rayons sont rectilignes et parallèles (le sommet est à l'infini) s'il s'agit d'une onde plane.

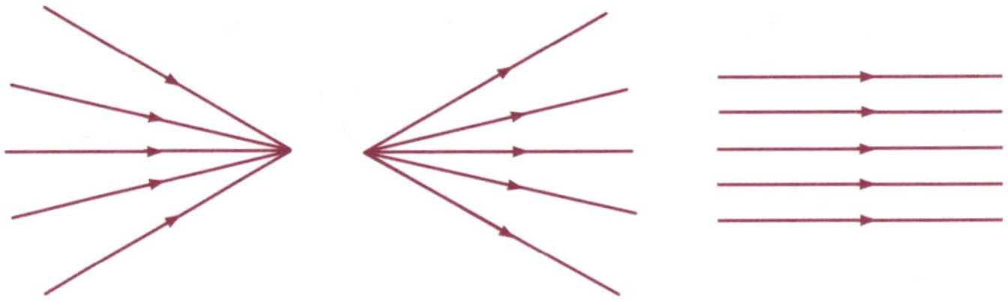

a) Faisceau convergent b) Faisceau divergent c) Faisceau parallèle

Figure 9.3

À quelle célérité la lumière se propage-t-elle ?

Un milieu est dit transparent s'il laisse passer la lumière.

Dans le vide, la lumière, comme toutes les ondes électromagnétiques , se propage à la célérité constante $c \approx 3{,}00.10^8$ m. s^{-1}

Dans les milieux homogènes et transparents, autre que le vide, la lumière se propage avec une célérité v toujours plus faible que la célérité c de la lumière dans le vide.

Indice d'un milieu transparent

L'indice n d'un milieu transparent est le nombre sans dimension défini par le quotient de la célérité c de la lumière dans le vide par la célérité v de la lumière dans le milieu transparent considéré, soit :

$$n = \frac{c}{v} > 1$$

n : indice de réfraction absolu d'un milieu transparent
c : célérité de la lumière dans le vide
v : célérité de la lumière dans le milieu transparent

2. Réflexion et réfraction de la lumière

Lois de Snell-Descartes

Soient deux milieux différents (1) et (2) transparents, homogènes et isotropes, séparés par une surface (S) (Fig. 9.4)

Les lois de Snell-Descartes indiquent la direction des rayons réfléchi et réfracté en fonction de celle du rayon incident.

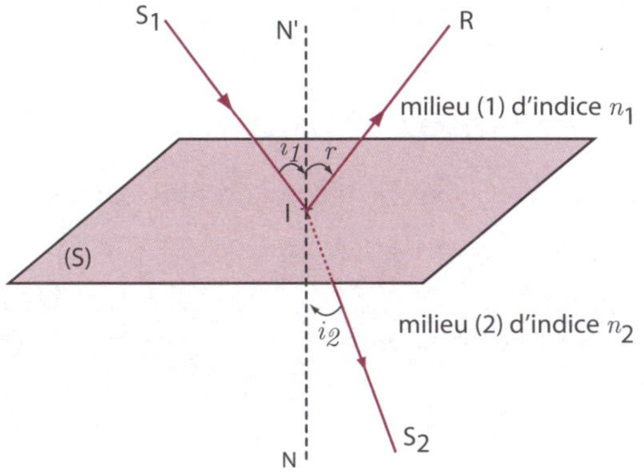

Figure 9.4

I : point d'incidence
S_1I : rayon incident
IS_2 : rayon réfracté
IR : rayon réfléchi
i_1 : angle d'incidence
r : angle de réflexion
i_2 : angle de réfraction
(S) : surface dioptrique

- **Lois de la réflexion**

– **Première loi**

Le rayon réfléchi et le rayon incident sont dans le même plan, le plan d'incidence, défini par le rayon incident et la normale au dioptre.

– **Deuxième loi**

L'angle d'incidence i_1 est égal à l'angle de réflexion r, c'est-à-dire :

$i_1 = r$	i_1 : angle d'incidence r : angle de réflexion

• **Lois de la réfraction**

– **Première loi**

Le rayon réfracté et le rayon incident sont dans le même plan, le plan d'incidence.

– **Deuxième loi**

Le rayon subit une déviation à la surface de séparation entre les deux milieux.

Les angles d'incidence i_1 et de réfraction i_2 sont liés par la relation :

$n_1 \sin i_1 = n_2 \sin i_2$ ou $\dfrac{\sin i_1}{\sin i_2} = n_{2,1}$	n_1, n_2 : indices absolus des milieux (1) et (2) $n_{2,1} = \dfrac{n_2}{n_1}$: indice relatif du milieu (2) par rapport au milieu (1)

Déviation angulaire d'un rayon lumineux

La déviation angulaire, noté D, représente l'angle entre le rayon incident et le rayon émergent (Fig. 9.5).

La déviation angulaire est telle que :

$$D = i_1 - i_2$$

Si le rayon subit plusieurs déviations, la déviation totale est la somme algébrique de toutes les déviations.

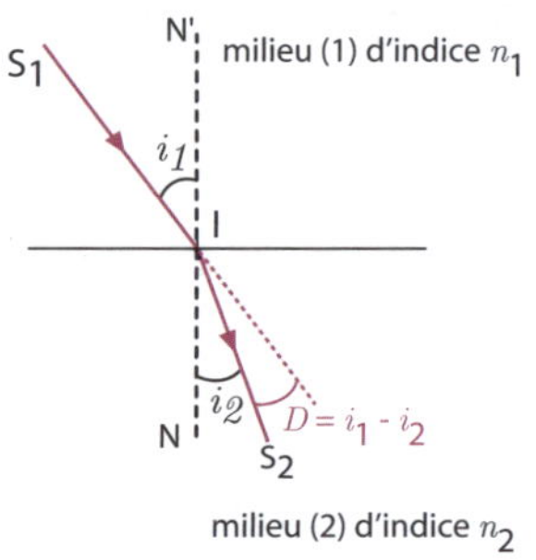

Figure 9.5

Principe du retour inverse de la lumière

Comme n_1 et n_2 sont les indices absolus des milieux (1) et (2), on peut donc écrire :

$n_1 = \dfrac{c}{v_1}$ et $n_2 = \dfrac{c}{v_2}$	v_1 : célérité de la lumière dans le milieu (1) v_2 : célérité de la lumière dans le milieu (2) c : célérité de la lumière dans le vide

D'après la loi de Descartes,

$$n_1 \sin i_1 = n_2 \sin i_2$$

On a donc :

$$\frac{\sin i_1}{v_1} = \frac{\sin i_2}{v_2} = cste$$

Le trajet suivi par la lumière est donc indépendant de son sens de propagation.

La réfraction ne peut avoir lieu que si l'angle d'incidence i_1 est inférieur ou égal à i_{lim}.

La réflexion totale

Un rayon lumineux ne peut passer d'un milieu (1) d'indice n_1 à un milieu (2) d'indice n_2 moins réfringent ($n_2 < n_1$) que si l'angle d'incidence i_1 est inférieur à une valeur limite i_{lim}, telle que :

$$\sin i_{\text{lim}} = n_{2,1} = \frac{n_2}{n_1} \quad \text{soit} \quad i_{\text{lim}} = \arcsin \frac{n_2}{n_1}$$

i_{lim} angle de réflexion limite en ° ou rad

On a réflexion totale si $i_1 > i_{\text{lim}}$ (Fig. 9.6).

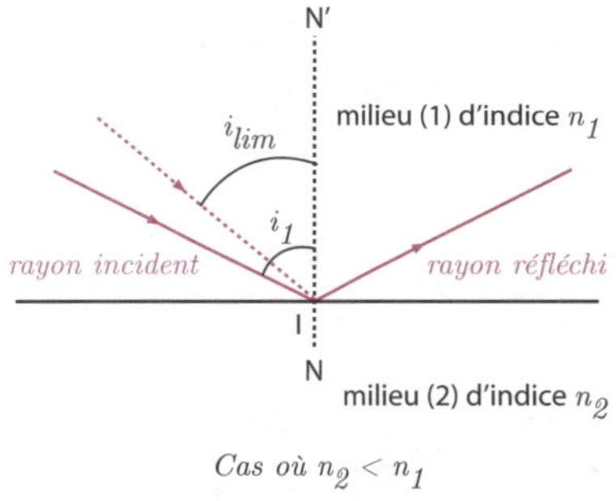

Figure 9.6

3. Notion d'objet et d'image

Qu'est-ce qu'un système optique ?

Les systèmes optiques sont des successions de milieux transparents et homogènes séparés par des dioptres ou des miroirs.

• Les systèmes qui ne comportent que des dioptres sont dits dioptriques.

Exemples : microscopes, lunettes.

• Les systèmes qui comportent à la fois des miroirs et des dioptres sont dits catadioptriques.

Exemples : le téléscope, catadioptre des automobiles.

Objet ponctuel - Image ponctuelle

Soit un point lumineux A. Les rayons lumineux issus du point A passent à travers un système optique (S), de face d'entrée S_1 et de face de sortie S_2 et donnent une image A'.

A représente le point objet et A' l'image de A à travers le système optique.

A et A' sont dits conjugués par rapport au système (S).

Les objets, ainsi que leur image, peuvent être de nature différente : **réel** ou **virtuel**.

• **Objet ponctuel :** se trouve au point de concours des rayons incidents (Fig. 9.7).

– réel si la lumière passe réellement par ce point de concours ;

– virtuel dans le cas contraire (ce sont les prolongements des rayons lumineux qui y passent).

• **Image ponctuelle :** se trouve au point de concours des rayons émergents (Fig. 9.8).

– réelle si les rayons émergents passent par ce point de concours

– virtuelle dans le cas contraire (ce sont les prolongements des rayons émergents qui y passent).

L'œil ne voit que les objets réels et les images virtuelles

Une image réelle ne sera vue que sur un écran ou une pellicule photo (elle devient alors un objet réel pour l'œil).

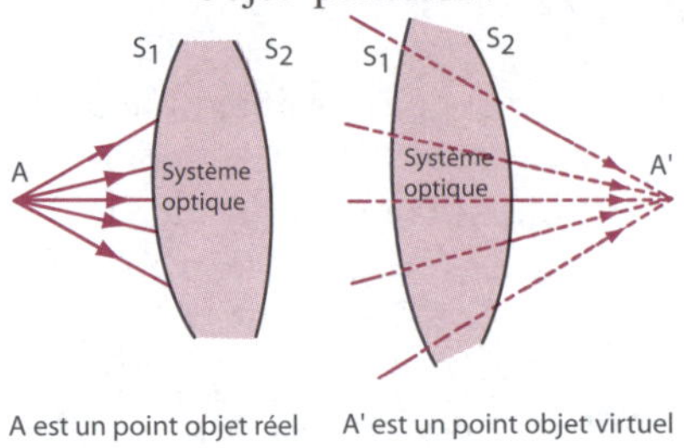

Figure 9.7

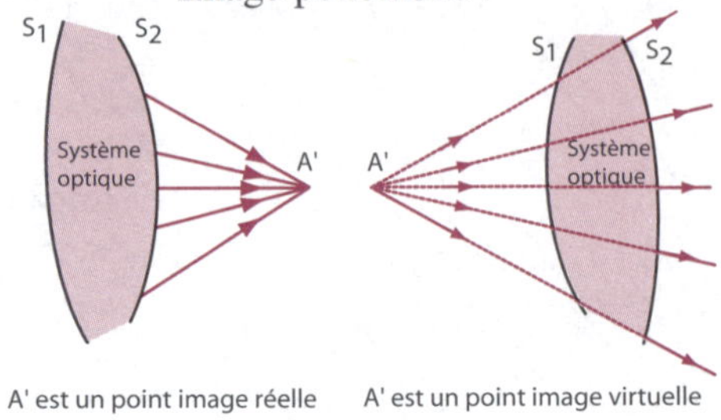

Figure 9.8

Système optique stigmatique

Le stigmatisme rigoureux n'existe que pour les miroirs plans. Pour les autres instruments d'optique, il faut respecter les conditions du stigmatisme approché.

Un système est dit stigmatique s'il donne d'un point objet A (ou objet ponctuel) une image ponctuelle A'.

On dit que le système optique (S) est stigmatique pour le couple de points A et A'.

4. Les lentilles minces

Qu'est-ce qu'une lentille mince ?

Une lentille est constituée par un milieu transparent limité par deux surfaces sphériques, ou par une surface sphérique et une surface plane (Fig. 9.9).

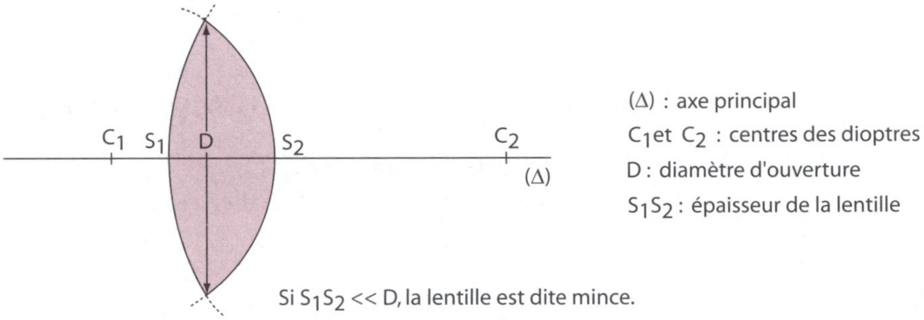

Figure 9.9

La lentille est dite mince si son épaisseur S_1S_2 est négligeable devant les rayons de courbure des deux faces.

Une lentille possède un centre optique, généralement noté O. Le centre optique est un point de l'axe principal.

Les différents types de lentilles

On distingue deux catégories de lentilles :

- les lentilles à bords minces, qui constituent des systèmes convergents (Fig.9.10) ;
- les lentilles à bords épais, qui constituent des systèmes divergents (Fig.9.11).

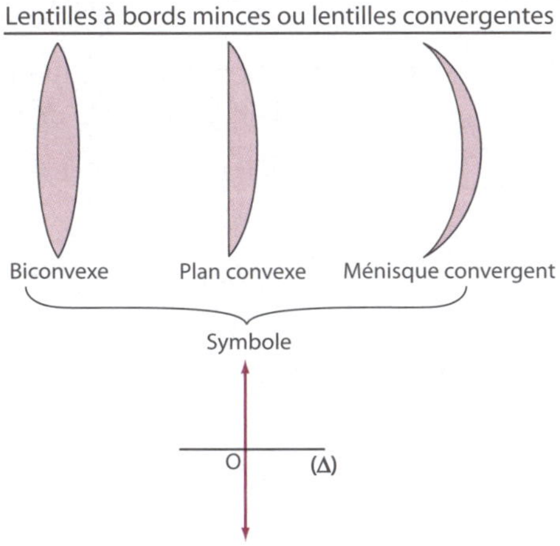

Figure 9.10

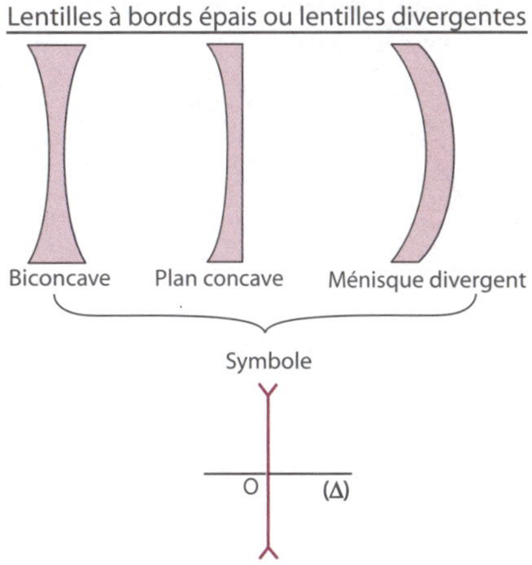

Figure 9.11

Caractéristiques d'une lentille mince

Trois points géométriques sont intéressants pour une lentille :

– O son centre optique ;

– F son foyer principal objet ;

– F′ son foyer principal image.

- **Lentille convergente**

– Tout rayon passant par le centre optique n'est pas dévié ;

– tout rayon passant par F émerge parallèlement à l'axe optique ;

– tout rayon incident parallèle à l'axe optique émerge en passant par F′.

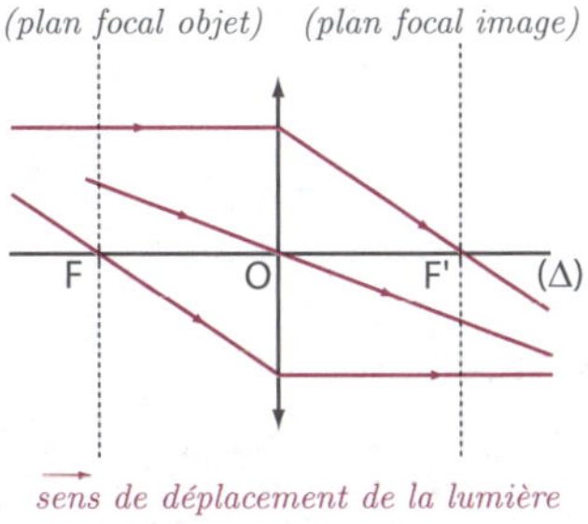

Figure 9.12

F et F' sont réels.
Distance focale image : $f' = \overline{OF'}$; f' en m)
Vergence de la lentille : $C = \dfrac{1}{f'}$; C en δ (dioptrie)

Pour une lentille convergente $f' > 0$

- **Lentille divergente**

– Tout rayon passant par le centre optique n'est pas dévié ;

– tout rayon incident parallèle à l'axe optique émerge en semblant provenir de F′ ;

– tout rayon incident semblant pointer sur F émerge parallèlement à l'axe optique.

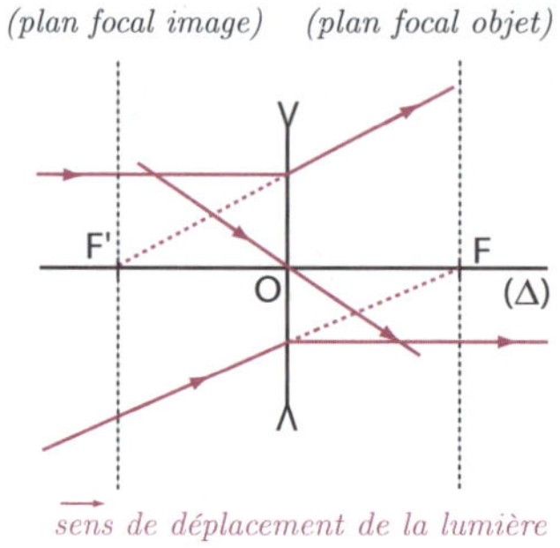

Figure 9.13

F et F' sont virtuels.
Distance focale image : $f' = \overline{OF'}$; f' en m)
Vergence de la lentille : $C = \dfrac{1}{f'}$; C en δ (dioptrie)

Pour une lentille divergente $f' < 0$

Connaissant la direction d'un rayon lumineux arrivant sur une lentille convergente ($\mathcal{L}$), comment tracer le rayon émergent ?

On utilisera les foyers secondaires objet et image de la lentille :

- **Foyer secondaire image** (Fig. 9.14)

– On trace un rayon fictif parallèle au rayon incident et passant par le centre optique O : ce rayon n'est pas dévié et il coupe le plan focal image en un point φ' appelé foyer secondaire image.

– Le rayon émerge en passant par φ'.

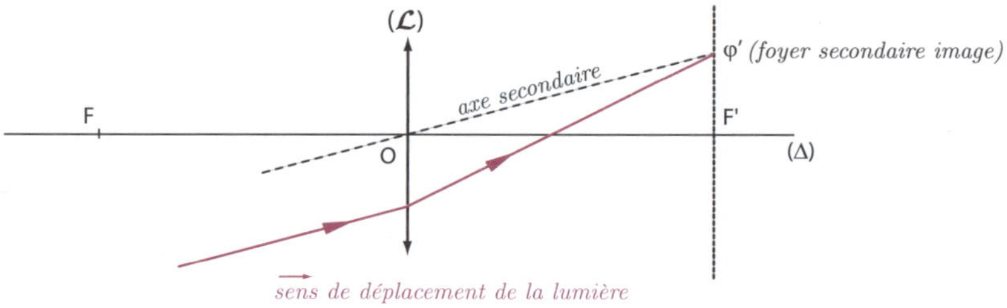

Figure 9.14

- **Foyer secondaire objet** (Fig. 9.15)

– L'intersection d'un rayon lumineux incident avec le plan focal objet définit un foyer secondaire objet φ.

– On trace un rayon fictif passant par le centre optique O : ce rayon n'est pas dévié.

– Le rayon émergent est parallèle au rayon fictif.

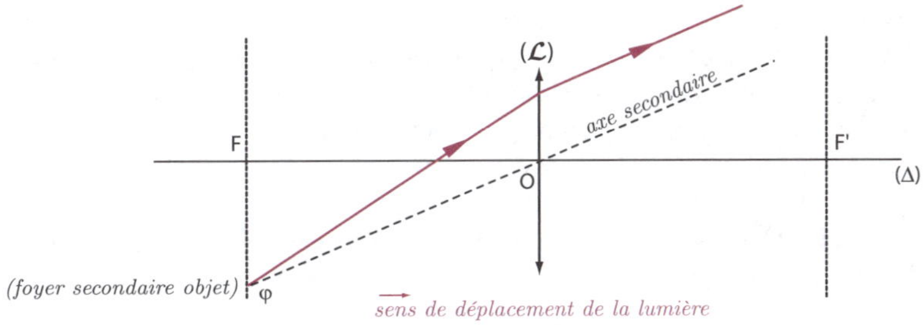

Figure 9.15

Position et grandeur des images

Définition

Soit une lentille $(\mathcal{L})$ de centre optique O donnant d'un point objet A une image A'. L'objet A et l'image A' sont dits conjugués.

- **Relation de conjugaison**

Elle donne la position de l'image par rapport à celle de l'objet et inversement :

$$\frac{1}{\overline{OA'}} - \frac{1}{\overline{OA}} = \frac{1}{f'}$$	$\overline{OA'}$: abscisse du point image $\overline{OA}$: abscisse du point objet f' : distance focale image

- **Relation de grandissement**

Elle donne la dimension et le sens de l'image par rapport à celle de l'objet :

$$\gamma = \frac{\overline{A'B'}}{\overline{AB}} = \frac{\overline{OA'}}{\overline{OA}}$$	$\gamma > 0$: image droite $\gamma < 0$: image renversée $\lvert\gamma\rvert \; > 1$: image agrandie

QCM

L'énoncé suivant est commun aux questions 1 et 2.

Un prisme de verre reçoit un pinceau cylindrique de lumière blanche dans un plan de section principale du prisme suivant une incidence nulle. L'angle du prisme est $A = 30\,°$.

1 L'indice de réfraction du verre par rapport à l'air pour une radiation rouge de longueur d'onde $\lambda_R = 0{,}77\ \mu\text{m}$ vaut $n_R = 1{,}62$.

L'angle de déviation pour les radiations rouges est :

❑ **a)** 24,1 °

❑ **b)** 12,2 °

❑ **c)** 35,7 °

❑ **d)** 54,1 °

❑ **e)** 30,1 °

2 On place derrière le prisme une lentille mince convergente de distance focale $f' = 50$ cm dont l'axe optique coïncide avec le trajet de la lumière rouge et un écran dans le plan focal image de cette lentille. Sachant que l'indice du verre pour des rayons bleus de longueur d'onde $\lambda_B = 0{,}49$ μm vaut $n_B = 1{,}64$, la distance séparant sur l'écran les deux point-images rouge et bleu est de :

- ❑ **a)** 8,03 mm
- ❑ **b)** 5,00 mm
- ❑ **c)** 8,73 mm
- ❑ **d)** 21,9 mm
- ❑ **e)** 17,6 mm

Exercices

1. Réflexion sur un miroir

On appelle miroir plan une surface plane réfléchissante.

On considère un miroir plan (M). Indiquer la marche des rayons incident et réfléchi afin que le point A soit sur le rayon incident et le point B sur le rayon réfléchi (Fig. 9.16).

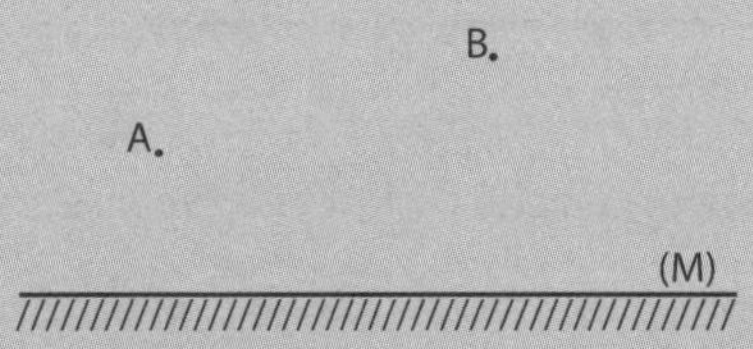

Figure 9.16

2. Réflexion totale, modèle de catadioptre

Un prisme en verre d'indice relatif à l'air $n = 1{,}5$ a comme section droite un triangle rectangle isocèle. Un rayon lumineux arrive sous incidence nulle sur la face BC (Fig. 9.17).

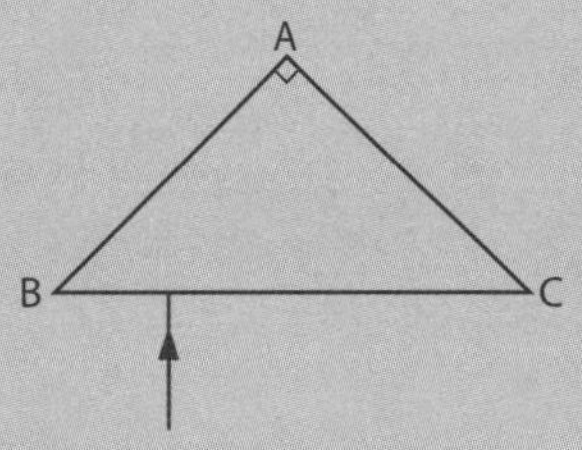

Figure 9.17

Représenter la marche du rayon lumineux. Que peut-on dire du rayon émergent ?

3. Déviation d'un rayon lumineux par un prisme ; mesure de l'indice de réfraction

Un prisme est l'association de deux dioptres plans non parallèles. Lorsqu'un pinceau lumineux atteint la face plane du prisme, il subit deux réfractions.

Soit un prisme d'angle au sommet $A = 60\,°$ et d'indice relatif par rapport à l'air n (Fig. 9.18).

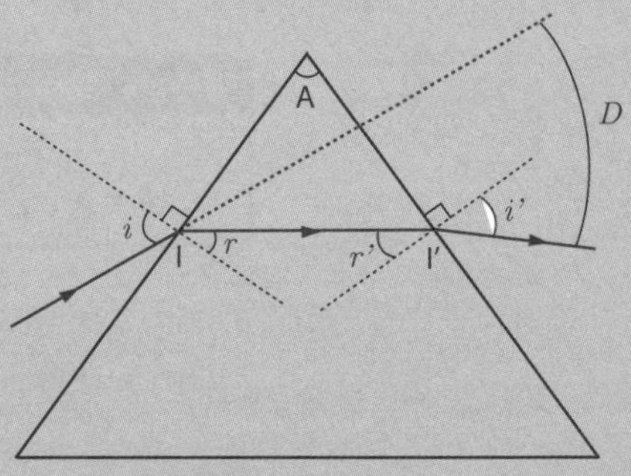

Figure 9.18

1. Montrer que les angles i, i', r et r' vérifient les relations :

$$A = r + r' \text{ et } D = i + i' - A$$

où D est la déviation du pinceau lumineux.

2. Lorsque l'angle de déviation D (angle entre la direction du rayon incident et celle du rayon émergent) est minimal, on démontre que l'angle d'incidence i est égal à l'angle d'émergence i'.

a) Donner la valeur commune i_m de i et de i' correspondant à l'angle de déviation minimal.

En déduire $D_{\min}$, valeur minimale de l'angle de déviation D, en fonction de i_m et A.

b) Exprimer l'indice de réfraction n du prisme en fonction de A et $D_{\min}$.

c) Calculer n pour $D_{\min} = 37\,°12\,'$.

4. Détermination d'une distance focale d'une lentille

Un objet AB est placé devant une lentille convergente $(\mathcal{L})$ de centre optique O de distance focale f'.

On recueille une image $A'B'$ renversée sur un écran placé à la distance $d = 50$ cm de l'objet. On mesure la taille de l'image et on trouve $A'B' = 1{,}5.AB$.

1. Donner la nature de l'objet et celle de l'image.

2. a) Faire une construction en justifiant le tracé des rayons lumineux.

b) En déduire la distance focale f'.

3. a) Déterminer la position de l'objet puis celle de l'image.

b) En déduire la distance focale f' de la lentille puis sa vergence C.

5. Association de deux lentilles

1. Une lentille mince convergente ($\mathcal{L}_1$), de distance focale $f_1' = 20$ cm, est placée à 25 cm d'un objet AB, normal à l'axe (A étant sur l'axe) et de 5,0 cm de haut.

Déterminer la position et le grandissement de l'image A_1B_1 donnée par cette lentille.

2. On dispose à droite de ($\mathcal{L}_1$) une lentille ($\mathcal{L}_2$), de même axe principal de distance focale $f_2' = 15$ cm. La distance séparant les centres optiques des deux lentilles est $d = 110$ cm.

Déterminer la position et le grandissement de l'image définitive $A'B'$.

6. Loupe

À 5 cm d'une lentille ($\mathcal{L}$), mince, convergente, de vergence $C = +10$ δ, est placé un objet AB de hauteur $h = 2{,}0$ cm, perpendiculaire à l'axe optique (Δ) ; A est sur l'axe.

On appelle O le centre optique de la lentille, F le foyer principal objet et F' le foyer principal image.

1. a) Déterminer la position, la nature, le sens et le grandissement de l'image $A'B'$ donnée par cette lentille.

b) Construire l'image $A'B'$ de AB par la lentille ($\mathcal{L}$).

2. a) Sous quel angle α, un œil placé en F', voit-il l'image $A'B'$?

b) Comment varie cet angle si, l'œil restant en F', on éloigne progressivement l'objet de la lentille jusqu'à ce que le point A vienne en F ?

7. C.E.E.R.R.F 2007

On se propose de calculer la distance focale d'une lentille, de vérifier sa valeur puis de l'utiliser dans un cas particulier.

Dans cet exercice, les rayons lumineux se propagent de la gauche vers la droite. L'objet AB est parallèle à la lentille ($\mathcal{L}$) et A se trouve sur l'axe optique.

I. On considère une lentille mince convergente notée ($\mathcal{L}$) qui donne d'un objet situé à sa gauche (tel que $\overline{AB} = +2{,}0$ cm), une image notée $A'B'$, située à la distance $\overline{AA'} = 40{,}0$ cm de l'objet. Dans ces conditions d'utilisation, l'image est telle que $A'B' = 2$ cm.

1. L'image est elle droite ou renversée ? Pourquoi ?

2. Établir, en vous basant sur un raisonnement rigoureux, la relation entre la distance $D = \overline{AA'}$ et la distance focale image notée f' de la lentille ($\mathcal{L}$).

3. Calculer cette distance focale. Donner l'expression de la vergence C de la lentille.

II. On souhaite obtenir une lentille équivalente à la lentille ($\mathcal{L}$) en accolant deux lentilles minces identiques ($\mathcal{L}'$) de vergence C'.

1. Établir avec rigueur l'expression de la vergence C_{ass} de la lentille unique équivalente à l'association des deux lentilles minces accolées, de vergence respectives C_1 et C_2.

2. Une lentille ($\mathcal{L}'$) seule donne d'un objet AB situé 30 cm à gauche de celle-ci, une image $A'B'$ située à 90 cm à droite de l'objet. Vérifier par le calcul que la distance focale image de cette lentille coïncide avec le résultat du I.

III. La lentille ($\mathcal{L}$) est utilisée seule. On place l'objet (le même qu'au I) à 5 cm à sa gauche.

1. Construire l'image A_1B_1 de AB au travers de ($\mathcal{L}$). On prendra impérativement (horizontalement et verticalement) l'échelle suivante : 1 cm sur la feuille pour 2 cm réels.

2. Déterminer en justifiant rapidement les caractéristiques de cette image.

3. Retrouver ces caractéristiques par le calcul.

4. L'objet AB est en réalité une pièce de monnaie. Déterminer le diamètre de cette pièce (en mm) sachant que l'image que donne la lentille de cette pièce a une surface de 12 cm^2.

5. On souhaite prolonger la vision de A_1B_1, sans fatigue pour l'œil.

a) Où doit se trouver A_1B_1 ? Même question pour AB ? (Justifier à l'aide d'une construction, sans considération d'échelle).

b) De quelle distance et dans quel sens l'observateur doit-il alors déplacer la lentille ($\mathcal{L}$) ?

Corrigés

QCM

1 Bonne réponse : a

2 Bonne réponse : c

• Au niveau du premier dioptre air/verre : le rayon arrive sous incidence nulle ; il n'est donc pas dévié.
• Au niveau du second dioptre (dioptre verre/air), le rayon arrive sous une incidence $i_1 = 30\ °$.

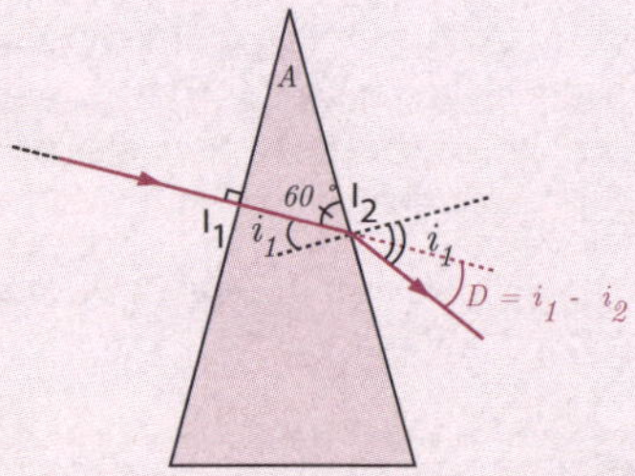

Figure 9.19

Si i_{2R} est l'angle de réfraction à la sortie du prisme, on peut écrire :

$$n_R \sin i_1 = n_{air} \sin i_{2R} \text{ avec } \left| \begin{array}{l} n_R = 1{,}62 \\ n_{air} = 1{,}00 \\ i_1 = 30\ ° \end{array} \right.$$

Numériquement :

$$\sin i_{2R} = 1{,}62 \times \sin 30 = 0{,}81, \quad \text{soit} \quad i_{2R} = 54{,}1\ °$$

La déviation D_R est donnée par :

$$D_R = i_{2R} - i_1$$

Soit numériquement $D_R = 24{,}1\ °$

Déterminons la déviation D pour la radiation bleue.

De la même façon, si i_{2B} est l'angle de réfraction à la sortie du prisme, on peut écrire :

$$n_B \sin i_1 = n_{air} \sin i_{2B} \text{ avec } \left| \begin{array}{l} n_B = 1{,}64 \\ n_{air} = 1{,}00 \\ i_1 = 30\ ° \end{array} \right.$$

Numériquement :

$$\sin i_{2B} = 1{,}64 \times \sin 30 = 0{,}82, \quad \text{soit} \quad i_{2B} = 55{,}1\ °$$

La déviation D_B est donnée par :

$$D_B = i_{2B} - i_1$$

Soit numériquement $D_B = 25{,}2\ °$

L'angle entre la radiation rouge et la radiation bleue est donc de $\alpha = 1\ °$.

La radiation rouge n'est pas déviée et la radiation bleue se forme au point focal image secondaire (Fig. 9.20)

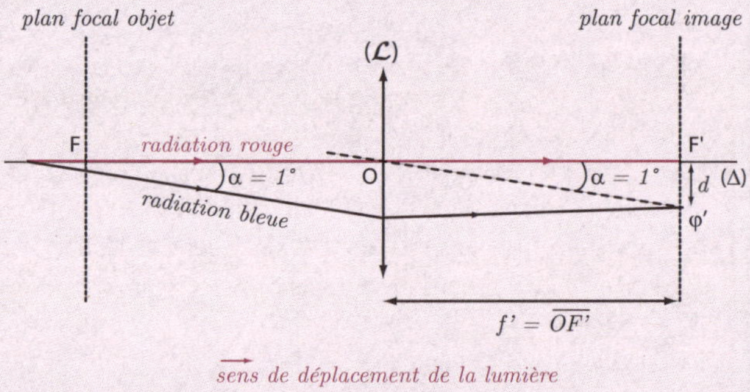

Figure 9.20

la distance séparant sur l'écran les deux point-images rouge et bleu est :

$$d = a.f' \text{ avec } \alpha \text{ en rad}$$

Application numérique :

$$a = 1\ ° = \frac{\pi}{180} \simeq 1{,}745.10^{-2} \text{ rad.}$$

Et par suite $d = 1{,}745.10^{-2} \times 0{,}5 \simeq 8{,}73.10^{-3}$ m, soit 8,73 mm.

Exercices

1 Pour un observateur placé au point (B), la lumière semble provenir du point A' ; A' symétrique de A par rapport au miroir (M).

L'intersection de BA' avec le miroir correspond au point I, point d'incidence.

D'où le schéma de la figure 9.21 :

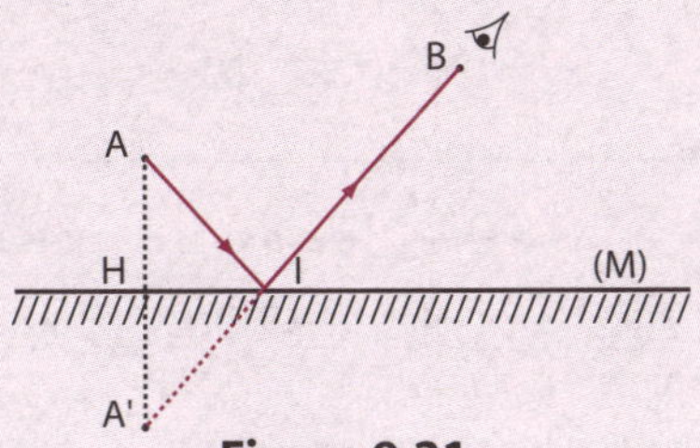

Figure 9.21

En conclusion :

- Le rayon réflechi sur un miroir est dans le plan d'incidence.
- Un miroir plan donne d'un point objet un point image symétrique du point objet par rapport au miroir.

2 Le rayon incident arrive normalement sur la face BC : il n'est donc pas dévié (Fig. 9.22).

À l'intérieur du prisme :

- Au niveau de la face AB (dioptre verre/air) : soit I_1 le point d'incidence.

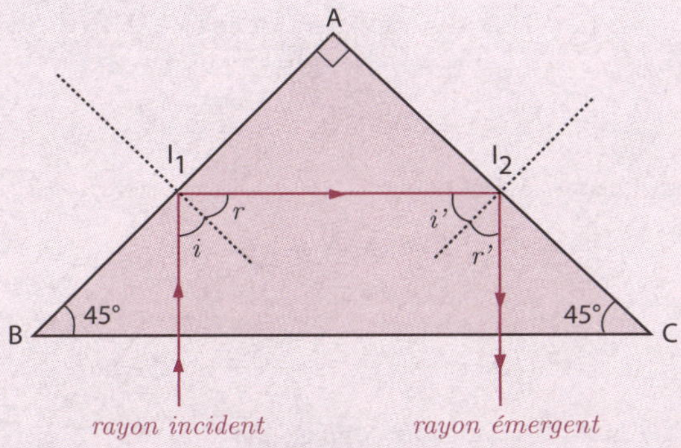

Figure 9.22

L'angle d'incidence i correspond à l'angle que fait le rayon incident avec la normale au dioptre.

Comme le triangle ABC est rectangle isocèle, alors $i = 45°$.

La réfraction sur ce dioptre verre/air n'est possible que si l'angle d'incidence i est inférieur à l'angle de réfraction limite donné par :

$$i_{\text{lim}} = \arcsin \frac{n_{air}}{n}$$

Numériquement $i_{\text{lim}} = \arcsin \dfrac{1}{1{,}500} = 41{,}8\ °$.

Comme $i < i_{\text{lim}}$ alors on a donc une réflexion totale.

- Au niveau de la face AC (dioptre verre/air) : soit I_2 le point d'incidence.

De la même façon, le rayon arrive sous une incidence de 45 °, supérieure à i_{lim} : on a donc une réflexion totale.

Conclusion :

Le rayon émergent arrive normalement sur la face BC, il est donc parallèle au rayon incident.

3 **1.** Soient I et I$'$ les points d'incidences au niveau des deux dioptres air/verre puis verre/air (Fig. 9.23).

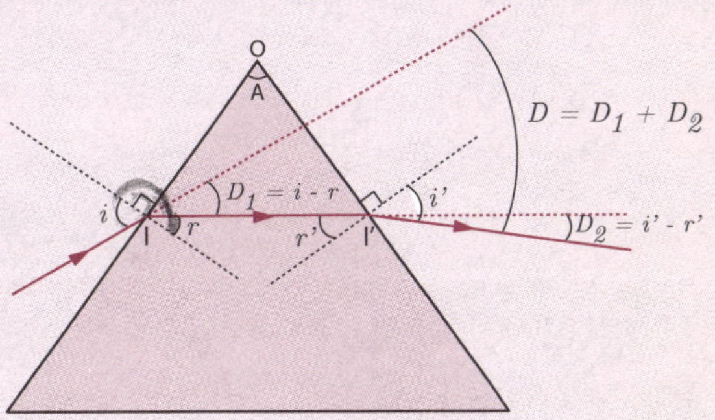

Figure 9.23

Dans le triangle OII$'$, on a :

$$A + \left(\frac{\pi}{2} - r\right) + \left(\frac{\pi}{2} - r'\right) = \pi$$

Soit :

$$A = r + r'$$

Le rayon émergent subit deux réfractions et par suite la déviation totale D est telle que :

$$D = D_1 + D_2\ ;$$

D_1 et D_2 représentent les déviations au niveau de chaque dioptre.

Comme $D_1 = i - r$ et $D_2 = i' - r'$, alors $D = D_1 + D_2 = (i - r) + (i' - r')$.

Soit :

$$D = i + i' - A$$

2. a) Lorsque $i = i' = i_0$, on a :

le prisme est placé dans l'air, $n_{air} = 1$. Le rayon incident suit la loi de Snell-Descartes de la réfraction au passage du premier dioptre, les angles i et r sont tels que :

$$\sin i = n.\sin r$$

À la sortie du second dioptre, les angles i' et r' sont tels que :

$$n.\sin r' = \sin i'$$

Ainsi, lorsque $i = i' = i_m$, $r = r' = r_m$ et par suite

$$A = 2r_m,\ \ \sin i_m = n.\sin r_m \text{ et } D_{\min} = 2i_m - A$$

soit,

$$r_m = \frac{A}{2},\ i_m = \frac{D_{\min} + A}{2}$$

b) La relation de Descartes donne pour une incidence $i = i_m$:

$$\sin i_m = n.\sin r_m$$

Soit :

$$n = \frac{\sin i_m}{\sin r_m} = \frac{\sin\left(\dfrac{D_{\min}+A}{2}\right)}{\sin\left(\dfrac{A}{2}\right)}$$

c) Application numérique :

Pour $D_{\min} = 37\,°12\,' = 37{,}2\,°$,

$$n = \frac{\sin\left(\dfrac{37{,}2+60}{2}\right)}{\sin\left(\dfrac{60}{2}\right)} = 1{,}50$$

La courbe donnant les variations de la déviation D en fonction de l'angle d'incidence i est celle de la figure 9.24.

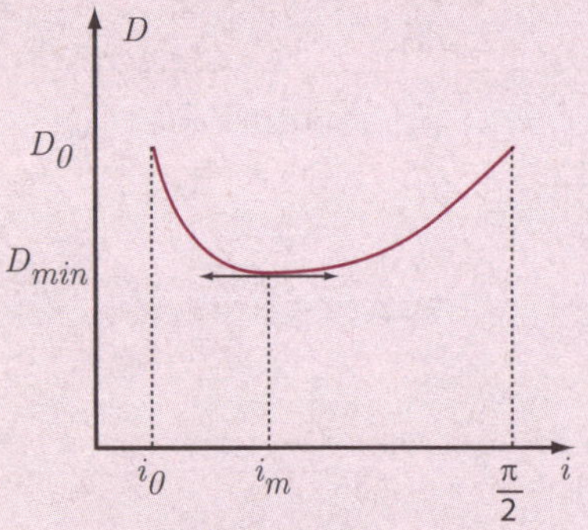

Figure 9.24

i_0 correspond à la valeur minimale de i pour laquelle on a $i' = \dfrac{\pi}{2}$.

4 **1.** L'objet AB est placé devant la face d'entrée de la lentille, il est donc réel. L'image $A'B'$ est recueillie sur un écran, elle est donc réelle.

2. Détermination de la distance focale par la méthode graphique.

a) Pour la construction, on utilise la méthode suivante :

- on place l'objet AB et son image $A'B'$ (renversée) dans le rapport $\dfrac{A'B'}{AB} = 1{,}5$ et distants de $d = 50$ cm ;
- un rayon issu de B et passant par B' passe par le centre optique O sans être dévié (on détermine ainsi la position de la lentille) ;
- un rayon issu de B et parallèle à l'axe optique émerge en passant par F' (on détermine ainsi les positions des points F et F' et par suite la distance focale $f' = \overline{OF'}$).

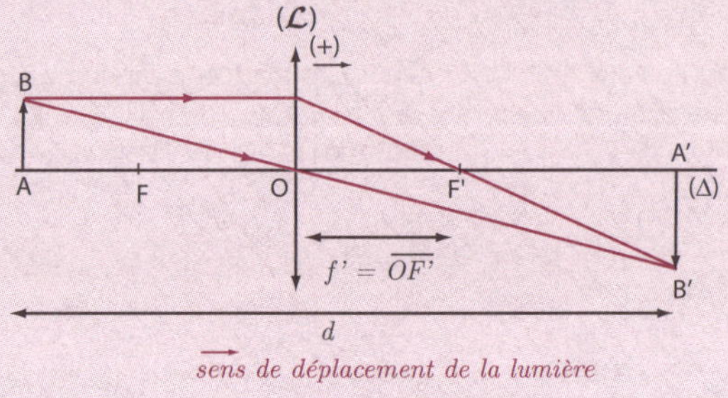

Figure 9.25

b) On détermine le rapport $\dfrac{d}{f'}$.

Graphiquement, on trouve $\dfrac{d}{f'} \simeq 6$.

Comme $d = 50$ cm, alors $f' \simeq 12$ cm.

3. a) L'image étant renversée, donc $\gamma < 0$.

Comme $A'B' = 1{,}5.AB$, alors $\gamma = \dfrac{\overline{A'B'}}{\overline{AB}} = -1{,}5$.

De $\gamma = \dfrac{\overline{OA'}}{\overline{OA}}$ on en déduit $\overline{OA'} = \gamma\overline{OA}$.

La distance objet-image est $d = \overline{AA'} > 0$.

Comme $\overline{AA'} = \overline{AO} + \overline{OA'} = \overline{OA'} - \overline{OA}$, alors :

$$d = \overline{AA'} = \gamma\overline{OA} - \overline{OA} = (\gamma - 1).\overline{OA}$$

Ainsi :

$$\overline{OA} = \frac{d}{\gamma - 1} \text{ et } \overline{OA'} = \gamma\frac{d}{\gamma - 1}$$

Application numérique :

$$\overline{OA} = \frac{50}{-1{,}5 - 1} = -20 \text{ cm}$$

et

$$\overline{OA'} = -1{,}5 \times \frac{50}{-1{,}5 - 1} = 30 \text{ cm.}$$

b) D'après la relation de conjugaison :

$$\frac{1}{\overline{OA'}} - \frac{1}{\overline{OA}} = \frac{1}{f_1'},\ \text{soit } f' = \frac{\overline{OA}.\overline{OA'}}{\overline{OA} - \overline{OA'}}$$

Comme $\overline{OA'} = \gamma\overline{OA}$ et $\overline{OA} = \dfrac{d}{\gamma - 1}$, alors :

$$f' = \frac{\dfrac{d}{\gamma-1}.\gamma\dfrac{d}{\gamma-1}}{\dfrac{d}{\gamma-1} - \gamma\dfrac{d}{\gamma-1}} = \gamma\frac{d}{(\gamma-1)(1-\gamma)}$$

et

$$C = \frac{(\gamma - 1)(1 - \gamma)}{\gamma d}$$

Application numérique :

$$f' = -1{,}5 \times \frac{50}{(-1{,}5 - 1)(1 + 1{,}5)} = 12 \text{ cm}$$

et $C = \dfrac{1}{0{,}12} = 8{,}3\ \delta$.

5 **1.** La lentille $(\mathcal{L}_1)$ de centre optique O_1 donne de l'objet AB une image A_1B_1.

D'après la relation de conjugaison :

$$\frac{1}{\overline{O_1A_1}} - \frac{1}{\overline{O_1A}} = \frac{1}{f_1'}, \quad \text{soit} \quad \frac{1}{\overline{O_1A_1}} = \frac{1}{\overline{O_1A}} + \frac{1}{f_1'}$$

ou encore

$$\overline{O_1A_1} = \frac{\overline{O_1A} \times f_1'}{\overline{O_1A} + f_1'}$$

Comme $\overline{O_1A} = -0{,}25$ m et $f_1' = 20$ cm $= 0{,}20$ m, alors :

$$\overline{O_1A_1} = \frac{(-0{,}25) \times 0{,}20}{-0{,}25 + 0{,}20} = 1{,}0 \text{ m}$$

L'image A_1B_1 se forme donc à 1,0 m de la lentille et elle est réelle (Fig. 9.26).

Le grandissement est $\gamma = \dfrac{\overline{A_1B_1}}{\overline{AB}} = \dfrac{\overline{O_1A_1}}{\overline{O_1A}}$.

Application numérique :

$$\gamma = \frac{\overline{A_1B_1}}{\overline{AB}} = \frac{1{,}0}{-0{,}25} = -4{,}0.$$

$\gamma < 0$: l'image est renversée ;
$|\gamma| = 4{,}0 > 1$: l'image est agrandie.

Taille de l'image A_1B_1

On a $A_1B_1 = |\gamma| \cdot AB$, soit numériquement

$$A_1B_1 = 4{,}0 \times 5{,}0 = 20 \text{ cm}.$$

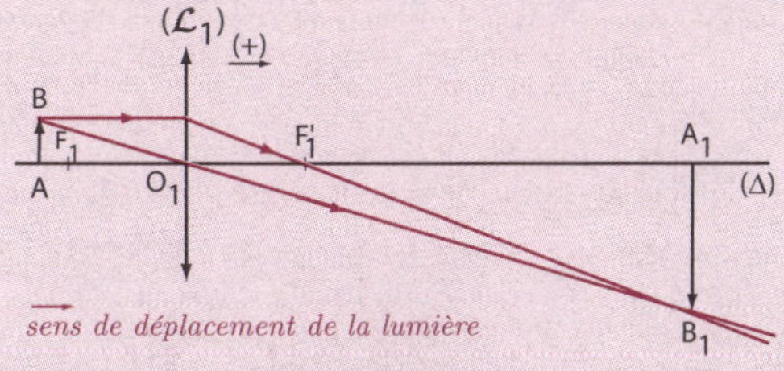

Figure 9.26

2. A_1B_1 image de AB à travers la lentille $(\mathcal{L}_1)$ devient objet pour la lentille $(\mathcal{L}_2)$. La lentille $(\mathcal{L}_2)$ de centre optique O_2 et de distance focale f_2' donne de cet objet A_1B_1 une image définitive $A'B'$ (Fig. 9.27).

D'après la relation de conjugaison :

$$\frac{1}{\overline{O_2A'}} - \frac{1}{\overline{O_2A_1}} = \frac{1}{f_2'}, \quad \text{soit} \quad \frac{1}{\overline{O_2A'}} = \frac{1}{\overline{O_2A_1}} + \frac{1}{f_2'}$$

ou encore

$$\overline{O_2A'} = \frac{\overline{O_2A_1} \times f_2'}{\overline{O_2A_1} + f_2'}$$

On a $\overline{O_2A_1} = \overline{O_2O_1} + \overline{O_1A_1}$, soit numériquement $\overline{O_2A_1} = -1{,}10 + 1{,}0 = -0{,}10$ m

Par suite :

$$\overline{O_2A'} = \frac{-0{,}10 \times 0{,}15}{-0{,}10 + 0{,}15} = -0{,}30 \text{ m, soit } -30 \text{ cm}$$

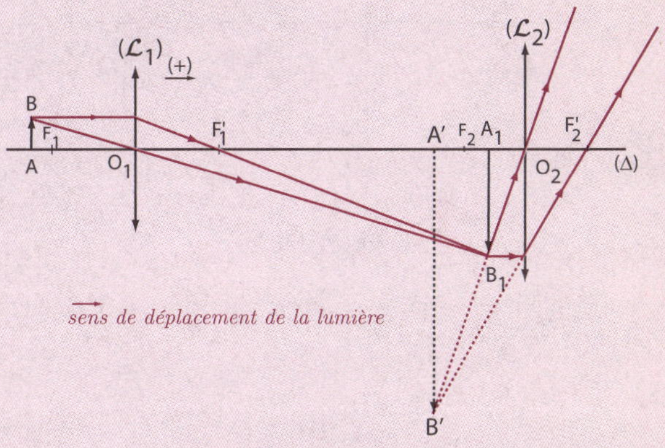

Figure 9.27

6 **1.** La lentille $(\mathcal{L})$ de centre optique O donne de l'objet AB une image $A'B'$.

D'après la relation de conjugaison :

$$\frac{1}{\overline{OA'}} - \frac{1}{\overline{OA}} = \frac{1}{f'} = C, \quad \text{soit} \quad \frac{1}{\overline{OA'}} = \frac{1}{\overline{OA}} + \frac{1}{f_1'}$$

ou encore

$$\overline{OA'} = \frac{\overline{OA} \times f_1'}{\overline{OA} + f_1'}$$

Comme $\overline{OA} = -0{,}05$ m et $f_1' = \dfrac{1}{C} = 0{,}10$ m, alors :

$$\overline{OA'} = \frac{(-0{,}05) \times 0{,}10}{-0{,}05 + 0{,}10} = -0{,}10 \text{ m}$$

L'image $A'B'$ est située à 10 cm en avant de la lentille : c'est une image virtuelle.

Le grandissement est $\gamma = \dfrac{\overline{A'B'}}{\overline{AB}} = \dfrac{\overline{OA'}}{\overline{OA}}$.

Application numérique :

$$\gamma = \frac{\overline{OA'}}{\overline{OA}} = \frac{-0{,}10}{-0{,}05} = +2{,}0.$$

$\gamma > 0$: l'image est droite ;
$|\gamma| = 2{,}0 > 1$: l'image est agrandie.

Taille de l'image $A'B'$

On a $A'B' = |\gamma|.AB$, soit numériquement
$$A'B' = 2{,}0 \times 2{,}0 = 4{,}0 \text{ cm}.$$

b) Pour la construction, on choisira deux rayons particuliers :

- un rayon passant par le centre optique n'est pas dévié ;
- un rayon incident parallèle à l'axe optique émerge en passant par F'.

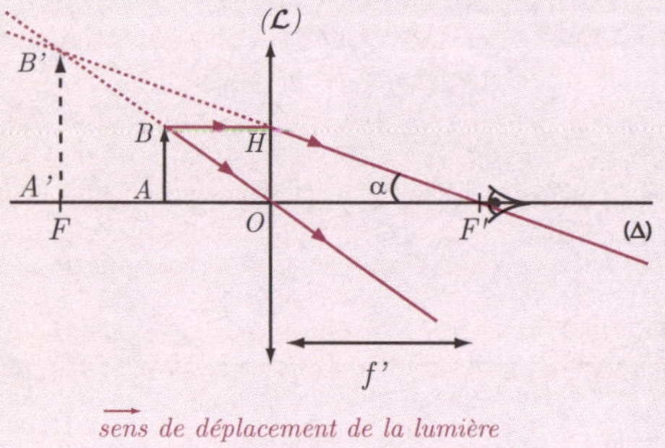

Figure 9.28

2. a) Un œil placé au foyer image voit l'image $A'B'$ sous un angle α, tel que :
$$\tan\alpha = \frac{\overline{A'B'}}{\overline{A'F'}} = \frac{\overline{OH}}{\overline{OF'}}$$

Comme $\overline{OH} = \overline{AB}$ et $\overline{OF'} = f'$, alors :
$$\tan\alpha = \frac{h}{f'}$$

Application numérique :
$$\tan\alpha = \frac{2}{10} = 0{,}20, soit \alpha = 11\ °20\ '.$$

b) Si on éloigne progressivement l'objet AB jusqu'à ce que le point A vienne en F, l'angle α ne varie pas. En effet, α ne dépend pas de la position de A ; il ne dépend que de la taille de l'objet et de la distance focale f' de la lentille.

7 **I. 1.** L'objet AB est situé avant la face d'entrée de la lentille $(\mathcal{L})$, donc $\overline{OA} < 0$.

Comme $\overline{AA'} = 40{,}0 \text{ cm} > 0$, alors $\overline{OA'} > 0$. L'image se forme donc après la face de sortie de la lentille : elle est donc réelle et renversée.

2. Le grandissement est $\gamma = \dfrac{\overline{A'B'}}{\overline{AB}} = \dfrac{\overline{OA'}}{\overline{OA}} = -1$ car $AB = A'B$ et l'image est renversée.

Si $\gamma = \dfrac{\overline{OA'}}{\overline{OA}} = -1$ alors $\overline{OA'} = -\overline{OA}$.

D'après la relation de conjugaison :
$$\frac{1}{\overline{OA'}} - \frac{1}{\overline{OA}} = \frac{1}{f'}$$

Il en résulte :
$$\frac{1}{\overline{OA'}} + \frac{1}{\overline{OA'}} = \frac{1}{f'} \text{ (car } \overline{OA'} = -\overline{OA})$$

Ainsi
$$\frac{2}{\overline{OA'}} = \frac{1}{f'}, \text{ soit } \overline{OA'} = 2f'$$

Conclusion :
$$\overline{OA'} = 2f' \text{ et } \overline{OA} = -2f'$$

Comme $\overline{AA'} = \overline{AO} + \overline{OA'} = \overline{OA'} - \overline{OA}$, alors
$$D = \overline{AA'} = 4f'$$

Dans le cas $\overline{OA'} = -\overline{OA}$, soit $\gamma = -1$, on a : $D = \overline{AA'} = 4f$

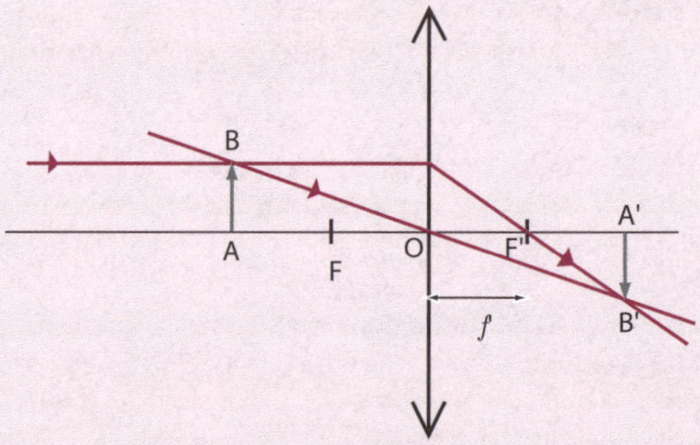

Figure 9.29

Une méthode simple pour déterminer la distance focale d'une lentille consiste donc à placer un objet AB et chercher son image sur un écran (donc réelle et renversée) de sorte que la taille de l'image soit égale à celle de l'objet. Une fois cette condition réalisée, la distance objet-image est égale à 4 fois la distance focale de la lentille.

3. Comme $D = 4f'$, alors $f' = \dfrac{D}{4}$, soit numériquement : $f' = 10$ cm.

La vergence de la lentille est $C = \dfrac{1}{f'}$, soit numériquement $C = \dfrac{1}{0{,}10} = 10\ \delta$.

II. 1. On a un système de deux lentilles minces accolées $(\mathcal{L}_1)$ et $(\mathcal{L}_2)$.

$(\mathcal{L}_1)$ donne de l'objet AB une image A_1B_1, d'où :
$$\frac{1}{\overline{OA_1}} - \frac{1}{\overline{OA}} = \frac{1}{f'_1} = C_1$$

A_1B_1 devient objet pour la lentille $(\mathcal{L}_1)$ et donne une image $A'B'$, d'où :
$$\frac{1}{\overline{OA'}} - \frac{1}{\overline{OA_1}} = \frac{1}{f'_2} = C_2$$

En ajoutant membre à membre les deux équations précédentes, on obtient :

$$\frac{1}{\overline{OA'}} - \frac{1}{\overline{OA}} = \frac{1}{f'_1} + \frac{1}{f'_2} = C_1 + C_2$$

L'ensemble se comporte donc comme une lentille unique de vergence $C' = C_1 + C_2$.

2. $A'B'$ est l'image de AB à travers la lentille $(\mathcal{L}'_1)$ de centre optique O' alors, d'après la relation de conjugaison :

$$\frac{1}{\overline{O'A'}} - \frac{1}{\overline{O'A}} = \frac{1}{f'} = C'$$

Numériquement

$\overline{O'A} = -0{,}30$ m ; $\overline{O'A'} = +0{,}60$ m $(\overline{AA'} = 0{,}90$ m).

Par suite :

$$C' = \frac{1}{f'} = \frac{1}{0{,}60} - \frac{1}{-0{,}30} \simeq 5{,}0\ \delta$$

Deux lentilles identiques auront donc pour vergence $C_{ass} = 10{,}0\ \delta$.

III. 1. Pour la construction, on choisira deux rayons particuliers :

- un rayon passant par le centre optique n'est pas dévié ;
- un rayon incident parallèle à l'axe optique émerge en passant par F'.

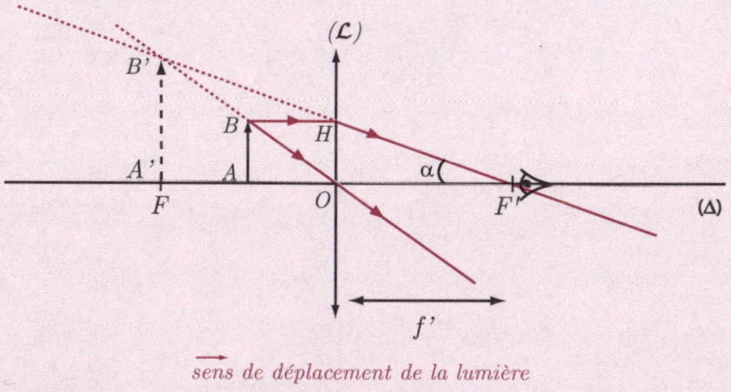

Figure 9.30

2. L'objet est situé avant la face d'entrée de la lentille et entre F et O : l'image est donc virtuelle, droite et agrandie. La lentille joue le rôle de loupe.

3. La lentille $(\mathcal{L})$ de centre optique O donne de l'objet AB une image A_1B_1.

D'après la relation de conjugaison :

$$\frac{1}{\overline{OA_1}} - \frac{1}{\overline{OA}} = \frac{1}{f'} = C, \quad \text{soit} \quad \frac{1}{\overline{OA_1}} = \frac{1}{\overline{OA}} + \frac{1}{f'_1}$$

ou encore

$$\overline{OA_1} = \frac{\overline{OA} \times f'_1}{\overline{OA} + f'_1}$$

Comme $\overline{OA} = -0{,}05$ m et $f'_1 = \dfrac{1}{C} = 0{,}10$ m, alors :

$$\overline{OA_1} = \frac{(-0{,}05) \times 0{,}10}{-0{,}05 + 0{,}10} = -0{,}10 \text{ m}$$

L'image A_1B_1 est située à 10 cm en avant de la lentille : c'est une image virtuelle.

Le grandissement est $\gamma = \dfrac{\overline{A'B'}}{\overline{AB}} = \dfrac{\overline{OA'}}{\overline{OA}}$.

Application numérique :

$$\gamma = \frac{\overline{OA'}}{\overline{OA}} = \frac{-0{,}10}{-0{,}05} = +2{,}0.$$

$\gamma > 0$: l'image est droite ;
$|\gamma| = 2{,}0 > 1$: l'image est agrandie.

4. Taille de l'image A_1B_1

On a $A'B' = |\gamma|\,.AB$. Si AB représente le diamètre de la pièce de monnaie, son image aura donc un diamètre deux fois plus grand.

On a $S' = \pi r'^2 = \pi \dfrac{d'^2}{4}$: le diamètre de l'image de la pièce de monnaie est donc $d' = 3{,}9$ cm.

Le diamètre d de la pièce de monnaie est donc $d = 1{,}95$ cm.

5. a) Pour ne pas fatiguer l'œil, l'image définitive doit se former à l'infini et par conséquent l'objet est dans le plan focal objet de la lentille.

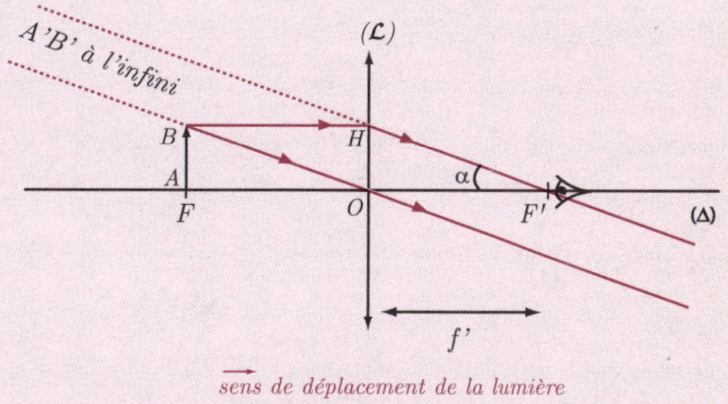

Figure 9.31

b) Pour que l'objet sans dans le plan focal de la lentille, il faut donc déplacer la lentille de 5 cm vers la droite (il faut s'éloigner de l'objet).

Index

Symboles

A

B

C

D

E

53179 - (II) - (1,3) - OSB 80° - PUB - 215 - MPN
dépôt légal : Septembre 2009 - Suite du tirage : Avril 2011
Imprimé en France par I.M.E. - 25110 Baume-les-Dames